Cuidados ao Paciente em Ventilação Mecânica

GUIA PRÁTICO PARA ENFERMEIROS INTENSIVISTAS E NÃO INTENSIVISTAS

Laurindo Pereira de Souza
Renata Andréa Pietro Pereira Viana

Cuidados ao Paciente em Ventilação Mecânica

GUIA PRÁTICO PARA ENFERMEIROS INTENSIVISTAS E NÃO INTENSIVISTAS

ABENTI Associação Brasileira de Enfermagem e Terapia Intensiva

Atheneu
Rio de Janeiro • São Paulo
2023

AMIB ASSOCIAÇÃO DE MEDICINA INTENSIVA BRASILEIRA

EDITORA ATHENEU

São Paulo	—	*Rua Maria Paula, 123 – 18º andar* *Tel.: (11)2858-8750* *E-mail: atheneu@atheneu.com.br*
Rio de Janeiro	—	*Rua Bambina, 74* *Tel.: (21)3094-1295* *E-mail: atheneu@atheneu.com.br*

PRODUÇÃO EDITORIAL/CAPA: Equipe Atheneu

DIAGRAMAÇÃO: Know-How Desenvolvimento Editorial

CIP-BRASIL. CATALOGAÇÃO NA PUBLICAÇÃO
SINDICATO NACIONAL DOS EDITORES DE LIVROS, RJ

C973

Cuidados ao paciente em ventilação mecânica : guia prático para enfermeiros intensivistas e não intensivistas / coordenadores Laurindo Pereira de Souza, Renata Andréa Pietro Pereira Viana ; colaboradores Amanda Gabrielle Silva Queiroz ... [et al.]. - 1. ed. - Rio de Janeiro : Atheneu, 2023.
21 cm.

Inclui bibliografia e índice
ISBN 978-65-5586-640-7

1. Enfermagem de tratamento intensivo. 2. Respiradores (Medicina). 3. Respiração artificial. I. Souza, Laurindo Pereira de. II. Viana, Renata Andréa Pietro Pereira. III. Queiroz, Amanda Gabrielle Silva.

22-80241 CDD: 615.8362
CDU: 615.816:616-083

Meri Gleice Rodrigues de Souza - Bibliotecária - CRB-7/6439

24/08/2022 29/08/2022

SOUZA, L. P.; VIANA, R. A. P. P.

Cuidados ao Paciente em Ventilação Mecânica – Guia Prático para Enfermeiros Intensivistas e Não Intensivistas

Sobre os Editores

Laurindo Pereira de Souza

Enfermeiro Titulado pela Associação Brasileira de Enfermagem em Terapia Intensiva (ABENTI). Especialista em Enfermagem em Terapia Intensiva Adulto pela Universidade de Maringá-Ingá-PR. Especialista em Enfermagem em Terapia Intensiva Pediátrica e Neonatal pela Universidade de Maringá-Ingá-PR. Doutorado e Mestrado em Ciências da Saúde pelo Instituto de Assistência Médica do Servidor Público do Estado de São Paulo (IAMSPE/SP). Coordenador do Programa de Residência Multiprofissional em Intensivismo do Hospital Regional de Cacoal (HRC-RO), Rondônia (2018-2022). Coordenador da Comissão de Residência Multiprofissional em Saúde (COREMU) do Hospital Regional de Cacoal (HRC-RO). Membro do Departamento de Enfermagem da Associação de Medicina Intensiva Brasileira (AMIB) (2020/2021 e 2022/2023). Docente de Cursos de Pós-Graduação em Terapia Intensiva e Emergência no Brasil. CEO do Instituto Laurindo Souza (ILS) – Cursos e Eventos. Enfermeiro Assistencial da Unidade de Terapia Intensiva do Hospital Regional de Cacoal (HRC-RO).

Renata Andréa Pietro Pereira Viana

Graduada em Enfermagem e Obstetrícia pela Faculdade de Medicina de Marília (FAMEMA). Especialista em Nefrologia pela Universidade Federal de São Paulo (UNIFESP). Epidemiologia Hospitalar pela UNIFESP. Administração Hospitalar pela Universidade de Ribeirão Preto (UNAERP). Educação em Saúde pela UNIFESP. Fundadora e Membro Efetivo da Associação Brasileira de Enfermagem em Terapia Intensiva (ABENTI). Proficiência em Terapia Intensiva pela ABENTI. Presidente do Departamento de Enfermagem da Associação de Medicina Intensiva Brasileira (AMIB) (2009-2010, 2010-2011 e 2020-2021). Mestrado em Educação e Saúde pela UNIFESP. Doutora em Ciências da Saúde pela UNIFESP. Diretora do Núcleo de Terapia Intensiva do Hospital do Servidor Público Estadual de São Paulo – Gerência de Enfermagem. Conselheira Regional Titular no Conselho Regional de Enfermagem de São Paulo (COREN-SP) (2015-2017 e 2018-2020). Pesquisadora e Orientadora do Programa de Mestrado Profissional da Pós-Graduação em Ciências da Saúde do Instituto de Assistência Médica do Servidor Público do Estado de São Paulo (IAMSPE-SP). Membro do Corpo Editorial da *Revista Brasileira de Terapia Intensiva*. Revisora do *International Scholars Journals* e da *Revista da Escola de Enfermagem da Universidade de São Paulo*. Presidente do Conselho Regional de Enfermagem de São Paulo (Coren-SP) (2018-2020). Membro da Diretoria da Federación Latinoamericana de Enfermería en Cuidados Intensivos (Fleci) até 2020. Embaixadora da World Federation of Critical Care Nurses (WFCCN).

Sobre os Colaboradores

Amanda Gabrielle Silva Queiroz

Graduação em Enfermagem pela Faculdade de Ciências Biomédicas de Cacoal (FACIMED). Especialista em Terapia Intensiva pelo Programa de Residência Multiprofissional de Saúde (PRMS) em Cuidados Intensivos.

Eldya Flávia Ramos

Graduada em Enfermagem e Obstetrícia pela Universidade Federal de Mato Grosso (UFMT). Especialista em Unidade de Terapia Intensiva Pediátrica com ênfase em Neonatologia. Mestre em Unidade de Terapia Intensiva pela Sociedade Brasileira de Terapia Intensiva (SBTI). Enfermeira em Unidade de Terapia Intensiva Pediátrica do Hospital Regional de Cacoal (HRC-RO). Coordenadora e Professora do Curso de Enfermagem da Instituição de Ensino Superior de Cacoal (FANORTE). Coordenadora do Programa de Residência Multiprofissional de Saúde (PRMS) em Cuidados Intensivos – UTI/Cacoal – RO.

Emanuelle Nogueira Negreiros

Graduada pela Universidade Federal de Mato Grosso (UFMT). Pós-Graduada em Didática do Ensino Superior pela Faculdade de Ciências Biomédicas de Cacoal (FACIMED). Nutricionista do Hospital Regional de Cacoal (HRC-RO). Tutora de Núcleo Específico do Programa de Residência Multiprofissional (PRMS) em Cuidados Intensivos do HRC-RO.

Fernanda Rodrigues Girard Abdallah

Mestranda pelo Programa de Pós-Graduação em Pediatria da Universidade Federal de Ciências da Saúde de Porto Alegre (UFCSPA). Especialista em Enfermagem Materno-Infantil pela Faculdade de Desenvolvimento do Rio Grande do Sul (FADERGS) e pelo Instituto de Educação e Pesquisa do Hospital Moinhos de Vento (IEP-HMV). Enfermeira Assistencial em Unidade de Terapia Intensiva Neonatal e Emergência Pediátrica.

Fernando Augusto Pinheiro

Graduado em Enfermagem pela Faculdade de Ciências Biomédicas de Cacoal (FACIMED). Titulado em Terapia Intensiva Adulto (ABENTI). Enfermagem em Unidade de Terapia Intensiva Adulto e Pediátrica pela FACIMED. Enfermagem em Urgência e Emergência com ênfase em Unidade de Terapia Intensiva pela Athenas Grupo Educacional. Tutor do Programa Multiprofissional em UTI de Cacoal.

Heliane Formagio Silva

Residência Multiprofissional em Terapia Intensiva no Hospital Regional de Cacoal (HRC-RO). Pós-Graduada em Docência do Ensino Superior pela Faculdade de São Vicente (FSV).

Helizandra Simoneti Bianchini Romanholo

Graduada em Enfermagem pelo Centro Universitário de Cacoal (UNIFACIMED). Mestre em Ciências da Saúde do Instituto de Assistência Médica do Servidor Público do Estado de São Paulo (IAMSPE-SP). Docente da UNIFACIMED.

Jéssica dos Santos Souza

Enfermeira. Título de Enfermeira Especialista em Terapia Intensiva Adulto (TENTI-AD) pela Associação Brasileira de Enfermagem em Terapia Intensiva (ABENTI). Residência Multiprofissional em Saúde em Cuidados Intensivos do Hospital Regional de Cacoal (HRC-RO). Docente na Faculdade Estácio Pimenta Bueno – RO. Enfermeira Assistencial de UTI do HRC-RO.

Márcia Guerino de Lima

Enfermeira Especialista em Terapia Intensiva Pediátrica e Neonatal. Especialista em Obstetrícia e Obstetrícia Social, Docente do Departamento de Enfermagem e Medicina do Centro Universitário de Cacoal (UNIFACIMED), Rondônia. Enfermeira Assistencial na Casa de Parto no Hospital Municipal de Ji-Paraná – RO.

Patrícia de Souza Chagas

Nutricionista do Hospital Regional de Cacoal (HRC-RO). Especialista em Terapia Nutricional em Cuidados Intensivos pelo GANEP Nutrição Humana. Especialista em Terapia Nutricional Parental e Enteral pela Sociedade Brasileira de Nutrição Parental e Enteral (BRASPEN/SBNPE).

Rafael Zondonadi de Souza

Enfermeiro. Especialista em Cuidados Intensivos pelo Programa de Residência Multiprofissional do Hospital Regional de Cacoal (HRC-RO). Especialista em Informática em Saúde. Especialista em Urgência e Emergência com ênfase em Unidade de Terapia Intensiva. Docente na Instituição de Ensino Superior de Cacoal (FANORTE). Enfermeiro Assistencial do Pronto-Socorro Municipal Infantil de Cacoal.

Sabrina dos Santos Pinheiro

Graduada em Enfermagem pela Universidade Luterana do Brasil (ULBRA). Enfermeira Pediátrica Assistencial na UNIMED – Porto Alegre, RS. Doutoranda em Enfermagem pela Universidade Federal do Rio Grande do Sul (UFRGS). Mestre em Saúde da Criança e do Adolescente da UFRGS. Titulada Especialista em Terapia Intensiva Pediátrica pela Associação Brasileira de Enfermagem em Terapia Intensiva Pediátrica (ABENTI). Especialista em Nefrologia. Coordenadora Científica da Certificação Profissional da ABENTI (2017-2018, 2019-2020 e 2021-2022). Membro do Departamento de Enfermagem da Associação de Medicina Intensiva Brasileira (AMIB) (2020-2021 e 2022-2023).

Sara Ferreira Sottocornola

Enfermeira. Graduada pela Universidade do Estado do Amazonas (UEA). Especialista em Saúde Pública com ênfase em Saúde da Família e Indígena. Membro da Liga de Transplantes do Amazonas. Membro da Liga Amazonense de Enfermagem em Terapia Intensiva. Residência (interrompida) em Cuidados Intensivos pelo Programa de Residência Multiprofissional em Saúde no Hospital Regional de Cacoal (HRC-RO).

Shirley Junqueira Barbosa

Graduada em Enfermagem pela Faculdade São Paulo (FSP) – Rolim de Moura, Rondônia-RO. Especialista em Cuidados Intensivos pelo Programa de Residência Multiprofissional em Saúde no Hospital Regional de Cacoal (HRC-RO). Especialista em Gestão Educacional e Docência no Ensino Superior (FSP).

Dedicatória

"A observação indica como está o paciente, a reflexão indica o que fazer, a destreza prática indica como tem que fazer. A formação e a experiência são necessárias para saber como observar e o que observar; como pensar e o que pensar."

Florence Nightingale

Dedicamos esta obra a todos os profissionais que diariamente se dedicam exaustivamente para a promoção do cuidado seguro ao paciente crítico, em especial ao doente em ventilação mecânica.

Agradecimentos

> "Nunca perca uma oportunidade de começar algo, por menor que seja. Pois é maravilhoso ver que o grão de mostarda muitas vezes brota e cria raízes."
>
> *Florence Nightingale.*

Nossos agradecimentos são para todos aqueles que, direta e/ou indiretamente, acreditaram nesta obra:

- A Deus, que nos deu a oportunidade de vivermos, nos conhecermos e convivermos como colegas e amigos. Parafraseando Florence Nightingale: "Viva a vida enquanto a tem. A vida é um presente esplêndido, não há nada pequeno nela."
- Aos nossos familiares, por compreenderem o quanto foi importante sonharmos e por vezes abdicarmos do convívio para colhermos este fruto.
- Aos amigos e colegas de trabalho, que acompanharam o desenvolvimento desde o projeto até o livro.
- À Editora Atheneu e a todos os seus colaboradores, que mais uma vez acreditaram que seria possível viabilizar esta publicação.
- A ABENTI e a AMIB, por sempre apoiarem projetos de educação em saúde para os profissionais que cuidam do doente crítico.
- Aos profissionais da saúde, em especial aos intensivistas, que todos os dias oferecem o seu melhor. Vocês são fantásticos e temos um orgulho gigantesco em sermos intensivistas.
- Aos enfermeiros, técnicos, auxiliares e acadêmicos de enfermagem brasileiros, que cuidam dos pacientes com tamanho amor e devoção, mesmo sem o devido reconhecimento e valorização nesta nossa nação.
- Aos pacientes sob ventilação mecânica e aos seus familiares, que todos os dias nos ensinam a amar e respeitar o que fazemos de melhor, que é o cuidar de vidas.

Recebam, todos, o nosso sempre muito obrigado!

Laurindo Pereira de Souza
Renata Andréa Pietro Pereira Viana
Coordenadores

Prefácio

Nos últimos dois séculos, vimos o estilo de vida do ser humano mudar radicalmente. Vivíamos em uma economia agrária e extrativista, com ferramental bastante básico, pouco conforto e uma saúde praticamente dependente de alimentação e sorte. A Humanidade evoluiu de modo exponencial com a Revolução Industrial, afetando diversas áreas de conhecimento. Fato é que, na área da saúde, nos últimos 50 anos as novas tecnologias abriram as portas para o suporte e tratamento de inúmeras condições clínicas até então impensáveis. A ventilação artificial de um ser humano foi uma delas.

Há séculos se tentava infundir ar nas vias aéreas de forma artificial com pouco sucesso: foles, tubos, sopro. Com a evolução do entendimento de conceitos de física e hidráulica, criaram-se sistemas de ventilação com pressão negativa à volta da caixa torácica, permitindo aos pacientes com problemas ventilatórios graves, decorrentes de doenças, como a poliomielite, que pudessem sobreviver graças a essa forma de ventilação artificial. No entanto, ela se mostrou com várias limitações, desde os cuidados de higiene do paciente, passando pelo acesso a membros para venóclise e outros, que afetavam diretamente o cuidado da enfermagem. Além disso, a técnica não permitia a ventilação ser mantida durante a abertura da caixa torácica para cirurgias e cuidados de doenças muito prevalentes à época, como as sequelas de tuberculose (as famosas "cavernas"). Para se operar o pulmão, era preciso avançar para a ventilação com pressão positiva invasiva de forma eficaz.

Isso ocorreu na década de 1950 ainda de forma inicial, começando a se espalhar de forma mais efetiva nas décadas de 1960 e 1970. Abriu-se um novo universo de possibilidades terapêuticas, não apenas no âmbito cirúrgico, mas também no clínico: pneumonias graves, com insuficiência respiratória que até então eram fadadas ao óbito, agora poderiam ser apoiadas com um ventilador artificial mecânico, que garantiria não somente a renovação constante do ar alveolar, mas novos recursos de pressurização, como a PEEP (Pressão Positiva ao Final da Expiração), entre outros, que foram rapidamente incorporados no tratamento desses pacientes, mudando o seu desfecho significativamente. E para melhor.

A descrição da Síndrome da Angústia Respiratória Aguda (ou Síndrome do Desconforto Respiratório Agudo), ainda na década de 1960, abriu um leque de pesquisas sobre como tratar essa condição e como a ventilação artificial, que até então parecia a solução de vários problemas, também poderia se tornar vilã, se não fosse conduzida de maneira adequada, com uma estratégia protetora.

Para que essa condução ocorresse da melhor forma, era preciso aumentar o número e a qualidade dos dados colhidos decorrentes da interação entre o ventilador mecânico e o paciente. Inúmeras tecnologias, ainda analógicas, foram incorporadas. Medir a pressão nas vias aéreas foi a primeira delas, ainda nos idos de 1950 no famoso ventilador Bird, que, dentre os seus vários modelos lançados, teve o modelo Bird M-7 como o de maior uso no mundo. Pensado originalmente para o transporte de pacientes graves, usava a força magnética para funcionar, juntamente com a força da pressão do oxigênio, ou seja, não utilizava eletricidade. Misturando oxigênio com ar ambiente, fornecia o gás de forma eficaz para uma ventilação com pressão positiva invasiva. Esse aparelho foi mundialmente vendido, sendo considerado até hoje o ventilador mais usado por décadas, a despeito de suas graves limitações, que podemos destacar algumas: não ter alarmes, não monitorizar volumes e fluxos, somente oferecer ciclagem baseada em pressão de vias aéreas, não ter PEEP. Ainda assim, por anos a fio, aqui no Brasil, unidades de terapia intensiva de ponta em várias capitais tinham apenas Birds M-7 para tratar os seus pacientes e o faziam da melhor forma.

No entanto, a tecnologia avançava em hipérbole e rapidamente se percebeu a necessidade de ventiladores que pudessem garantir volume corrente, e com maior e melhor qualidade de monitorização. Começaram a surgir na década de 1970 os primeiros ventiladores a volume, popularizados na década de 1980. Registros de Volume Corrente inspirado e expirado, Volume Minuto, PEEP, e outros se tornaram realidade. Com isso, vieram novos modos ventilatórios. Apesar de o Bird M-7 já incluir modos assistidos, disparados pelo paciente, foi nesse momento que novos modos foram desenvolvidos, culminando com modos SIMV *(Synchronized Inspiratory Mandatory Ventilation)*, PCV *(Pressure Controlled Ventilation)* e, posteriormente, o modo PSV *(Pressure Support Ventilation)*, que veio trazer um grande avanço na ventilação espontânea, permitindo maior conforto e eficácia no processo de retirada da Ventilação Invasiva.

Na década 1990, a informática avançava em passos largos e o processo de digitalização de válvulas, sensores e registro de dados ocorreu, bem como a forma de interação humana com o ventilador evoluiu rápida e assustadoramente. Os ventiladores artificiais se tornavam verdadeiros computadores. CPUs foram integradas e softwares dedicados avançados foram desenvolvidos. Com isso, o desenvolvimento de modalidades de ventilação ditas avançadas se iniciou, com maior interatividade do paciente com o ventilador, visando diminuir a assincronia e o desconforto. Além disso, a informatização permitiu um avanço impressionante nos sistemas de alarme, indo muito além de apenas "apitar". Com a incorporação dessa tecnologia, o sistema consegue agora medir e transformar bilhões de dados coletados em informações clínicas úteis, facilitando o diagnóstico de inúmeras situações desde pouco até muito graves e até de emergência por toda equipe multiprofissional que cuida do paciente grave. Hoje, os alarmes conseguem interpretar os dados, recomendar ações e ainda interferir no sistema, interrompendo ou reajustando uma ventilação que possa estar pondo em risco a segurança do paciente.

Na década de 1990, e principalmente no século XXI, a ventilação com pressão positiva não invasiva se desenvolveu e espalhou para além dos muros das unidades de terapia intensiva, chegando a emergências e enfermarias, mudando significativamente desfechos de pacientes com doenças graves como a Doença Pulmonar Obstrutiva Crônica e outras. A participação da enfermagem e da fisioterapia na instalação, cuidado e manejo dessa valiosa modalidade de suporte ventilatório é essencial para o seu sucesso.

Vivemos recentemente uma das mais graves pandemias, a primeira sob essa condição de tecnologia mais avançada. A ventilação artificial se mostrou desafiadora a todos os profissionais de saúde que abnegadamente se dedicaram aos pacientes com Covid-19. A enfermagem, como sempre, deu o seu exemplo mais vívido de dedicação, fazendo toda diferença no resultado do cuidado desses pacientes.

Nessa longa caminhada destes dois últimos séculos, em paralelo com todo desenvolvimento espetacular da ventilação artificial, os profissionais de saúde estiveram sempre ali, ao lado do paciente, querendo seu melhor, sua recuperação.

A enfermagem, sempre exemplar no ato do cuidar, do aliviar da dor e das angústias, no confortar, exerceu papel ímpar no processo de tratar o paciente com falência respiratória.

Hoje, a ventilação artificial segue evoluindo a largos passos, e a enfermagem, bem como toda equipe multiprofissional, segue com papel cada vez mais importante em participar desse processo de suporte ventilatório, cujo sucesso depende não apenas do ventilador em si, mas de inúmeros outros aspectos que influenciam diretamente na qualidade da ventilação oferecida, e, claro, no desfecho do paciente. Temas como: gestão de enfermagem na intubação, no manejo de dispositivos, na execução do paciente em posição prona, no cuidado da higiene corporal e orofaríngea, na forma adequada de se aspirar um paciente, na monitorização da pressão do *cuff,* da fixação das próteses respiratórias e muitos outros que, se não realizados da melhor maneira, causarão diversas complicações, incluindo óbito.

Esta obra traz luz a esses e vários outros temas e tem suma importância ao fazer chegar ao profissional de enfermagem diversos aspectos fundamentais em ventilação mecânica invasiva e não invasiva, que, bem entendidos e aplicados, permitirão oferecer aos nossos pacientes as melhores chances de êxito em seu tratamento.

Aos organizadores desta obra, Profa. Dra. Renata Pietro e Prof. Dr. Laurindo Pereira de Souza, bem como a todos os colaboradores, ficam os parabéns pela valiosa iniciativa e desejo de sucesso nesta importante saga de difundir o conhecimento em ventilação artificial a todos que cuidam dos pacientes graves.

Ao leitor, fica aqui a certeza de uma publicação especial e essencial no tema da Ventilação Mecânica, que você deve aproveitar para absorver integralmente.

Carmen Silvia Valente Barbas
Professora Livre-Docente da Disciplina de Pneumologia
da Faculdade de Medicina da Universidade de São Paulo (FMUSP).
Diretora Científica da Associação de Medicina Intensiva Brasileira (AMIB).

Alexandre Marini Ísola
Médico Gerente do Departamento de Educação Continuada – Imed Group.
Coordenador do Portal de EaD da Associação de Medicina Intensiva Brasileira (AMIB).
Diretor da Sociedade Paulista de Terapia Intensiva (SOPATI), gestão 2021-2022.

Apresentação I

Vivenciamos, num passado, em que as Unidades de Terapia Intensiva no Brasil eram compostas exclusivamente por médicos e enfermeiros, um trabalho árduo e sem a presença do imprescindível time multiprofissional.

Nessa jornada, fomos agregando profissionais de várias áreas da saúde com objetivos comuns e focados na qualidade do atendimento, compartilhando diferentes visões sempre voltadas aos melhores desfechos nos pacientes críticos e de alto risco. Manejar dispositivos ventilatórios mecânicos invasivos, essenciais para pacientes com disfunções e falências respiratórias agudas, faz parte do cotidiano dos Intensivistas.

Escrever um livro sempre é um desafio para os autores e colaboradores que compõem os diversos temas na construção final da obra, ainda mais num tema tão desafiador.

Para a Associação de Medicina Intensiva Brasileira (AMIB) a visão 360°, no paciente internado em uma unidade de terapia intensiva (UTI), composta pelo time multiprofissional faz toda a diferença. Aos organizadores da obra, a Profa. Dra. Andréa Pietro Pereira Viana e o Prof. Dr. Laurindo Pereira de Souza, bem como a todos os colaboradores, todo o nosso reconhecimento pela grande contribuição à Terapia Intensiva brasileira. Igualmente parabenizamos a Editora Atheneu por proporcionar a construção desta temática para a área.

Marcelo Maia

Presidente da AMIB 2022-2023

Apresentação II

Uma honra e um grande desafio escrever a apresentação do livro, intitulado *Cuidados ao Paciente em Ventilação Mecânica – Guia Prático para Enfermeiros Intensivistas e Não Intensivistas*. Expresso os meus agradecimentos aos organizadores desta obra, o Prof. Dr. Laurindo Pereira de Souza e a Profa. Dra. Renata Andréa Pietro Pereira Viana, com muita satisfação, já que mais do que retratar uma parceria produtiva e afetiva com muitos(as) dos(das) autores(as) que a compõem, o intuito é contextualizar o valor deste livro. E, nesse sentido, para valorizar algo implica entender o seu valor perante os outros, ou seja, aquilo que a Enfermagem faz e sabe e para quem e por quê; o seu protagonismo enquanto profissão da área da saúde.

A enfermagem nas Unidades de Terapia Intensiva, nos serviços de transporte de pacientes gravemente enfermos e em alguns serviços de emergência mais especializados, envolve-se diretamente no cuidado aos pacientes que necessitam de ventilação mecânica (VM). Sendo assim, em primeiro lugar, é indispensável para os(as) profissionais de enfermagem compreenderem aspectos da anatomia, fisiologia, fisiopatologia das doenças respiratórias e, também, daquelas doenças que repercutem gravemente no aparelho respiratório. Em segundo lugar, enfermeiros(as) lidam com diferentes ventiladores mecânicos, com especificidades da bioengenharia, que exigem o desenvolvimento de habilidades para manter os pacientes em VM com um mínimo de complicações.

Mas, convém lembrar, somos eternos aprendizes e estamos em constante transformação. O maior objetivo é, pois, para além dos ensinamentos e questionamentos que possamos suscitar, fazer com que nós, profissionais da enfermagem, divulguemos nosso saber-fazer. Logo, constituído por 15 capítulos, este livro, denominado guia prático, tem quatro abordagens distintas. A primeira abordagem, mais do que discorrer acerca do passado, presente e futuro da articulação entre a ventilação mecânica e a enfermagem, justifica a pertinência da realização da obra. Ainda, apresenta as competências do enfermeiro no cuidado aos pacientes em ventilação mecânica no ambiente extra e intra-hospitalar, respaldadas pelo Conselho Federal de Enfermagem, em publicação da Resolução n. 639, de 6 de maio de 2020. Na segunda abordagem, dois capítulos centralizam suas discussões na perspectiva dos cuidados de enfermagem com VM em pacientes pediátricos e na monitorização da pressão do balonete (*cuff*). A terceira abordagem focaliza temáticas básicas e de necessária compreensão do(a) enfermeiro(a), como a gasometria arterial como critério para avaliação da função respiratória do paciente crítico e do suporte nutricional ao paciente crítico em VM. A quarta abordagem constitui a totalidade de dez capítulos que, peculiarmente, utilizam o marco conceitual de "gestão clínica de enfermagem" no início do título de todos os capítulos, cujas temáticas abrangem: montagem e testagem do ventilador mecânico (VM), monitorização e fadiga de alarmes em monitores multiparâmetros e no VM, oxigenoterapia suplementar, fixação e posição da prótese ventilatória-tubo orotraqueal, traqueostomia, critério para aspiração de via aérea superior e inferior no paciente em VM, cuidado oral ao paciente em VM, pronação e autopronação, dispositivos extraglóticos (degs) e intubação orotraqueal do paciente com infecção respiratória transmissível. Obviamente, que muitos outros capítulos poderiam, aqui, ainda compor esta importante obra. Mas, como o conhecimento e a complexidade da prática assistencial do enfermeiro estão sempre em movimento, desde já instigo os organizadores desta obra a constituírem a continuidade desta proposta de guia prático de ventilação mecânica para enfermeiro(a) intensivista e não intensivista, na versão 2 e, se preciso for, na versão 3. Destaca-se, também, que ao denominar gestão clínica de enfermagem, os organizadores e autores(as) potencializam o processo de trabalho da enfermagem, o seu protagonismo na organização e estruturação dos serviços e, consequentemente, na consolidação da autonomia profissional.

A VM sempre permeou minha experiência como enfermeira assistencial e pesquisadora, participante de programas de treinamento e/ou como professora na disciplina de Terapia Intensiva na graduação e especialização. E, também, em 2012-2013, tive a oportunidade de participar do grupo multiprofissional de intensivistas, constituído para a elaboração das Diretrizes Brasileiras de Ventilação Mecânica, pela Associação Brasileira de Medicina Intensiva. Nas diretrizes, sinalizamos que a Enfermagem, como integrante da equipe multidisciplinar da UTI, participa ativamente das ações administrativas e assistenciais que envolvem o suporte invasivo e não invasivo nos pacientes em VM. E discorremos sobre alguns cuidados, cujas recomendações eram baseadas em evidências. Dentre os múltiplos cuidados que poderiam ser incluídos, discorremos acerca dos cuidados com circuito, filtros e umidificadores, limpeza e conservação dos equipamentos, pressão do balonete e fixação da prótese traqueal, aspiração traqueal, higiene bucal, alimentação oral e enteral, posição prona, indicação de elevação da cabeceira e mobilidade precoce. E é pertinente destacar que tivemos dificuldade em encontrar estudos clínicos que nos possibilitassem classificar níveis de evidências, quando a questão eram os cuidados durante o banho de leito e a mudança de decúbito. Enquanto especialistas, apresentamos ao grupo de profissionais, ali presentes, uma propositiva de inserir essas temáticas, considerando a opinião de especialistas, o que de imediato foi acatada. Enfim, a partir dessa experiência, constato o quanto é relevante continuarmos investindo em pesquisas clínicas e em elaboração de capítulos e artigos que visibilizem saberes da enfermagem que tanto impactam na evolução dos pacientes criticamente doentes que necessitam de VM.

Os(as) autores(as) dos capítulos são enfermeiros(as) oriundos da prática assistencial e comprometidos(as) com os diferentes níveis de formação; muitos(as) são responsáveis pelo processo de educação em serviço e defendem com muita competência as ações da enfermagem. Portanto, este livro tem experiências e vozes. É resultado da prática, da academia, das inovações, da enfermagem baseada em evidências. Constitui um acervo que visibiliza a exigência do profissional enfermeiro no conhecimento especializado, atualizado e avançado para garantir a segurança e a qualidade da assistência ventilatória. Demonstra a responsabilidade do(a) enfermeiro(a) na defesa de um cuidado efetivo e que garanta melhores desfechos ao paciente criticamente enfermo. E, mesmo que a defesa do paciente deva ser exercida em todas as áreas de competência da enfermagem, a VM é utilizada em situações de extrema vulnerabilidade dos pacientes, o que exige ações para planejamento, implementação, avaliação de normas e rotinas para o cuidado de enfermagem, julgamentos e intervenções clínicas eficazes, fundamentadas no conhecimento científico e técnico, além de participação em decisões clínicas interdisciplinares. Esta obra contempla essa gama de assuntos. Portanto, mais do que desejar a vocês uma boa leitura, utilizem este guia prático no cotidiano do trabalho.

Mara Ambrosina de Oliveira Vargas

Doutora em Enfermagem pela Universidade Federal de Santa Catarina (UFSC).
Estágio Pós-Doutorado no Centro de Bioética da University of Toronto.
Especialista em Enfermagem em Terapia Intensiva pela Associação
Brasileira de Enfermagem em Terapia Intensiva (ABENTI).
Docente de Enfermagem na Graduação e Pós-Graduação da UFSC.
Coordenadora do Programa de Pós-Graduação em Enfermagem da UFSC.
Pesquisadora do Conselho Nacional de Desenvolvimento
Científico e Tecnológico (CNPq).

Apresentação III

Quando realizamos uma busca de imagens na internet sobre o Pulmão de Aço, um Ventilador Mecânico cujo princípio básico era a ventilação por pressão negativa, utilizado na primeira metade do século passado, para assistir os pacientes com complicações respiratórias, observamos a presença de enfermeiras daquela época ao lado desses pacientes, prestando cuidados complexos e tomando decisões importantes para a manutenção da vida.

Naquela época, os desafios da difícil compreensão da fisiologia respiratória, dos impactos das doenças sobre o parênquima pulmonar, bem como os sistemas rudimentares dos ventiladores mecânicos para a geração de informações que permitissem a adequada monitorização dos pacientes, tornavam a assistência de enfermagem bastante obscura.

Contudo, apesar desse cenário desafiador, é importante destacar a presença da Enfermagem nesse contexto, que abriu o caminho para que houvesse o avanço na perspectiva da sistematização da assistência de enfermagem aos pacientes que necessitam de suporte ventilatório quase um século depois.

Na segunda metade do século passado, quando houve o avanço da engenharia biomédica mundial para colocar no mercado os ventiladores mecânicos por pressão positiva, os cientistas progrediram para a compreensão dos impactos desse princípio ao parênquima pulmonar e o paradigma da ciência estabelecido foi a busca de recursos tecnológicos que mimetizassem a fisiologia respiratória e que causassem menos danos ao pulmão dos pacientes.

Dentro dessa perspectiva, a Enfermagem na sua trajetória de evolução enquanto ciência começa a identificar e estudar também outros impactos relacionados aos pacientes submetidos aos diversos suportes ventilatórios: lesões de pele, distúrbios hidroeletrolíticos, hemodinâmico e distúrbios nutricionais, riscos para infecções, dentre outras complicações.

No final do século passado, as tecnologias para a monitorização dos pacientes gravemente enfermos evoluíram, os ventiladores mecânicos microprocessados já possibilitavam a combinação de diversos modos ventilatórios e a enfermagem avançou exponencialmente para a ocupação de um importante espaço na equipe assistencial, que veio se ampliando com a chegada dos fisioterapeutas, nutricionistas, farmacêuticos e psicólogos.

Entretanto, com a ampliação da equipe assistencial, foi importante a regulamentação do exercício profissional para dar condições aos enfermeiros e sua equipe a prestarem o cuidado aos pacientes em suporte ventilatório com respaldo ético e legal.

Em 2013, foram publicadas as *Diretrizes Brasileiras de Ventilação Mecânica* com a autoria de um grupo de médicos, fisioterapeutas e dois enfermeiros: eu, Prof. Rodrigo de Jesus, do Rio de Janeiro, e a Profa. Mara Vargas, de Santa Catarina, representando um marco documental para as boas práticas assistenciais, já que norteou as ações dos diversos profissionais de saúde pelo Brasil.

Com a pandemia ocasionada pelo Coronavírus (Covid-19), a Enfermagem atuou incansavelmente na linha de frente, promovendo o cuidado integral aos pacientes com essa infecção respiratória, e o referido documento auxiliou a impulsionar e embasar a Resolução Cofen n. 639/2020, que dispõe sobre as competências do Enfermeiro no cuidado aos pacientes em ventilação mecânica no ambiente extra e intra-hospitalar, tornando-se um outro marco para a assistência de Enfermagem.

Com base nesse contexto e a necessidade de ampliar a discussão acerca do perfil profissional desejado para atuar na alta complexidade em saúde, presentes dentro e fora da UTIs brasileiras, dois renomados Enfermeiros, a Profa. Dra. Renata Andréa Pietro Pereira Viana e o Prof. Dr. Laurindo Pereira de Souza, reuniram um grupo de enfermeiros qualificados para escreverem essa obra, intitulada *Cuidados ao Paciente em Ventilação Mecânica – Guia Prático para Enfermeiros Intensivistas e Não Intensivistas*, cujos os diversos capítulos se basearam nas Diretrizes Brasileiras de Ventilação Mecânica, o que me orgulha em escrever esta apresentação.

Com a aquisição desta obra o leitor poderá passear pela gestão do cuidado de enfermagem e degustar as diversas perspectivas das boas práticas para o manuseio dos dispositivos e dos pacientes com suporte ventilatório, já que os autores trazem o estado da arte nessa temática, em uma perspectiva bastante prática e atualizada.

Espero que a partir da leitura desta obra continuemos a avançar na luta pela valorização e qualificação dos profissionais de Enfermagem, que carecem cada vez mais de construir competências relacionadas à sua capacidade de tomar decisões frente aos avanços tecnológicos e aos desafios da prática assistencial impostos cotidianamente no mundo do trabalho.

Rodrigo Francisco de Jesus

Doutor em Ciências pela Universidade de São Paulo (USP).
Mestre em Enfermagem pela Universidade do Rio de Janeiro (UniRio).
Autor das *Diretrizes Brasileiras de Ventilação Mecânica*.

Apresentação IV

Com imenso prazer e orgulho apresento mais uma obra relevante para prática de enfermagem. O livro *Cuidados ao Paciente em Ventilação Mecânica – Guia Prático para Enfermeiros Intensivistas e Não Intensivistas,* organizado pelos queridos amigos e referências na prática de enfermagem em terapia intensiva, Profa. Dra. Renata Andréa Pietro Pereira Viana e Prof. Dr. Laurindo Pereira de Souza.

A obra desmistifica e uniformiza o acesso à informação sobre os cuidados de enfermagem ao paciente em ventilação mecânica além das portas das unidades de terapias intensivas (UTI).

Conforme evidenciado durante o enfrentamento da pandemia SARS-CoV-2, o enfermeiro exerce um protagonismo no manejo dos pacientes em ventilação mecânica por meio de sua prática, alcançando resultados positivos em saúde.

Assim, os organizadores, em uma linguagem simplificada e moderna, com a colaboração de renomados enfermeiros intensivistas, apresentam as melhores evidências científicas aplicadas na prática de enfermagem ao paciente em ventilação mecânica.

Com 15 capítulos, o livro apresenta práticas essenciais além do manejo da via aérea artificial, que incluem a fixação apropriada do dispositivo, monitorização da pressão do balonete, gestão de alarmes clínicos, avaliação clínica de enfermagem direcionada, cuidados com a traqueostomia, aspiração das vias aéreas, higiene oral, manejo de dispositivos extraglóticos e suporte nutricional.

Os autores apresentam e discutem ainda os cuidados a populações específicas, como o paciente em pronação e autopronação, pacientes com doenças respiratórias transmissíveis e o paciente pediátrico.

> "Uma obra completa, imprescindível ao enfermeiro que deseja estar instrumentalizado e atualizado."

Agradeço imensamente aos meus amigos Renata Pietro e Laurindo Pereira, pela importante contribuição para o desenvolvimento da nossa profissão por meio desta obra.

Aos leitores, desejo uma ótima leitura e um grande aprendizado!

Rennan Martins Ribeiro

Presidente ABENTI (Gestão 2021-2022)

Sumário

1

Ventilação Mecânica e Enfermagem – Passado, Presente e Futuro

Laurindo Pereira de Souza
Renata Andréa Pietro Pereira Viana

Destaques

- A ventilação mecânica (invasiva e não invasiva) tem por finalidade propiciar uma melhor troca gasosa e a redução do trabalho respiratório.
- Em geral, a unidade de terapia intensiva (UTI) possui um vasto acervo tecnológico, o que exige do profissional enfermeiro o conhecimento especializado, atualizado e avançado para garantir a segurança e a qualidade da assistência ventilatória.
- A individualização do cuidado, somada à ventilação mecânica protetora, garante melhores desfechos ao paciente criticamente enfermo.

Contexto e cenário do cuidado ao paciente sob ventilação mecânica

Historicamente, a construção da assistência ventilatória ao paciente crítico perpassa pela epidemia de poliomielite em Copenhagem no ano de 1952, quando a instituição da ventilação mecânica (VM) tornou-se uma das principais ferramentas para o tratamento de pacientes com disfunção respiratória.[1]

Embora a ventilação mecânica possa ser considerada uma temática complexa, é fundamental que os profissionais de saúde (principalmente os que lidam com o paciente gravemente enfermo), adquiram *expertise* e familiaridade frente o manejo do ventilador artificial.[2]

A Diretriz Brasileira de Ventilação Mecânica (DBVM) classifica a ventilação em duas categorias: ventilação não invasiva (promovida pela interface externa, geralmente por meio do uso de uma máscara facial) e a ventilação invasiva (ofertada por um tubo endotraqueal ou cânula de traqueostomia), ambas com a finalidade de promover uma melhor troca gasosa e minimizar o esforço respiratório.[3] Vale destacar que as duas modalidades são decorrentes da aplicação de pressão positiva nas vias aéreas, a diferença está na forma de liberação de pressão, pois, enquanto na ventilação invasiva é utilizada uma prótese introduzida na via aérea (tubo oro, nasotraqueal ou cânula de traqueostomia), na ventilação não invasiva a máscara faz a interface entre o paciente e o ventilador artificial.

O emprego da ventilação mecânica implica riscos próprios, e sua indicação deve ser prudente e criteriosa, com a aplicação cercada por cuidados específicos, uma vez que é um método de suporte para o paciente durante uma enfermidade, e não constitui, nunca, uma terapia curativa.

Neste contexto, exemplificamos algumas das patologias que requerem o uso da ventilação mecânica, como a sepse, as complicações cérebro e cardiovasculares, os distúrbios acidobásicos, as lesões traumáticas, as disfunções respiratórias (entre elas as relacionadas à covid-19), e ainda nos casos de cirurgias de grande porte.

Apesar de muitos resultados positivos, a ventilação mecânica pode promover complicações e desfechos iatrogênicos, além da chance de aumento da morbimortalidade dos doentes submetidos às diferentes estratégias ventilatórias, cujos riscos podem ser agravados caso os cuidados sejam promovidos por profissionais que não apresentem habilidades e domínios para a realização da assistência ventilatória de maneira segura.

Quanto a complicações provenientes da VM, podemos citar a alcalemia e a acidemia, as infecções de trato respiratório, a incoordenação muscular respiratória, a hipotensão arterial, a disfunção pancreática, a microaspiração, as lesões labiais, dentárias e de mucosas, a síndrome do desconforto respiratório agudo (SDRA), entre outras.

Por isso, é recomendado ao enfermeiro que detenha diferentes conhecimentos e saberes sobre anatomia, fisiologia e fisiopatologia (além do conteúdo apresentado neste livro), para que compreenda a VM como uma importante medida terapêutica, utilizada sempre que necessária.

Finalmente, a equipe de enfermagem, ao prestar assistência ao paciente sob ventilação mecânica, deve atuar com vigilância constante, aparato tecnológico especializado e saberes, para um cuidado seguro, livre de danos, imperícia ou imprudência.

Enfermagem e cuidado seguro ao paciente sob ventilação mecânica

Promover um cuidado seguro é responsabilidade de todo profissional da enfermagem, e a lei do exercício profissional (Lei n. 7.498/86, de 25 de junho de 1986)[4] aponta que o enfermeiro é o responsável por cuidados direto de enfermagem a pacientes graves com risco de vida; e cuidados de maior complexidade técnica que exijam conhecimentos de base científica e capacidade de tomar decisões imediatas.

Deste modo, a Lei n. 7.498/86 permitiu ao enfermeiro o cuidado de alta complexidade, porém, não respaldava detalhadamente a atuação do profissional ao paciente em ventilação mecânica, sendo legítima a necessidade de resguardo, principalmente ao enfermeiro intensivista. Para sanar esta demanda, a Resolução n. 639, publicada pelo Conselho Federal de Enfermagem (Cofen),[5] trouxe a luz as competências do enfermeiro no cuidado ao paciente em VM, o que garante ao profissional (treinado, habilitado e capacitado) a possibilidade de promover ações do cuidado com respaldo do órgão de classe.

Neste documento, é apontado que o ajuste dos parâmetros ventilatórios deve ocorrer sob a coordenação médica, o ajuste inicial e o manejo dos alarmes, bem como a instalação da ventilação (invasiva ou não invasiva), são de competência privativa do enfermeiro, assim como a troca de fixação da cânula, a aspiração do tubo orotraqueal e a monitorização da pressão no *cuff*.[5]

A Resolução n. 639 aponta, também, que são cuidados de prescrição privativos do enfermeiro, mas que podem ser delegados ao técnico de enfermagem, a higienização de cavidade oral, os cuidados com a pele periostomal e a mudança de decúbito do paciente.[5]

Destarte, fica evidente que o protagonismo do enfermeiro frente à ventilação mecânica é intenso, extenso e complexo. Por isso, o profissional necessita desenvolver habilidades e impulsionar ações focadas na avaliação, no apoio, no controle, na monitorização, na orientação, na observação, na promoção e na realização de condutas como:[6]

- Avaliação e cuidados com a higiene oral.
- Avaliação da umidificação e do aquecimento do gás inalado.
- Avaliação e observação do circuito do ventilador e dos alarmes.
- Avaliação do nível de sedação e de bloqueio neuromuscular:
  - Avaliação e observação do sincronismo entre o paciente e a máquina.
  - Avaliação quanto à necessidade do desmame ventilatório.
  - Avaliação de possíveis focos de infecção.
- Controle da pressão do balonete (*cuff*).
- Controle nutricional.
- Monitorização cardiovascular.
- Monitorização das trocas gasosas.
- Monitorização do padrão respiratório:
  - Orientação e apoio emocional ao paciente.
- Promoção da aspiração de secreções pulmonares.
- Promoção da vigilância constante do paciente.

- Realização e controle de sinais vitais e balanço hídrico.
- Realização da troca de fixação e a mobilização do tubo orotraqueal:
  - Realização e orientação de exercícios respiratórios.

Também é sabido que a individualização do cuidado, somada à ventilação mecânica protetora, garante melhores desfechos ao paciente criticamente enfermo.

Por tudo isso, ao observarmos a complexidade do cenário que envolve os cuidados ao paciente sob ventilação mecânica, a nossa intenção é a de que esta obra seja um guia prático aos profissionais à beira do leito, para que os mesmos possam idealizar e desenvolver o planejamento da assistência segura e humanizada, com informações baseadas nas melhores evidências científicas.

Considerações finais

Quando o enfermeiro apresenta conhecimento técnico e científico para realizar o planejamento de enfermagem durante a VM, o doente apresenta melhora do prognóstico e se torna melhor assistido.[7]

Deve sempre ser considerada a doença de base, as condições hemodinâmicas, a predisposição da equipe no manejo do maquinário e a razão pela qual o ventilador é instalado naquele paciente.[8,9]

Ao discutirmos a ventilação mecânica e a participação da enfermagem no manejo e no cuidado do paciente (seja no passado, no presente ou no futuro), não podemos esquecer que não existe consenso em relação ao tempo de internação,[10] uma vez que ele varia de acordo com o perfil do doente, e é importante considerar as condições clínicas, a presença de possíveis complicações e a melhora, condições que interferem relativamente no tempo de UTI e de ventilação mecânica de cada paciente.

Referências

1. Melo AS; Almeida RMS de; Oliveira CD de. The mechanics of mechanical ventilation. Rev Médica Minas Gerais. 2014;24(Supl 8):43-8.
2. Hickey SM; Sinai HM. Ventilação mecânica – introdução. StatPearls [Internet] Treasure Isl StatPearls Publ [Internet]. 2020;2020:8-12. Disponível em: https://www.ncbi.nlm.nih.gov/books/NBK539742/.
3. Barbas CSV; Ísola AM; De Farias AMC; Cavalcanti AB; Gama AMC; Duarte ACM et al. Brazilian recommendations of mechanical ventilation 2013. Rev Bras Ter Intensiva. 2014;26(3):215-39.
4. Decreto n. 94.406 de 8 de junho de 1987 que regulamenta a Lei n. 7.498 de 25 de junho de 1986, que dispõe sobre o Exercício profissional de Enfermagem, e dá outras providências. Disponível em: http://www.portalcofen.gov.br. Acesso em 20 de julho de 2022.

5. Brasil. Conselho Federal de Enfermagem. Cofen. Resolução n. 639, de 6 de maio de 2020 – Competências do Enfermeiro no cuidado aos pacientes em ventilação mecânica no ambiente extra e intrahospitalar. Imprensa Nac Cofen. 2020;639.
6. Carvalho CRR; Toufen Jr. C; Franca SA. II Consenso Brasileiro de Ventilacão Mecânica, 2000, III Consenso Brasileiro de Ventilação Mecânica, 2007: Ventilação mecânica: princípios, análise gráfica e modalidades ventilatórias.
7. Silva HS; Santos AA; Santos NN; Affonso LA. Intervenções de enfermagem relacionadas à ventilação mecânica em pacientes graves acometidos por Covid-19. Nursing interventions related to mechanical ventilation in serious patient affected by covid-19. Rev. eletro.de ciên. tecno. e inova. [Internet]. 14 de maio de 2021 [citado 24 de julho de 2022]; 2:36-48. Disponível em: http://seer.unirio.br/rectis/article/view/10945.
8. Silva WO. Hemodynamic monitoring in critically ill patients. 2013 July/Sept; 12(3): 330-3. DOI: 10.12957//rhupe.2013.7531.
9. Carmo Neto E; Souza PC; Azevedo F; Lugarinho ME. Ventilator associated pneumonia: confection of a strategy of prophylaxis and management based on the analysis of epidemiology. Rev Bras Ter Intensiva. 2006 Oct/Dec; 18(4):17-23. DOI: 10.1590/S0103-507X2006000400005.
10. Rodrigues AH; Bub MBC; Perão OF; Zandonadi G; Rodrigues MJH. Epidemiological characteristics and causes of deaths in hospitalized patients under intensive care. Rev Bras Enferm. 2016 Mar/Apr; 69(2):229-234. DOI: 10.1590/0034-7167.2016690204i.

2

Gestão Clínica de Enfermagem na Montagem e Testagem do Ventilador Mecânico

Jéssica dos Santos Souza
Fernando Augusto Pinheiro
Márcia Guerino de Lima
Renata Andréa Pietro Pereira Viana

Destaques

- A enfermagem é essencial na condução dos cuidados em ventilação mecânica (VM).
- O enfermeiro necessita desenvolver competências para a montagem do ventilador mecânico, de modo a garantir o bom funcionamento do equipamento.
- A atenção ao paciente em VM é de responsabilidade do enfermeiro e a montagem do ventilador está atrelada aos cuidados seguros e as boas práticas.
- Êxito para uma terapia ventilatória segura ocorre por meio das condutas implementadas pelo enfermeiro diante da montagem e testagem, e da adequada utilização do ventilador mecânico.

Introdução

De acordo com as Diretrizes Brasileiras de Ventilação Mecânica, a enfermagem desempenha importante e significativa assistência ao paciente sob ventilação mecânica.[1]

A Resolução do Conselho Federal de Enfermagem (Cofen) n. 639/2020 considera o manejo da ventilação uma prática avançada e aponta, em seu artigo primeiro, ser competência do enfermeiro a montagem, a testagem e a instalação do ventilador mecânico em paciente adulto, pediátrico ou neonato.[2]

Para garantir o funcionamento adequado do aparelho, bem como a detecção precoce das alterações em seu desempenho (que podem colocar em risco o paciente), o enfermeiro necessita aprimorar seus conhecimentos e suas habilidades frente o manuseio.[3]

Neste aspecto, a enfermagem deve adquirir competências para manipular de maneira segura o aparelho e seus equipamentos, logo, é necessário o conhecimento prévio sobre o material.[4] Por isso, a finalidade desse capítulo é apresentar, de forma clara e objetiva, o material e a sequência de montagem e testagem do ventilador mecânico.

Acessórios necessários para a montagem do ventilador mecânico

A atenção ao paciente sob VM é responsabilidade do enfermeiro, pois a evolução positiva depende do cuidado contínuo e da identificação de possíveis problemas que possam afetar diretamente as necessidades de cada doente.

Consequentemente, é de suma importância que o profissional conheça os equipamentos e materiais presentes no leito, principalmente na ventilação mecânica, cujos cuidados se iniciam com a montagem do ventilador, que tem a necessidade de:

- duas traqueias longas de silicone corrugada;
- duas traqueias curtas de silicone corrugada;
- uma traqueia curta de silicone corrugada;
- um conector reto;
- um conector em Y;
- um conector tipo cotovelo;
- dois drenos coletores de água;
- um pulmão de teste.

As traqueias de silicone corrugadas possuem a parte externa rugosa e a parte interna lisa, para evitar o acúmulo de impurezas e a umidade ao longo de toda a extensão. Já os conectores (reto, em Y e o tipo cotovelo) são utilizados como acessórios intermediários, enquanto os drenos coletores têm por finalidade reter o excesso de água e umidade, sem que haja perda de gás. O pulmão teste é projetado para comprovar a eficiência do ventilador mecânico antes de ser aplicada a ventilação ao paciente (Figura 2.1).

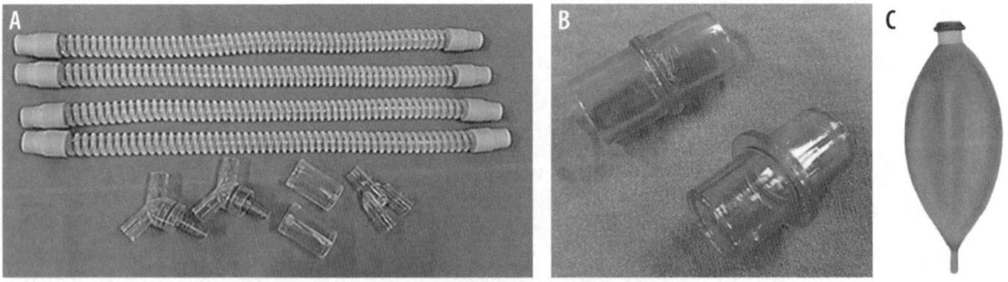

Figura 2.1 – Acessórios utilizados para a montagem do ventilador mecânico.
A. Traqueias de silicone corrugadas, drenos coletores de água e conectores em Y; **B.** Conectores reto; **C.** Pulmão de teste.
Fonte: Acervo da autoria do capítulo, 2021.

Com relação aos cuidados de enfermagem com o circuito respiratório, a recomendação da DBVM é para que não seja realizada a troca rotineira do circuito. A mudança somente deve ocorrer na presença de sujidade, dano ou ventilação prolongada (tempo superior a 30 dias).[1]

Quando a instituição não disponibilizar de filtro trocador de calor e de umidade, é recomendado que seja utilizado o umidificador do próprio ventilador mecânico com água estéril e sua troca deve ocorrer a cada sete dias (Figura 2.2). A cada mudança, todas as traqueias devem ser trocadas e, ao utilizar o filtro trocador de calor e umidade, também é recomendada a instalação de um novo a cada trinta dias, exceto se houver sujidade visível.[1]

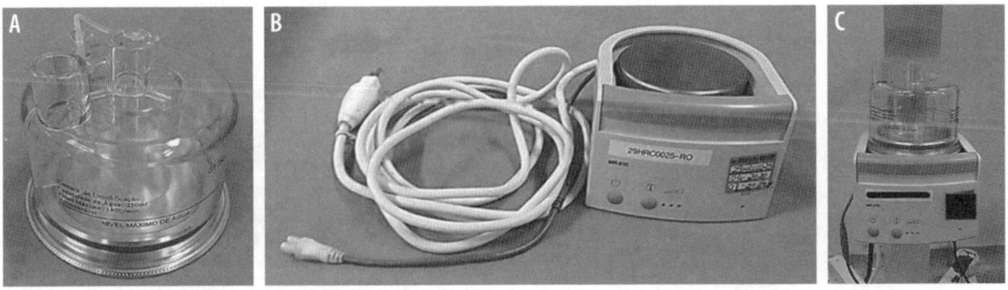

Figura 2.2 Acessórios para aquecer e umidificar a água estéril no ventilador mecânico.
A. Umidificador; **B.** Aquecedor elétrico; **C.** Dispositivo completo instalado (umidificador e aquecedor elétrico).
Fonte: Acervo da autoria do capítulo, 2021.

Conexões e acessórios para a rede de gases

O teste do ventilador mecânico exige, além do equipamento em perfeito funcionamento, conhecimento para a instalação dos acessórios na rede de gases.

Neste cenário, é parte integrante as extensões ou mangueiras para o transporte dos gases (Figuras 2.3 A e B), com uma extensão para o ar comprimido na cor transparente ou amarela, e outra para o oxigênio, na cor transparente ou verde.

Ainda se faz necessária a presença de dois manômetros com válvulas redutoras de pressão (Figura 2.4), cuja função é o ajuste adequado dos gases e a preservação da vida útil do ventilador mecânico diante de possíveis oscilações de pressão na rede de gases. Para a conexão entre a rede de gases e o ventilador mecânico, as extensões devem ser instaladas, de modo a anteceder as válvulas redutoras e, em seguida, conectadas aos respectivos encaixes localizados na parte posterior do ventilador mecânico.

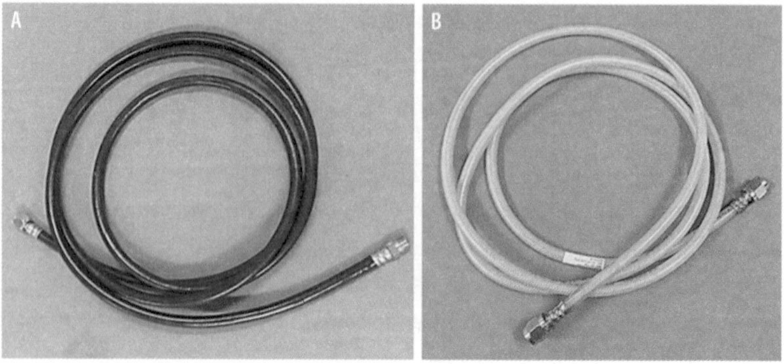

Figura 2.3 – Extensões ou mangueiras para o transporte dos gases da rede hospitalar para o ventilador mecânico.
A. Extensão/mangueira para a conexão do oxigênio; **B.** Extensão/mangueira para a conexão do ar comprimido.
Fonte: Acervo da autoria do capítulo, 2020.

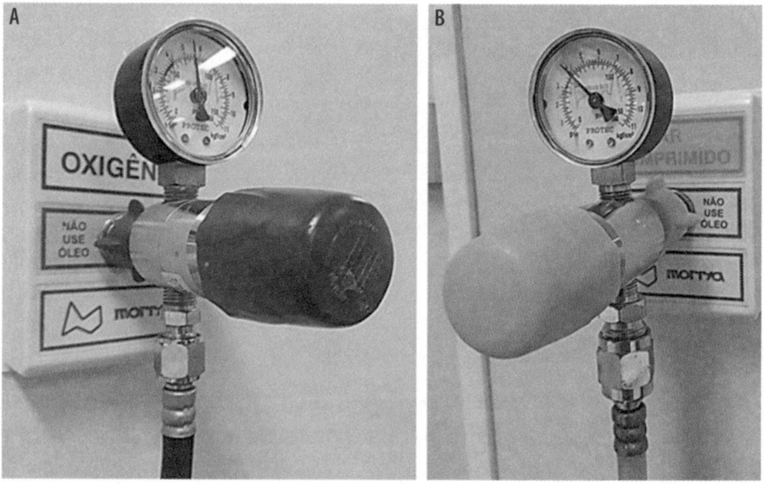

Figura 2.4 – Manômetros com válvulas redutoras de pressão acopladas à rede de gases para transportar oxigênio e ar comprimido ao ventilador mecânico.
A. Válvula redutora de oxigênio; **B.** Válvula redutora de ar comprimido.
Fonte: Acervo da autoria do capítulo, 2020.

Para que não seja esquecido nenhum ponto importante na montagem do equipamento, o enfermeiro pode elaborar uma lista de verificações (*checklist*), a indicar que, para as conexões entre a rede de gases e o ventilador mecânico, é necessário:

- uma extensão para a oferta do ar comprimido, na cor transparente ou amarela;

- uma extensão para a oferta de oxigênio, na cor transparente ou verde;
- um manômetro com válvula redutora de gases para o ar comprimido, na cor amarela (a depender da instituição);
- um manômetro com válvula redutora de gases para o oxigênio, na cor verde.

Após a realização da lista de verificação, a pressão do manômetro da válvula redutora deve ser ajustada entre 3,5 e 4 kgf/cm^2, e somente após esses cuidados, proceder a ligação do ventilador mecânico.

Montagem do ventilador mecânico

A montagem do ventilador mecânico pode ser realizada pelo enfermeiro, mas não é uma atribuição privativa desse profissional, uma vez que o fisioterapeuta ou médico também podem e devem saber montar e testar o aparelho.

Para facilitar a montagem, adaptamos do estudo de Siqueira e Almeida[6] os quatro passos de como proceder a instalação segura do aparelho.

1º Passo

Separe o filtro descartável do circuito respiratório e armazene o sensor de fluxo expiratório em um local de fácil acesso. De forma resumida, os filtros respiratórios assumem o papel de evitar a disseminação de patógenos respiratórios por gotículas e aerossóis pelos pacientes submetidos à ventilação mecânica, desde que tenham um poro mínimo de 0,2 µm e eficácia mínima de 99,5% de filtração para bactérias (BFE – *bacterial filtration efficiency*) e vírus (VFE – *viral filtration efficiency*).[5]

O filtro respiratório HMEF – *heat and moisture exchanger filter* (filtro + trocador de calor e umidade) é um dispositivo colocado entre o tubo traqueal/traqueostomia e o conector em Y do circuito do ventilador mecânico e que apresenta um filtro microbiológico (Figuras 2.5 A e B). O filtro HMEF é capaz de aquecer e umidificar o gás inspirado, além de atuar como barreira microbiológica e prevenir a infecção cruzada entre o paciente, o ventilador mecânico e o ambiente. Indicado para o uso em praticamente todos os pacientes, sua contraindicação está relacionada aos doentes restritivos, retentores de gás carbônico, os hiperssecretivos extremo e pacientes com franco sangramento pulmonar.[5]

Com a utilização de apenas um filtro HMEF, protegem-se as linhas inspiratórias e expiratórias ao mesmo tempo, pois as filtram bidirecionalmente, e não há necessidade do uso de filtro HEPA (*hight efficiency particulate arrestance*) – filtragem de ar de alta eficiência.[5]

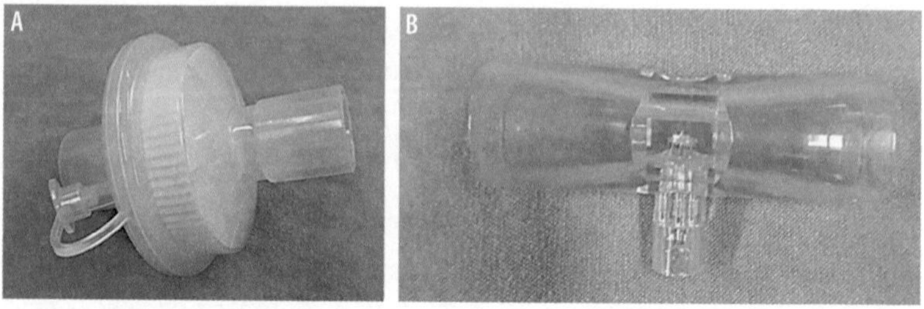

Figura 2.5 – **A.** Filtro descartável HMEF (*heat and moisture exchanger filter*); **B.** Sensor de fluxo expiratório.
Fonte: Acervo da autoria do capítulo, 2021.

2º Passo

Na ausência do filtro descartável com membrana trocadora de calor e umidade, instale um umidificador no suporte próprio do ventilador mecânico, conforme apresentado anteriormente (Figura 2.2).

3º Passo

Assegure que a válvula expiratória e o sensor de fluxo estejam devidamente encaixados. Para isso, abra a tampa do compartimento (que varia conforme o modelo do ventilador mecânico), que neste caso, encontra-se no canto inferior esquerdo da parte frontal (Figura 2.6).

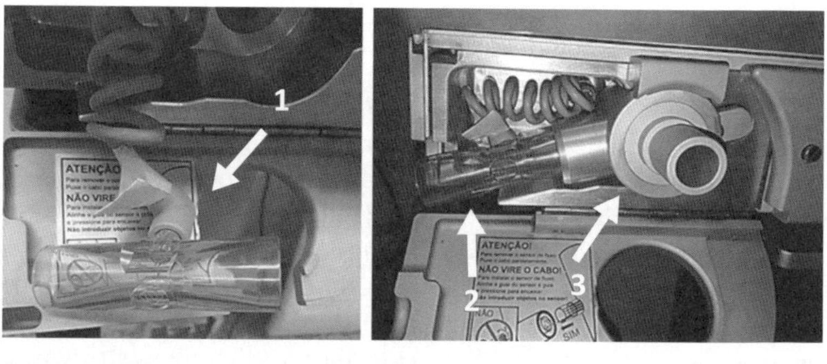

Figura 2.6 – Encaixe entre o sensor de fluxo, o cabo e a válvula expiratória.
1. Cabo do sensor de fluxo; **2.** Sensor de fluxo; **3.** Válvula expiratória.
Fonte: Acervo da autoria do capítulo, 2021.

Em seguida, remova a válvula expiratória. Para esta ação, solte o trinco localizado na parte superior do painel e, com um movimento rotativo, solte a válvula. Afaste o sensor plástico de fluxo de saída e, sustentando o corpo da válvula expiratória de forma segura, gire o anel de retenção no sentido anti-horário e o remova (Figura 2.7).

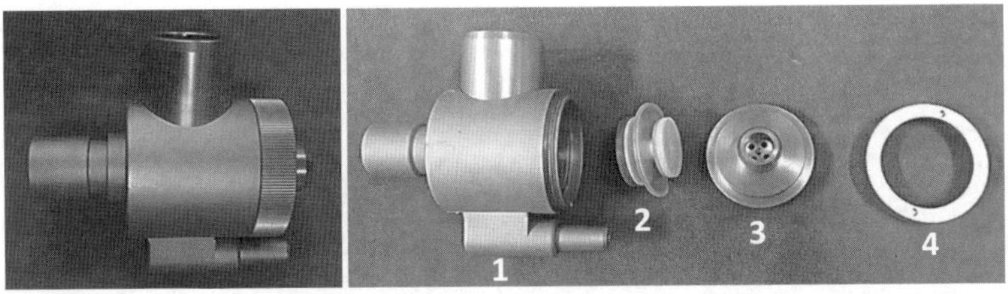

Figura 2.7 – Cuidados na montagem e desmontagem da válvula expiratória.
1. Corpo da válvula expiratória; **2.** Conjunto de gatilhos do diafragma; **3.** Capa da válvula expiratória; **4.** Anel de retenção.
Fonte: Acervo da autoria do capítulo, 2021.

Para montar novamente a válvula expiratória, inverta as etapas descritas e certifique-se do alinhamento do pino de guia, localizado na capa da válvula com a abertura no corpo dela mesma. Vale lembrar que a remontagem incorreta pode desencadear vazamentos e mau funcionamento do sistema expiratório.

4º Passo

Encaixe os drenos coletores de água (copinhos coletores) nas traqueias de silicone corrugadas (garanta uma perfeita vedação) e instale em cada ramo do circuito respiratório; nos ramos distais, acrescente o conector em Y e o filtro umidificador descartável (Figura 2.8). O ramo direito da traqueia de silicone corrugada deve ser conectado ao ventilador no local indicado como "saída para o paciente", e o ramo esquerdo plugado na "saída do paciente".[6]

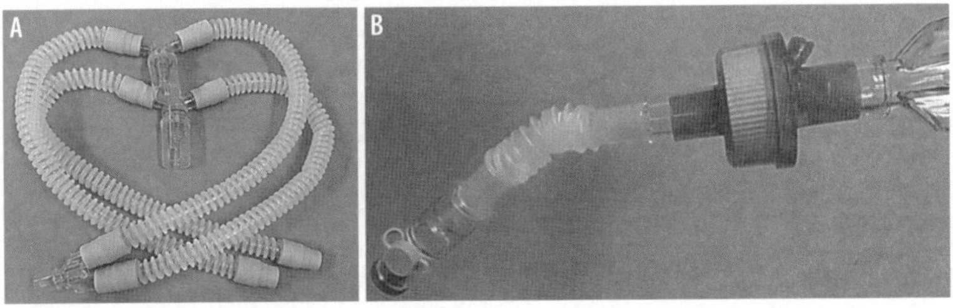

Figura 2.8 – Traqueias de silicone corrugadas montadas com os drenos coletores de água, conector em Y e o filtro umidificador descartável acoplado.
A. Circuito ventilatório: traqueias corrugadas com drenos coletores de água e conector em Y devidamente encaixados; **B.** Conector em Y e o filtro umidificador descartável.
Fonte: Acervo da autoria do capítulo, 2021.

Será necessário o emprego de drenos coletores de água ao utilizar o umidificador com aquecedor, pois eles impedem que a água fique acumulada no circuito e/ou retorne ao paciente.

Concluídos os quatro passos, podemos visualizar todo o sistema pronto à espera do paciente (Figura 2.9).

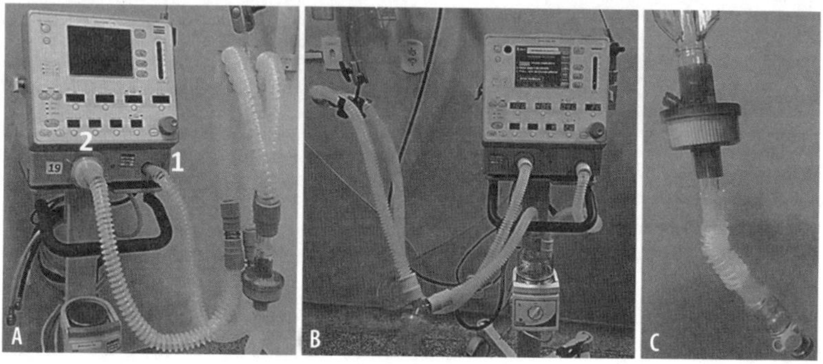

Figura 2.9 – Ventilador mecânico montado à espera de paciente.
A.1 Ramo inspiratório para o paciente; **A.2** Ramo expiratório do paciente; **B.** Circuito respiratório montado com umidificador elétrico e água estéril; **C.** Filtro umidificador com conector em Y.
Fonte: Acervo da autoria do capítulo, 2021.

Não é necessário utilizar o filtro junto ao umidificar e ao nebulizador, devido à proliferação de umidade.[7] Por isso, durante a nebulização, deve ser retirado o filtro da conexão em Y e, ao fim da terapêutica, retorná-lo, a fim de preservar a funcionalidade do material.

O ventilador mecânico estará pronto para realizar a testagem de funcionamento após a correta montagem. Posterior a essa checagem, deve ocorrer a sequência de verificação de segurança e testagem do circuito.

Verificação de segurança e testagem do circuito

A verificação de funcionamento do ventilador mecânico demanda algumas etapas que dependem do modelo de aparelho, e o manejo da ventilação mecânica constitui uma Prática Avançada de Enfermagem (EPA).

Ao considerar o enfermeiro como o profissional responsável pela montagem do ventilador mecânico, este profissional tem o dever de realizar a testagem do equipamento, visto que a não verificação de segurança pode acarretar riscos ao paciente. Além do mais, não se deve utilizar o aparelho caso não passe pelos testes de verificação.[2,6]

As nove etapas a seguir devem ser realizadas de acordo com o manual do fabricante de cada modelo de ventilador mecânico, e é importante:

1. Montar todo o sistema e circuitos de ventilação mecânica.
2. Inspecionar o ventilador, o compressor de ar (se utilizado), os cabos e adaptadores de energia e verificar se não existe desgaste ou dano que possa contribuir para o mau funcionamento do sistema.
3. Conectar os cabos de energia às tomadas de parede devidamente aterradas.
4. Inspecionar e avaliar se não existem danos aos drenos coletores de água da entrada de oxigênio e do ar comprimido, submetidos à alta pressão na parte posterior do ventilador, a fim de garantir, também, que não ocorra a presença de água ou detritos.
5. Assegurar que as extensões de oxigênio e de ar comprimido estejam bem fixadas aos encaixes do ventilador mecânico e das válvulas redutoras de pressão.
6. Adaptar o filtro e o circuito respiratório de dois ramos com 22 mm, e manter disponível um pulmão de teste. Lembrar que alguns modelos dispensam o uso de pulmão de teste, pois o próprio ventilador apresenta o encaixe para realizar a oclusão da saída.
7. Inspecionar o circuito respiratório e todas as conexões, para verificar se existe desgaste ou dano que possa resultar em vazamentos e/ou contribuir para o mau funcionamento do ventilador.
8. Colocar o interruptor (localizado atrás do ventilador) na posição LIGADO.
9. Atentar para o alerta da interface gráfica do usuário que, ao exibir a palavra (GUI), o ventilador estará pronto para iniciar o teste de verificação de circuito.

A interface do ventilador mecânico para testagem e calibração é de extrema importância (Figura 2.10). Por isso, siga as instruções na tela do ventilador e, após a conclusão do teste de duas etapas, uma mensagem mostrará se o evento foi bem-sucedido. Caso o teste de circuito não seja aprovado, por qualquer alteração na análise das conexões e dos tubos do circuito, ou ainda, por possíveis vazamentos na válvula expiratória, o processo deve ser repetido.[6]

Quando pensam na segurança do paciente, as instituições descrevem uma rotina que tem como meta reduzir os riscos de contaminação dos circuitos ventilatórios. Como sugestão e exemplo, no momento do preparo do leito, para receber um novo paciente, o profissional pode conectar o circuito no ventilador e realizar o teste do equipamento. Na sequência, poderá embalar/proteger o material no próprio saco plástico que acondicionava o circuito, e indicar com as palavras "limpo e testado", com a data e assinatura do profissional que realizou todo o processo.

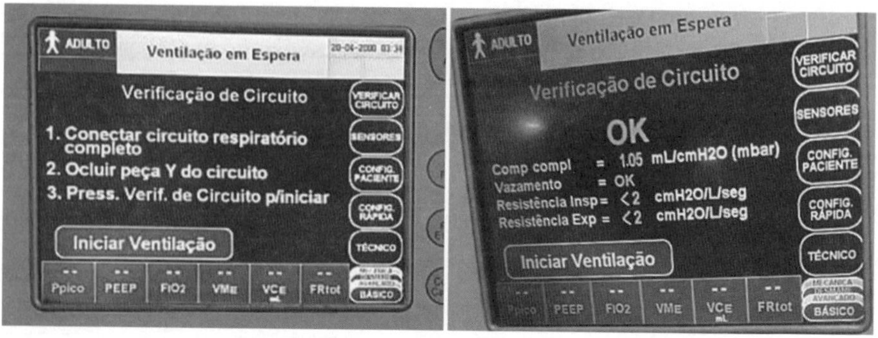

Figura 2.10 – Interface e tela do ventilador mecânico para testagem e calibração do aparelho.
Fonte: Acervo da autoria do capítulo, 2021.

Estas ações são consideradas medidas de boas práticas em saúde, pois não existe tempo predefinido de armazenagem dos circuitos montados, desde que estejam acondicionados de maneira segura e não permitam a contaminação do material.[8]

Terapia inalatória no paciente em ventilação mecânica

A terapia inalatória se faz necessária, mesmo quando o paciente está sob ventilação mecânica invasiva. Essa modalidade de administração medicamentosa (por via inalatória) visa a disposição direta de fármacos no interior do trato respiratório, com redução do tempo de resposta e de efeitos colaterais, quando comparados às outras formas de administração (intravenosa, intramuscular ou oral).[10,11]

Nos dias atuais, diversos métodos estão disponíveis para a realização da terapia inalatória no paciente em ventilação mecânica, inclusive os nebulizadores a jato, os ultrassônicos, os por membrana *vibrating mesh nebulizer* (VMN), os nebulímetros dosimetrado (*metered-dose inhalers* – MDI) e também os nebulímetros liofilizados (*dry powder inhalers* – DPI). Na prática, os mais utilizados são os nebulizadores a jato e os nebulímetros dosimetrados.[12]

Conhecido como espaçador para aerossolterapia, o nebulímetro dosimetrado MDI ou *Puff* (Figura 2.11), está indicado para a administração de fármacos por via inalatória.[13]

As vantagens em utilizar o *Puff* é que, uma vez acoplado ao circuito respiratório, não há necessidade de desconexão (Figura 2.12), o que evita um possível risco de contaminação. Outra vantagem ocorre para os pacientes que necessitam de elevada PEEP, pois não haverá perda de pressurização de vias aéreas.[9,10]

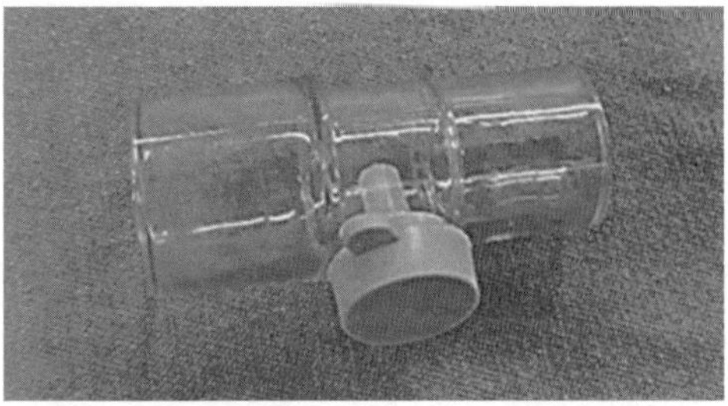

Figura 2.11 – Espaçador para aerossolterapia MDI, também conhecido como *Puff*.
Fonte: Acervo da autoria do capítulo, 2021.

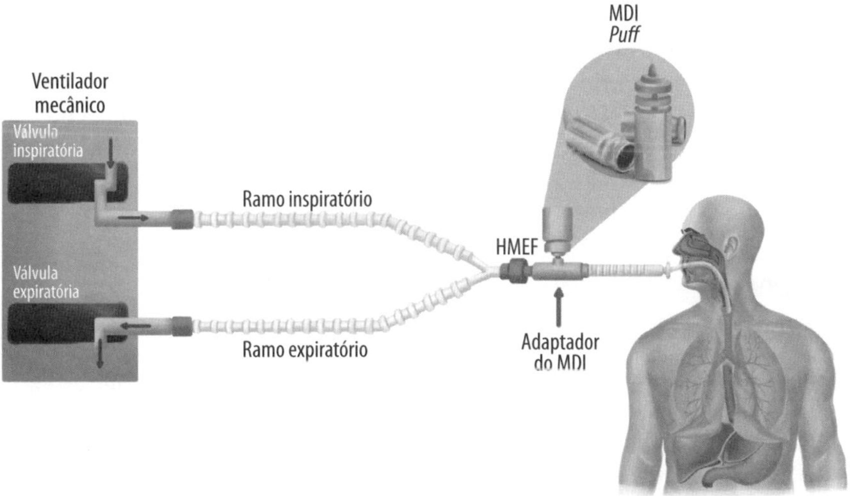

Figura 2.12 – Aerossolterapia com a utilização de adaptador *metered-dose inhaler* (MDI) – *Puff*. O gerador de partículas inaladas deve ser posicionado 20 a 30 cm, entre o tubo orotraqueal e o conector Y do circuito, e sua administração deve ser sincronizada com o início do fluxo inspiratório.
Fonte: Acervo da autoria do capítulo, 2022.

Ao administrar a aerossolterapia em pacientes sob ventilação mecânica, o enfermeiro necessita:

- Remover as secreções do tubo endotraqueal.
- Assegurar o volume corrente adequado ao paciente.
- Reduzir o fluxo inspiratório (≤ 60 Lpm) – se possível.
- Agitar o MDI com o objetivo de dispersar o propelente e manter a droga em suspensão.
- Esperar cerca de vinte segundos entre as aplicações de cada dose.

Por fim, a promoção do cuidado seguro depende dos saberes desenvolvidos pelo enfermeiro. Por isso, é fundamental o desvelar de competências para a promoção do cuidado seguro ao administrar a aerossolterapia ao paciente em ventilação mecânica.

Considerações finais

O enfermeiro é um profissional que está em ascensão às suas atribuições ao longo dos anos. Nesse sentido, é imperativo a esse profissional o direito de aprimorar seus conhecimentos técnico-científicos, de modo a garantir uma assistência sistematizada e de qualidade, que se inicia por meio da montagem e manipulação do ventilador mecânico, o que faz total diferença nos cuidados ao paciente sob esse suporte.

Diante da importância dos conhecimentos que norteiam o suporte ventilatório, a fim de garantir estabilidade hemodinâmica ao paciente crítico, é de fundamental importância ao enfermeiro realizar a correta montagem do ventilador mecânico, para assegurar o adequado funcionamento, sustentar a terapêutica ventilatória e permitir a detecção precoce de alterações que possam comprometer a segurança do paciente.

Referências

1. Barbas CSV; Ísola AM; Farias AM de C. Diretrizes Brasileiras de Ventilação Mecânica. Associação Brasileira de Medicina Intensiva-AMIB. [Internet]. 2013;140. Disponível em: https://www.amib.org.br/fileadmin/user_upload/amib/2018/junho/15/Diretrizes_Brasileiras_de_Ventilacao_Mecanica_2013_AMIB_SBPT_Arquivo_Eletronico_Oficial.pdf.
2. Brasil. Resolução COFEN n. 639/2020. 2020;(639):8-10. Disponível em: http://www.cofen.gov.br/resolucao-cofen-no-639-2020_79633.html.
3. Viana RAPP; Whitaker IY; Zanei SSV. Enfermagem em terapia intensiva: práticas e vivências. 2. ed. Porto Alegre: Artmed, 2020. 572 p.
4. Rodrigues YCSJ; Studart RMB; Andrade ÍRC; Citó MCO; Melo EM; Barbosa IV. Ventilação mecânica: evidências para o cuidado de enfermagem. Esc Anna Nery. 2012;16(4):789-95.
5. Lago D; Nogueira IC; Lanza F de C; Andrade FMD de. Filtros na Ventilação Mecânica – Assobrafir. 2020;(iii):1-8. Disponível em: https://assobrafir.com.br/wp-content/uploads/2020/05/ASSOBRAFIR_COVID-19_Filtros_2020.05.11.pdf.
6. Siqueira R; Almeida FT. Newport Ventilador e360 com acessórios [Internet]. 2014. p. 220. Disponível em: https://content.cdntwrk.com/pdf_viewer/web/viewer.html?file=https://content.cdntwrk.com/files/aT0xMjI0MTk4JnY9MSZpc3N1ZU5hbWU9bWFudWFsLW5wLWUzNjAmY21kPWQmc2lnPTJmODZjMGQwZWVjNDhhMTBhMTZjZWExOWYwNjk2YjQ0.
7. Ribeiro DC; Lopes R; Zancani R; Cordeiro Y; Teixeira N. Comparação da resistência imposta pelos filtros artificiais durante a ventilação mecânica. Comparison of the resistance imposed by artificial filters during mechanical ventilation. 2007;32:42-6.
8. Brasil. Agência de Vigilância Sanitária(Anvisa). Medidas de Prevenção de Infecção Relacionada à Assistência à Saúde 4. Anvisa. 2017; 2. ed. (Série Segurança do Paciente e Qualidade em Serviços de Saúde):122.

9. Pantoja JG. Dispositivos inalatórios broncodilatadores em terapia intensiva. Bronchodilators and inhalers devices in ICU. Pulmão RJ [Internet]. 2015;24(3):20-6. Disponível em: http://sopterj.com.br/profissionais/_revista/2015/n_03/07.pdf.

10. Andrade FMD de; Martins JA; Ribeiro D da C; Nogueira IC. Comunicação Oficial-Assobrafir Covid-19 Aerossolterapia Posicionamento sobre a Utilização de Aerossolterapia no Contexto da Covid-19. 2020;1-8.

11. Dhanani J; Fraser JF; Chan HK et al. Fundamentals of aerosol therapy in critical care. Critical Care 2016; 20:269.

12. Ari A. Aerosol therapy in pulmonary critical care. Respir Care 2015; 60(6):858-879.

13. Jeria RA; Valverde DW; Gajardo FB; Shaaf MIS; González PF. Guía de Recomendaciones de Armado y Uso de filtros en Ventilación Mecánica Covid 19. Disponível em: https://www.medicinaintensiva.cl/site/covid/armado_filtros.pdf. Acesso em 28 de julho de 2022.

3

Gestão Clínica de Enfermagem na Monitorização e Fadiga de Alarmes em Monitores Multiparâmetros e no Ventilador Mecânico

Shirley Junqueira Barbosa
Laurindo Pereira de Souza
Márcia Guerino de Lima
Renata Andréa Pietro Pereira Viana

Destaques

- A monitorização dos alarmes na Unidade de Terapia Intensiva (UTI) são importantes e salvam vidas.
- A enfermagem é fundamental na parametrização dos alarmes.
- O gerenciamento eficaz de alarmes reduz a chance de eventos perigosos.
- Atender prontamente os alarmes e não silenciá-los é fundamental.
- Realizar a notificação de eventos adversos relacionados ao uso dos equipamentos reduz novos eventos.
- O treinamento da equipe para lidar com diferentes equipamentos deve ser contínuo.

Introdução

Quando pensamos nas funções vitais do cuidado crítico, a monitorização é uma das ferramentas mais importantes, uma vez que é possível com o uso dessa tecnologia, detectar uma grande variedade de sinais por meio de técnicas invasivas e não invasivas.[1]

Nesse cenário, os alarmes têm como principal objetivo avisar a equipe multiprofissional quanto às alterações na monitorização e no estado clínico dos pacientes, a fim de prevenir possíveis falhas, como o final de infusões medicamentosas, alertar para alterações no padrão ventilatório ou ainda o mau funcionamento dos equipamentos, para advertir a equipe a respeito de uma alteração, proximidade de um risco ou a necessidade de uma intervenção imediata.[2]

Em publicações recentes, pesquisadores apontaram que 85% a 99% dos alarmes gerados em uma UTI, não sinalizam qualquer emergência, com menos de

1% os alertas clinicamente fidedignos que exigiriam a intervenção do profissional intensivista.[3,4]

O American College of Clinical Engineering[5] realizou uma pesquisa com 1.327 profissionais de saúde: 81% dos entrevistados descreveram os alarmes como "incômodo", 77% afirmaram que esses equipamentos atrapalham o atendimento aos pacientes e 78% disseram que os alarmes reduzem a confiança quanto a sua veracidade, de modo a fazer com que os desativassem em seu cotidiano.

Ainda merece destaque o fato de que outros estudos apontam que o número elevado de alarmes falsos pode indicar um risco em potencial para a segurança e integridade do paciente, pois reduzem a atenção e a confiança do profissional quanto à urgência em avaliar e cessar o alerta.[6,7]

Embora os alarmes sejam muito importantes na assistência e salvem vidas, eles também podem comprometer a segurança do paciente quando na maioria das vezes são falsos, pois a probabilidade de resposta é menor quando a taxa de falsos alarmes é elevada.[6]

Por tudo isso, este capítulo tem como objetivo discutir a fadiga de alarmes, suas implicações na assistência e as ações de enfermagem para a gestão clínica e o manejo desses equipamentos.

Alarmes *versus* margem de erros

Que os alarmes são importantes dispositivos para a segurança do paciente crítico não resta dúvida, porém, chama a atenção uma pesquisa realizada por Cho et al.,[8] na qual foram identificados nove tipos de dispositivos geradores de alarmes clínicos em uma UTI. Os alarmes foram identificados nos seguintes aparelhos: monitor de pressão arterial, monitor cardíaco, oxímetro de pulso, bomba de infusão, ventilador mecânico, máquina de terapia renal contínua (MTRRC), desfibrilador, sistema de refrigeração e compressor pneumático.

Os autores apontaram que os nove aparelhos podem ocasionar até 45 tipos de alarmes, e quatro desses dispositivos continuamente geram alertas (monitores multiparâmetros, ventilador mecânico, máquina de terapia de reposição renal contínua e bomba de infusão). Obtiveram um resultado total de 2.184 alarmes que dispararam durante as 48 horas do estudo, com uma média de 45,5 alarmes que tocaram por paciente a cada hora. Desses alarmes, 37,3 foram gerados a partir dos monitores multiparâmetros, o que contabilizou 790 alarmes válidos e 1.394 falsos, 369 alarmes não técnicos e 1.025 técnicos, apresentados no Quadro 3.1.

Uma outra pesquisa[9] evidenciou que mais de 66% dos alarmes foram registrados sem resposta ou com tempo de resposta superior a dez minutos, e menos de 26% foram atendidos em menos de cinco minutos.

Quadro 3.1 – Frequência de alarmes, taxa de alarmes falsos positivos e *status* de definição de alarme dos monitores dos pacientes.

Variáveis	Monitores multiparâmetros	Bomba de infusão	Ventilador mecânico	MTRRC	Total
Alarmes válidos	671 (37,5%)	16 (7,6%)	101 (55,8%)	2 (50%)	790 (36,2%)
Alarmes falsos					
Alarmes não técnicos	310 (17,4%)	20 (9,5%)	37 (20,4%)	2 (50%)	369 (16,9%)
Alarmes técnicos	807 (45,1%)	175 (82,9%)	43 (23,8%)	0 (0%)	1,025 (46,9%)
Total	1,788 (81,9%)	211 (9,6%)	181 (8,3%)	4 (0,2%)	2,184 (100%)

Fonte: Adaptado de Cho et al., 2016.

O tempo de atendimento e identificação de um alarme é um fator decisivo para qualquer paciente. Por isso, pesquisadores gravaram 33 alarmes e o momento em que os sons ocorreram, porém, a equipe de enfermagem interpretou corretamente apenas 50% dos casos críticos e 40% dos não críticos, o que concluiu que os alarmes auditivos são mal projetados.[10]

Ainda quanto ao tempo, um estudo realizado em unidades de terapia intensivas de dois hospitais universitários e três hospitais gerais apontou 3.188 alarmes com uma média de um alarme que tocavam a cada 37 minutos, com 23,7% desses alarmes que dispararam devido à manipulação dos profissionais, 17,5% ocorreram por problemas técnicos e 58,8% estiveram relacionados aos pacientes e foram originados de ventiladores mecânicos e monitores multiparâmetros. Chama a atenção o fato de que apenas 5,9% dos alarmes foram fidedignos, o que sinalizou uma alteração no quadro clínico, de modo a evidenciar que o monitoramento dentro das UTIs gera um grande número de alarmes falsos-positivos.[11]

Em um trabalho realizado por Siebig et al.,[12] foram coletados dados fisiológicos de alarmes de monitores multiparâmetros, e as configurações de alerta foram extraídos da rede de vigilância da UTI estudada. Durante 982 horas de observação, foram identificados 5.934 alarmes disparados, o que correspondeu a 6 alarmes por hora, com 40% de todos os alarmes que não representavam corretamente o quadro clínico do paciente e foram considerados tecnicamente falsos. Neste cenário, 68% foram causados pela manipulação aos pacientes e apenas 15% de todos os alarmes foram considerados clinicamente relevantes, conforme mostra a Figura 3.1.

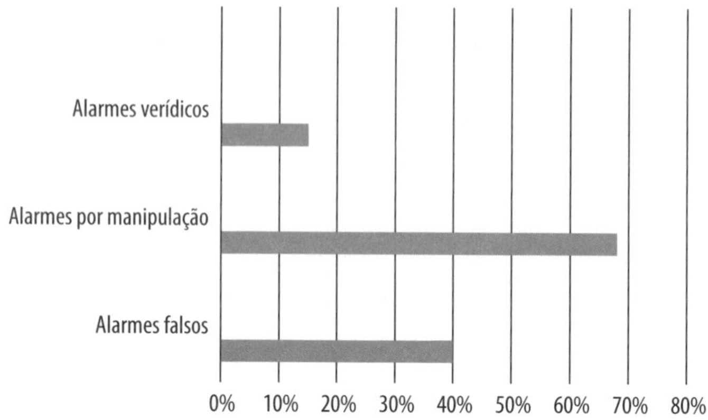

Figura 3.1 – Distribuição dos disparos de alarmes em pacientes monitorizados em uma unidade de terapia intensiva.
Fonte: Adaptada de Siebig, 2010.

O Emergency Care Research Institute (ECRI) é um órgão norte-americano especializado em segurança do paciente, que destacou os 10 perigos da saúde relacionados à tecnologia. Chama a atenção, o fato de os alarmes ocuparem o topo da lista desde 2012. Conforme revelado, as notificações de incidentes relacionados à alarmes incluem parada cardiorrespiratória, arritmias cardíacas e morte, o que revela o grande risco para a ocorrência de eventos adversos.[13-16]

Já a Joint Commission[17] publicou um banco de dados que apontava a distribuição de 98 eventos adversos relacionados a alarmes em UTI, que variam desde a estadia prolongada até a morte do paciente (Figura 3.2).

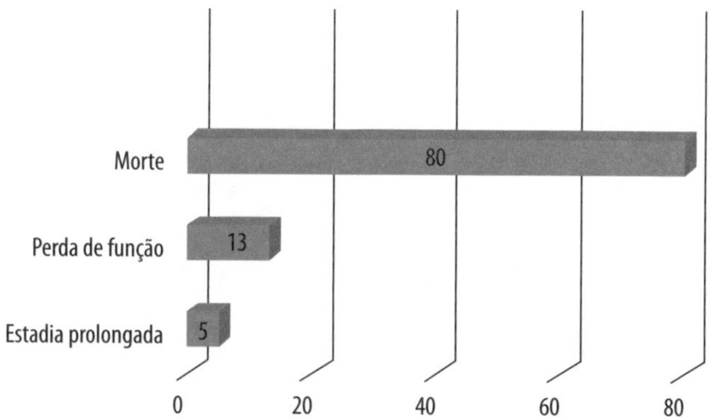

Figura 3.2 – Distribuição dos eventos adversos relacionados a alarme em unidade de terapia intensiva.
Fonte: Adaptada de The Joint Commission, 2013.

Alarmes do ventilador mecânico

ATENÇÃO: Os alarmes gerados pelo ventilador mecânico nas UTIs representam 30% a 33% dos eventos. Este dado desvela a importância da assistência de enfermagem aos disparos, que indicam inconformidades em relação ao suporte ventilatório, e quando ignorados e não corrigidos, são capazes de promover o agravamento clínico do paciente.[18]

Souza et al.[18] avaliaram as principais condutas dos enfermeiros frente os alarmes durante a assistência ao paciente crítico. Em 60 horas de observação, foram registrados um total de 128 alarmes disparados, com 25 gerados pelos ventiladores mecânicos, com um tempo estímulo-resposta máximo para o atendimento dos alarmes de três minutos (Figura 3.3).

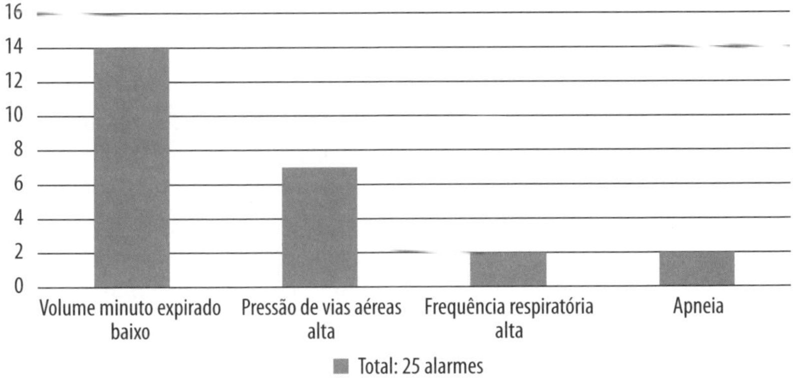

Figura 3.3 – Distribuição dos alarmes gerados pelos ventiladores mecânicos.
Fonte: Adaptada de Souza et al., 2018.

Em um outro estudo, pesquisadores[19] observaram durante 30 horas os alarmes gerados pelo ventilador mecânico em uma UTI, e contabilizaram 129 alarmes disparados e distribuídos em 6 categorias: frequência respiratória alta, volume corrente baixo, pressão de via aérea alta, pressão de via aérea baixa, desconexão de circuito e alarme de FiO_2. Com relação à consistência dos alarmes, somente 28% foram considerados fidedignos, enquanto 72% foram classificados como inconsistentes. Quanto à resposta aos alarmes por parte dos profissionais, dos 129 alarmes apenas cinco foram atendidos imediatamente.

Frente a avaliação dos alarmes do ventilador mecânico, os enfermeiros apontaram que 82,76% das vezes avaliam frequentemente os alarmes, 15,52% atuam parcialmente e 1,72% informaram que nunca observavam os alarmes. Em caso de ativação de alarmes, foi observado que 70,69% dos profissionais costumavam avaliar e investigar a causa, 20,69% procuravam ajuda de outro profissional e 8,62% não responderam à pesquisa.[20]

Merece destaque o fato de que as DBVM[21] apresentam como um dos cuidados de enfermagem aos pacientes em suporte ventilatório invasivo e não invasivo a checagem dos alarmes e dos parâmetros clínicos.

Já a resolução do Conselho Federal de Enfermagem (Cofen) n. 639/2020[22] destaca, em seus artigos 1 e 2, as competências do enfermeiro no cuidado aos pacientes em ventilação mecânica, a saber: montagem, testagem e instalação de aparelhos de ventilação mecânica invasiva ou não invasiva em pacientes adultos, pediátricos e neonatos; o ajuste inicial e o manejo dos parâmetros da ventilação mecânica na estratégia invasiva ou não invasiva e, consequentemente, a checagem de alarmes.

Fadiga de alarmes e suas implicações

A fadiga de alarmes é definida pelo retardo ou a ausência de resposta por parte dos profissionais da saúde aos alertas emitidos. Este fenômeno, muito comum em UTI, ocorre devido à alta incidência de alarmes falsos e inconsistentes, o que causa a dessensibilização na percepção dos alarmes e, consequentemente, leva os profissionais a fadigarem, ignorarem e não valorizarem os alarmes por não considerarem o seu significado real.[23]

Os alarmes vistos como falsos-positivos são considerados incômodos ou irritantes, porém, podem interferir no atendimento ao paciente, de modo a reduzir a probabilidade de os profissionais responderem ao alarme e, possivelmente, resultar em um evento adverso.[6]

Todos os dispositivos tecnológicos na UTI e a fadiga de alarme estão ligados diretamente à segurança do paciente, e é necessário o gerenciamento de forma eficaz, para que ocorra a redução de alarmes e a prevenção de eventos adversos perigosos.[8]

De acordo com Bridi, Louro e Silva,[7] é preocupante que os alarmes, inicialmente destinados à proteção dos pacientes, possam gerar ruídos dentro da unidade e, consequentemente, a fadiga, a distração e o incômodo durante o fluxo de trabalho, o que promove uma falsa sensação de segurança.

No ano de 2013, foi publicada pela Agência Nacional de Vigilância Sanitária (Anvisa) a Resolução da Diretoria Colegiada n. 36, que institui as ações para a segurança do paciente, com destaque no seu artigo 6, inciso I, que o núcleo de segurança do paciente (NSP) deve adotar como princípio a melhoria contínua dos processos de cuidado frente ao uso de tecnologias da saúde.[24]

Diante desta resolução e de todos os estudos apresentados até o momento, devemos nos preocupar com o alto número de alarmes sem relevância clínica ou considerados falsos, que causam um alerta reduzido na equipe multiprofissional, o que pode resultar na falha ao alarme relevante e comprometer a assistência e a segurança do paciente. Por isso, quanto maior for o tempo para a intervenção, maior será o risco e possível dano ao paciente, com redução da segurança no período de hospitalização.[25-27]

Gestão clínica de enfermagem na monitorização e fadiga de alarmes

O Conselho Federal de Enfermagem, em seu decreto n. 94.406/87, artigo 8, inciso II, alínea *f*, estabelece que ao enfermeiro incumbe, como integrante da equipe de saúde, a participação na elaboração de medidas de prevenção e controle sistemático de danos que possam ser causados aos pacientes durante a assistência de enfermagem.[28]

Assim, merece destaque a importância da gestão de enfermagem na monitorização e fadiga de alarmes, como principal objetivo o cuidado holístico capaz de promover a redução de riscos, e proporcionar conforto, bem-estar e uma assistência segura ao paciente crítico.

Neste sentido, Graham e Cvach,[6] realizaram um estudo em uma Unidade de Cuidados Progressivos Médicos (UCPM) com 30 enfermeiros, cujo projeto de melhoria na assistência foi elaborado a partir das preocupações da enfermagem em relação ao número excessivo de alarmes e seus efeitos para a segurança do paciente. O projeto iniciou-se com a criação de um protocolo de monitoramento cardíaco, no qual os enfermeiros individualizaram o alarme para as necessidades de cada paciente ainda no início de seu turno. A frequência dos alarmes pós-intervenção foi comparada à frequência basal, e obteve como resultado a redução de alarmes de 16.953 para 9.647, o que evidenciou uma redução em 43% dos alarmes críticos na monitorização dentro de 17 meses. Por meio dessa ação, a percepção do enfermeiro sobre os níveis de ruído foi reduzida de 4,0 para 3,5, e o ruído do alarme do monitor de 3,1 para 2,9, o que mostrou o quanto ações como esta são essenciais para a segurança do paciente e melhoria laboral da equipe.

Pesquisadores também sugerem ações prioritárias de enfermagem para minimizar eventos adversos relacionados a alarmes;[13,17,29,30-32] neste sentido, apresentaremos a distribuição das ações de enfermagem como segurança para minimizarem os eventos adversos relacionados aos alarmes (Fluxograma 3.1).

Por fim, as ações para a redução da fadiga de alarmes devem fazer parte do cotidiano da UTI, e necessitam ser aprimoradas quanto à programação e à configuração de variáveis fisiológicas e sua utilização frente as diferentes tecnologias.

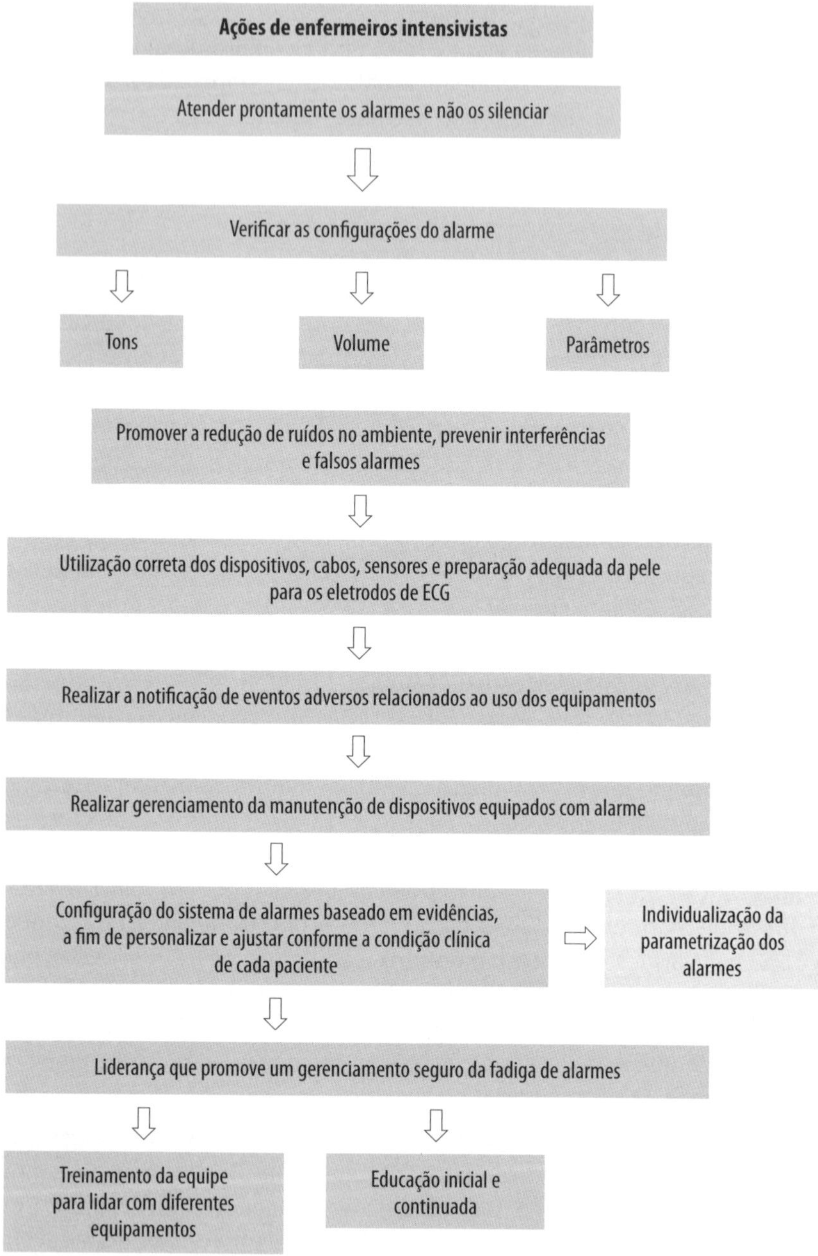

Fluxograma 3.1 – Distribuição das ações de enfermagem como segurança para minimizarem os eventos adversos.
Fonte: Adaptado de Viana e Torre, 2017; ECRI, 2011; The Joint Commission, 2013; Healthcare Technology Foundation, 2011; AAMI, 2011; Sendelbach, 2013.

Considerações finais

A fadiga de alarmes já é comum dentro das unidades de terapia intensiva. É evidente e urgente uma maior participação de profissionais de saúde (principalmente do enfermeiro) no planejamento de ações que possam mitigar tal condição, pois é imperativo ações que promovam apenas alarmes válidos e garanta a redução de eventos adversos e uma assistência segura.

Consequentemente, o uso adequado dos dispositivos acarreta a necessidade de atender os alarmes, de modo a confiar na sua relevância clínica e na urgência dos disparos, pois são importantes, desde que adequadamente ajustados, atendidos e valorizados pela equipe de saúde.[7,33]

Referências

1. Schettino G; Rezende E; Mendes CL; Réa-Neto Á; David CM; Lobo SMA et al. Consenso brasileiro de monitorização e suporte hemodinâmico – parte III: métodos alternativos de monitorização do débito cardíaco e da volemia. Rev. bras. ter. intensiva [Internet]. 2006 Mar [cited 2020 Jun 16]; 18(1): 78-85. Disponível em: http://www.scielo.br/scielo.php?script=sci_arttext&pid=S0103-507X2006000100013&lng=en. https://doi.org/10.1590/S0103-507X2006000100013.
2. Franco AS; Luna AA; Camerini FG; Henrique DM; Almeida LF; Silva RCL. Safety in the use of infusor pumps: Analysis of alarms. Rev enferm UFPE on line, Recife, 2018. 12(5):1331-7. https://doi.org/10.5205/1981-8963-v12i5a231286p1331-1337-2018.
3. Cheung WK; Cha LS; Mak IL. Prevalence of Alarms in Intensive Care Units, and its Relationship with Nursing Staff Levels. J Perioper Crit Intensive Care Nurs 2: 118. Doi: 10.4172/2471-9870.100011, 2016.
4. Cvach M. Monitor Alarm Fatigue: An Integrative Review. Biomedical Instrumentation & Technology, 2012. 46(4), 268-277. Doi: 10.2345/0899-8205-46.4.268.
5. Clark T; David Y; Baretich M; Bauld T; Dickey D; Gieras IA. Impact of clinical alarms on patient safety. American College of Clinical Engineering (ACCE). Healthcare Technology Foundation, 2006. [Acesso em 02 Jul 2020]. Disponível em: http://thehtf.org/white%20paper.pdf;
6. Graham KC; Cvach M. Monitor Alarm Fatigue: Standardizing Use of Physiological Monitors and Decreasing Nuisance Alarms. American Journal of Critical Care, (2010). 19(1), 28-34. Doi: 10.4037/ajcc2010651.
7. Bridi AC; Louro TQ; Silva RCL. Clinical Alarms in intensive care: implications of alarm fatigue for the safety of patients. Rev. Latino-Am. Enfermagem. Nov/Dec. 2014. 22(6):1034-40. Doi: 10.1590/0104-1169.3488.2513.
8. Cho OM; Kim H; Lee YW; Cho I. Clinical Alarms in Intensive Care Units: Perceived Obstacles of Alarm Management and Alarm Fatigue in Nurses. Healthc Inform Res. 2016 Jan, 22(1):46-53. http://dx.doi.org/10.4258/hir.2016.22.1.46.
9. Oliveira AEC; Machado AB; Santos ED; Almeida EB. Alarm fatigue and the implications for patient safety. Rev Bras Enferm [Internet]. 2018;71(6):3035-40. http://dx.doi.org/10.1590/0034-7167-2017-0481;
10. Phillips J; Barnsteiner JH. Clinical Alarms. Critical Care Nursing Quarterly, 2005. 28(4), 317-323. Doi: 10.1097/00002727-200510000-00003.

11. Chambrin MC; Ravaux P; Calvelo-Aros D; Jaborska A; Chopin C; Boniface B. Multicentric study of monitoring alarms in the adult intensive care unit (ICU): a descriptive analysis. Intensive Care Medicine, 1999. 25(12), 1360-1366. Doi: 10.1007/s001340051082.
12. Siebig S; Kuhls S; Imhoff M; Gather U; Schölmerich J; Wrede CE. Intensive care unit alarms – How many do we need? Critical Care Medicine, 2010. 38(2), 451-456. Doi: 10.1097/ccm.0b013e3181cb0888.
13. Ecri Institute. Top 10 technology health hazards for 2012. 2011. [Acesso em 15 Jun 2020]. Disponível em: www.ecri.org/Documents/Reprints/ECRI_Institute_Top_10_Health_Technology_Hazards_for_2012(TechNation).pdf.
14. Ecri Institute. Top 10 technology health hazards for 2013. 2012. [Acesso em 15 Jun 2020]. Disponível em: http://1technation.com/ecri-institute-releases-top-10-health-technology-hazards-2013/.
15. Ecri Institute. Top 10 technology health hazards for 2014. 2013. [Acesso em 15 Jun 2020]. Disponível em: www.ecri.org/Resources/Whitepapers_and_reports/2014_Top_10_Hazards_Executive_Brief.pdf.
16. Ecri Institute. Top 10 technology health hazards for 2015. 2014. [Acesso em 15 Jun 2020]. Disponível em: https://www.ecri.org/Resources/Whitepapers_and_reports/Top_Ten_Technology_Hazards_2015.pdf.
17. Joint Commission [Internet]. Medical device alarm safety in hospitals. Sentinel Event Alert, Issue 50 Page 1. April 8, 2013. [Acesso em 14 Jun 2020]. Disponível em: https://www.jointcommission.org/-/media/deprecated-unorganized/imported-assets/jcr/assets/sea_50_alarms_4_5_13_final1pdf.pdf?db=web&hash=5E82688C2EB0B3039476443B834CCF10.
18. Souza KA; Paula VG; Bridi AC; Camerini FG; Franco AS; Pereira BSL. Conduct of nursing professionals to the alarms of mechanical ventilators in an intensive care unit. Revista de Enfermagem do Centro-Oeste Mineiro 2018; 8:e2678. Doi: 10.19175/recom.v8i0.2678.
19. Passamani RF; Santos F; Schutz V; Silva CRL; Louro TQ; Silva RCL. Usabilidade de alarmes clínicos de ventiladores mecânicos em cuidados intensivos. Cienc Cuid Saude 2016 Apr/Jun; 15(2): 220-226. Doi: 10.4025/cienccuidsaude.v15i2.29234.
20. Melo EM; Teixeira CS; Oliveira RT; Almeida DT; Veras JEGLF; Studart RMB. Nursing care of hospitalised patients receiving mechanical ventilation in intensive care units. Revista de Enfermagem Referência, Série IV, n. 1, Fev/Mar, 2014. http://dx.doi.org/10.12707/RIII1316.
21. Barbas CSV; Ísola AM; Farias AMC. Diretrizes brasileiras de ventilação mecânica. São Paulo: AMIB; 2013 [Internet]. [Acesso 28 Jul 2022]. Disponível em: https://www.amib.org.br/fileadmin/user_upload/amib/2018/junho/15/Diretrizes_Brasileiras_de_Ventilacao_Mecanica_2013_AMIB_SBPT_Arquivo_Eletronico_Oficial.pdf.
22. Brasil. Resolução Cofen n. 639/2020. Dispõe sobre as competências do Enfermeiro no cuidado aos pacientes em ventilação mecânica no ambiente extra e intra-hospitalar [internet]. 2020. [Acesso em 28 Jul 2020]. Disponível em: http://www.cofen.gov.br/resolucao-cofen-no-639-2020_79633.html.
23. Aaron E; Carroll MD. Averting Alert Fatigue to Prevent Adverse Drug Reactions. American Medical Association, JAMA. August, 2019. v. 322, n. 7, p. 601. Doi:10.1001/jama.2019.11710.
24. Brasil. (Anvisa). RDCn. 36 de 25 de julho de 2013. Institui ações para a segurança do paciente em serviços de saúde e dá outras providências [Internet]. 2013. [Acesso em 16 Jun 2020] Disponível em: https://bvsms.saude.gov.br/bvs/saudelegis/anvisa/2013/rdc0036_25_07_2013.html.

25. Franco AS; Bridi AC; Karam MA; Moreira APA; Andrade KBS; Silva RCL. Stimulus-response time to alarms of the intra-aortic balloon pump: safe care practices. Rev Bras Enferm [Internet]. 2017;70(6):1206-11. http://dx.doi.org/10.1590/0034-7167-2016-0432.

26. Pergher AK; Silva RCL. Alarm of monitoring invasive of blood pressure: are we giving the attention required?. Journal of Research Fundamental care online. out/dez, 2015. 10.9789/2175-5361.2015.v7i4.

27. Ribeiro GSR; Silva RC; Ferreira MA. Technologies in intensive care: causes of adverse events and implications to nursing. Rev Bras Enferm [Internet]. 2016;69(5):915-23. http://dx.doi.org/10.1590/0034-7167.2016690505.

28. Brasil. Decreto n. 94.406/87. Regulamenta a Lei n. 7.498, de 25 de junho de 1986, que dispõe sobre o exercício da Enfermagem, e dá outras providências [Internet].1986. [Acesso em 21 Jun 2020]. Disponível em: http://www.cofen.gov.br/decreto-n-9440687_4173.html.

29. Viana RAPP; Torre M (org.). Enfermagem em terapia intensiva: práticas integrativas. Barueri: Manole, 2017.

30. Healthcare Technology Foundation. National Clinical Alarms Survey: perceptions, issues, improvements, and priorities of healthcare professionals, 2011. [Acesso em 09 out 2020]. Disponível em: http://www.thehtf.org/documents/2011_HTFAlarmsSurveyOverallResults.pdf.

31. Association for the Advancement of Medical Instrumentation (AAMI). Clinical alarms. 2011, summit. [Acesso em 09 out 2020]. Disponível em: https://s3.amazonaws.com/rdcms-aami/files/production/public/FileDownloads/Summits/2011_Alarms_Summit_publication.pdf.

32. Sendelbach S, Funk M. Alarm Fatigue: A Patient Safety Concern. AACN Advanced Critical Care. v. 24, n. 4, p. 378-386, 2013. [Acesso em 08 out 2020]. Disponível em: https://www.nursingcenter.com/pdfjournal?AID=1617134&an=01256961-201310000-00009&Journal_ID=230572&Issue_ID=1616941.

33. Carvalho WB; Pedreira MLG; Aguiar MA. Noise level in a pediatric intensive care unit. Jornal de Pediatria. v. 81, n. 6, 2005. [Acesso em 19 Jun 2020]. Disponível em: http://www.jped.com.br/ArtigoDetalhe.aspx?varArtigo=1424&idioma=pt-BR.

4

Gestão Clínica de Enfermagem na Oxigenoterapia Suplementar

Rafael Zondonadi de Souza
Fernando Augusto Pinheiro
Renata Andréa Pietro Pereira Viana

Destaques

- A oxigenioterapia suplementar é um dos tratamentos mais empregados na terapia intensiva.
- Compete ao enfermeiro conhecer os parâmetros iniciais da ventilação mecânica e individualizar o cuidado, conforme a necessidade de cada doente.
- O olhar criterioso, a abordagem segura e o manejo dos parâmetros ventilatórios são fundamentais para o planejamento da assistência de enfermagem.
- A ventilação mecânica não é um método curativo e, quando mal empregada, pode acarretar complicações graves ao paciente.

Introdução

A unidade de terapia intensiva (UTI) é destinada à internação do paciente crítico que requer cuidados, atenção especializada e ininterrupta. Uma área em que os materiais específicos, somados à tecnologia de ponta, são essenciais para o diagnóstico, a monitorização, o acompanhamento e o tratamento adequado de cada indivíduo.[1-3]

Além destas características, é necessário que a UTI mantenha uma equipe multiprofissional competente e qualificada, que saiba intervir em qualquer situação, de modo a garantir uma assistência segura.[2]

Neste cenário, entre as várias terapias utilizadas, a oxigenoterapia suplementar (oferta de oxigênio – O_2) ocupa a primeira posição no *ranking* mundial.[1] Caracterizada pela administração extra de O_2 em concentrações maiores que a existente no ar ambiente, este procedimento pode ser realizado por meio da ventilação não invasiva (VNI) ou da ventilação mecânica invasiva (VMI), ambas com o objetivo de corrigir ou minimizar as deficiências de oxigênio, a fim de melhorar troca gasosa e reduzir o esforço respiratório e o estresse do miocárdio.[4,5]

Na VNI, a oxigenoterapia suplementar pode ser ofertada pelo cateter nasal tipo óculos, pela cânula nasal, máscara facial simples, máscara de venturi, máscara com reservatório reinalante ou por uma máscara não reinalante. Qualquer um desses dispositivos oferta de 24% até 95% da fração inspirada de oxigênio (FiO_2).[4]

Já a VMI consiste em um método que assiste ou substitui a respiração espontânea por meio de um ventilador mecânico acoplado ao paciente por uma via artificial com uma prótese ventilatória, conhecida como tubo endotraqueal/orotraqueal (TET/TOT), ou pela traqueostomia (TQT), a fim de ofertar níveis de até 100% de FiO_2.[3,5]

Considerado um método de suporte e não uma medida curativa, a VMI apresenta indicações específicas, possíveis repercussões hemodinâmicas funcionais e complicações potenciais.[6] É um suporte necessário ao paciente com alterações na função respiratória, com incapacidade de realizar as trocas gasosas e que necessite de oxigênio para garantir a perfusão tecidual. Logo, a VMI tem como objetivo a correção da hipóxia, da hipercapnia, do estresse fisiológico e/ou da insuficiência respiratória.[4,5]

É imperativo que o enfermeiro conheça os dispositivos, as razões de sua eleição, as vantagens e desvantagens de cada método ventilatório adotado e os cuidados relacionados aos ajustes e ao manejo dos parâmetros iniciais do ventilador mecânico.

Indicações do suporte ventilatório em unidade de terapia intensiva

A ventilação mecânica (VM) ou, como seria mais adequado chamarmos, o suporte ventilatório, consiste em um método de apoio para o tratamento de pacientes com insuficiência respiratória aguda ou crônica agudizada.

Entre as principais causas de internação na UTI está a insuficiência respiratória aguda que, em muitas das vezes, propicia a necessidade de intubação endotraqueal e ventilação mecânica invasiva.[6-11]

Definida como a incapacidade do sistema respiratório em promover adequada oxigenação e eliminação do gás carbônico, a insuficiência respiratória aguda tem como causa diferentes mecanismos fisiopatológicos, como a hipoventilação, os distúrbios de difusão, as alterações na relação ventilação/perfusão e a inalação com baixa concentração de oxigênio,[8,10,12] que decorre de modo agudo, como nos traumas, ou progressiva, como na esclerose lateral amiotrófica.[13]

Na insuficiência crônica agudizada, a incapacidade do sistema respiratório acontece devido ao acometimento da musculatura respiratória, que produz alterações dos gases sanguíneos, tanto hipoxemia quanto hipercapnia, ambas por hipoventilação.[11] Apenas quando os pulmões forem lesados por infecções causadas por ineficácia da tosse e por episódios de aspiração, em virtude da deglutição, a hipoxemia pode ser explicada como resultado de desproporções de ventilação e perfusão.[9,14,15]

Neste cenário, as principais indicações para o início do suporte ventilatório são:[16]

- Reanimação devido à parada cardiorrespiratória (PCR).
- Hipoventilação e apneia: a elevação na $PaCO_2$ (pressão parcial do gás carbônico), com acidose respiratória, indica que ocorre hipoventilação alveolar, seja de forma aguda, como em pacientes com lesões no centro respiratório, intoxicação ou abuso de drogas e na embolia pulmonar, ou crônica nos portadores de doenças com limitação crônica ao fluxo aéreo em fase de agudização e na obesidade mórbida.
- Insuficiência respiratória devido à doença pulmonar intrínseca e hipoxemia. A diminuição da PaO_2 (pressão parcial de oxigênio) é resultado das alterações da ventilação/perfusão (até sua expressão mais grave, o *shunt* intrapulmonar). A concentração de hemoglobina (Hb), o débito cardíaco (DC), o conteúdo arterial de oxigênio (CaO_2) e as variações do pH sanguíneo são alguns fatores que devem ser considerados quando se avalia o estado de oxigenação arterial e sua influência na oxigenação tecidual.
- Falência mecânica do aparelho respiratório devido a:
  - fraqueza muscular, doenças neuromusculares, paralisia; e
  - comando respiratório instável (trauma craniano, acidente vascular cerebral, intoxicação exógena e abuso de drogas).
- Prevenção de complicações respiratórias:
  - restabelecimento no pós-operatório de cirurgia de abdome superior, torácica de grande porte, deformidade torácica, obesidade mórbida e parede torácica instável.
- Redução do trabalho muscular respiratório e fadiga muscular.

É notório que a indicação de ventilação mecânica está relacionada às situações nas quais paciente é incapaz de manter valores adequados de gases sanguíneos, principalmente oxigênio (O_2) e dióxido de carbono (CO_2).

Consequentemente, o princípio do ventilador mecânico é gerar um fluxo de gás que produza determinada alteração de volume com variação de pressão associada, sendo que as variações possíveis são enormes e as formas de visualizar e controlar o fluxo, o volume e a pressão estão em constante aprimoramento.

Sendo assim, cada vez mais a equipe multiprofissional está exposta a diferentes formas de apresentação e análise de parâmetros respiratórios, fornecidas pelos diferentes ventiladores disponíveis no mercado. Consequentemente, o enfermeiro necessita estar dotado de conhecimentos perante a mecânica respiratória e os componentes da ventilação mecânica, para uma assistência individualizada, segura e humanizada.

Contribuições iniciais do enfermeiro ante a intubação do paciente crítico

Ao contrário do que acontece durante a ventilação espontânea, a ventilação mecânica é realizada por meio de pressão positiva, de modo que o ar é impelido para dentro dos pulmões, ao passo que, na respiração fisiológica, a contração do diafragma e dos músculos intercostais exerce uma pressão negativa na caixa torácica, o que possibilita a entrada do ar por meio de um fluxo de pressão.

Para que ocorra a troca gasosa na modalidade da ventilação mecânica invasiva, é necessária a intubação traqueal, procedimento médico no qual o paciente apresenta risco de comprometimento respiratório e/ou circulatório.[17-21]

Segundo a Lei n. 12.842/2013, do Conselho Federal de Medicina (CFM), que dispõe sobre o exercício da medicina, a intubação traqueal é um procedimento de indicação e realização médica, assim como a coordenação da estratégia ventilatória inicial para a ventilação mecânica invasiva, bem como as mudanças necessárias diante de intercorrências clínicas, e do programa de interrupção da ventilação mecânica invasiva, inclusive a desintubação traqueal.[22]

Já a Resolução do Conselho Federal de Enfermagem (Cofen) n. 639/2020, no artigo 2º afirma que, no contexto do processo de enfermagem, é competência do enfermeiro a monitorização, a checagem de alarmes, o ajuste inicial e o manejo dos parâmetros da ventilação mecânica, tanto na estratégia invasiva quanto não invasiva.[23]

Por isso, antes de proceder com a intubação, o paciente deve ser avaliado quanto aos fatores que possam indicar uma via aérea difícil, como as doenças glóticas e supraglóticas, que evitam o posicionamento correto do tubo endotraqueal pela glote ou podem ser exacerbadas pela inserção da prótese ventilatória.[21]

Também é recomendada a pré-oxigenação do doente, que pode ser realizada por diferentes técnicas, como a ventilação não invasiva ou por cânula nasal de alto fluxo.[19] Ainda, para evitar a aspiração gástrica, alguns autores recomendam a prescrição médica e o uso de sedativo e de um agente bloqueador neuromuscular.[20,21]

Nesse sentido, as contribuições iniciais do enfermeiro na intubação serão:

1. Observar, avaliar e comunicar achados que potencialmente dificultem a intubação. Exemplos: trauma de vias aéreas ou face, instabilidade da coluna cervical, pequena abertura da boca, boca pequena, pescoço curto e musculoso, sequelas de queimaduras, anormalidades congênitas, tumores, abscessos, trismo, história de intubação difícil, entre outros achados que possam comprometer o procedimento.

2. Realizar a pré-oxigenação do paciente (no mínimo quatro minutos) com oxigênio a 100%, na tentativa de ampliar a reserva de O_2 e aumentar o tempo sem dessaturação durante a apneia, a fim de permitir ao profissional médico mais tempo para o procedimento.
3. Conectar uma cânula de aspiração à rede de vácuo.
4. Checar as conexões do monitor multiparâmetro de sinais vitais: pressão arterial, frequência cardíaca, temperatura e oximetria de pulso.
5. Garantir acesso venoso pérvio e providenciar um segundo acesso, se necessário.
6. Preparar as medicações para a intubação, conforme prescrição e/ou protocolo institucional.
7. Separar os materiais e verificar a integridade e funcionamento: laringoscópio com lâmina curva, tubo endotraqueal (tamanho 7,5 a 8,0 para mulher e 8,0 a 8,5 para homem), fio guia, material para a fixação da prótese ventilatória (cadarço) e cânula de Guedel.
8. Preparar os coxins ou lençóis para o posicionamento correto do paciente.
9. Testar e checar o *cuff* da cânula traqueal (avaliar se não está furado) e separar uma seringa para insuflação do mesmo após o término do procedimento.
10. Preparar, testar e manter conectado à rede de oxigênio o dispositivo bolsa-válvula-máscara (ambú).

Também é essencial que o enfermeiro mantenha próximo ao leito o equipamento de resgate de vias aéreas, caso a intubação não seja bem-sucedida. O material pode ser definido pela equipe de saúde ou por meio de protocolo institucional, devendo basicamente conter: fio guia, guia *bougie*, máscara laríngea e uma caixa para cricotireoidostomia de emergência.

Após o enfermeiro conhecer os cuidados necessários para a intubação do paciente crítico, iremos explorar os conceitos fundamentais para a adequada ventilação mecânica, e o profissional, inicialmente, deve saber:

- **Complacência pulmonar:** é a capacidade de expansão e a elasticidade dos pulmões.
- **Resistência pulmonar:** é a força que se opõe à passagem de ar pelas vias aéreas.
- **Pressão de pico (Ppico):** é o maior valor de pressão, obtido ao final da inspiração.
- **Pressão de platô (Pplatô):** é a pressão exercida sobre os alvéolos ao final da inspiração, obtida por meio de uma pausa inspiratória.

- **Pressão expiratória final positiva (PEEP):** é a pressão responsável por manter uma pressão mínima ao final da expiração, para evitar o colabamento dos alvéolos.
- ***Driving pressure*:** é a diferença entre a Pplatô e a PEEP.

É cristalino o fato de que a oxigenoterapia suplementar ocorre para aumentar a fração inspirada de oxigênio. Por isso, vamos detalhar a seguir os conceitos essenciais para a promoção de uma ventilação mecânica segura.

Conceitos essenciais para a ventilação segura ao paciente em oxigenoterapia suplementar

Ao observar a importância e a utilização da ventilação mecânica, o enfermeiro necessita conhecer e dominar os conceitos básicos e adequá-los ao seu plano de cuidados e as necessidades de cada paciente. São conceitos importantes:

Fração inspirada de oxigênio (FiO_2)

Em seres humanos e em outros animais, a exposição a altas concentrações de oxigênio produz alterações do trato respiratório (epitélio pulmonar, rede arterial pulmonar, septos alveolares e espaço pleural), de modo a ocasionar disfunções, como atelectasias, edema alveolar intersticial, derrame pleural e modificações na função e estrutura celular.[24]

Em condições fisiológicas, respiramos uma concentração de oxigênio em ar ambiente de aproximadamente 0,21%, e a FiO_2 é a concentração ou teor de oxigênio ofertado ao paciente.[25]

Uma FiO_2 de 1,0 (100%) deve ser usada, inicialmente, para recuperar a hipoxemia decorrente da instalação e dos ajustes iniciais do ventilador mecânico, uma vez que é diminuída gradativamente para valores que permitam uma pressão parcial de oxigênio arterial (PaO_2) acima de 60 mmHg e uma saturação de oxigênio (SpO_2) entre 93% e 97%.[26] Estudos comprovam que a oferta de oxigênio em livre demanda causa mortalidade, principalmente quando os valores de SpO_2 são superiores a 97%. A recomendação (grau forte de evidência) é de manter a SpO_2 alvo entre 93% e 97%[27-29] (Figura 4.1).

O II Consenso Brasileiro de Ventilação Mecânica[30] descreveu que o uso de concentrações de frações inspiradas de oxigênio acima de 60% pode produzir efeitos secundários e deletérios. Outra publicação também apontou a ocorrência de iatrogenias, como a alteração na formação de surfactante, os efeitos citotóxicos, as traqueobronquites, a síndrome da angústia respiratória aguda, a displasia broncopulmonar, entre outras complicações.[31]

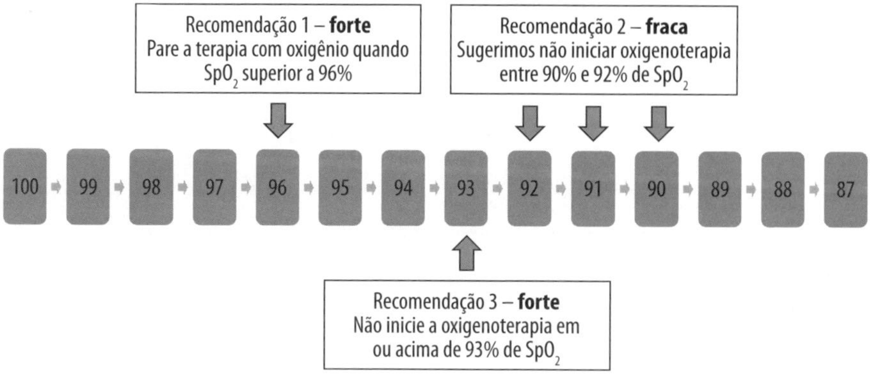

Figura 4.1 – Recomendação para saturação de oxigênio (SpO_2).
Fonte: Adaptada de Siemieniuk, 2018.

Uma indicação rápida de como estão as condições das trocas gasosas pode ser fornecida pela oximetria de pulso, capaz de avaliar se o nível de oxigênio no sangue está adequado às necessidades dos tecidos. Existe uma correlação entre a leitura feita pelo oxímetro de pulso (SpO_2), que é a saturação da hemoglobina pelo oxigênio no sangue arterial periférico, e a saturação medida no sangue arterial (SaO_2).[27] Desta maneira, a oximetria de pulso pode ser considerada uma medida útil para avaliar mudanças agudas do estado clínico do paciente, e auxiliar no ajuste do fluxo de oxigênio de acordo com o valor recomendado.

Não se pode desconsiderar, contudo, as limitações impostas pela oximetria de pulso, como, por exemplo, pacientes retentores crônicos de CO_2. Por isso, o histórico de enfermagem é uma ferramenta extremamente importante para o cuidado seguro.

Frequência respiratória (FR) e volumes

As taxas de FR na ventilação mecânica inicial são geralmente definidas entre 12 e 20 respirações por minuto (rpm), parâmetros fisiologicamente normais. No entanto, a orientação da ventilação protetora sugere taxas de 20 a 35 rpm.[32,33]

Merece destaque o fato de que a frequência respiratória pode ser aumentada ou diminuída conforme a necessidade de cada paciente, o que permite a eliminação ou retenção de dióxido de carbono.[34-38]

Paciente que apresente como patologia uma doença obstrutiva, é recomendada uma FR mais baixa, ou seja, menor do que 12 rpm. Em casos de doenças restritivas (doença respiratória associada ao parênquima respiratório ou não, que faz com que o sistema tenha complacência diminuída), pode ser utilizada uma FR mais elevada, maior que 20 rpm. É de extrema importância que a FR seja reavaliada assim que disponível a primeira gasometria.[39-40]

O volume corrente (do inglês VT: *Tidal volume*) corresponde à quantidade de ar ofertada pelo ventilador a cada ciclo ventilatório; comumente utilizado, seu ajuste inicial varia de 6 a 10 mL/kg de peso predito,[37] calculado por meio de uma fórmula (Quadro 4.1).

Quadro 4.1 – Fórmula para cálculo do peso predito em homens e mulheres.
Para se obter o peso predito é recomendado o uso da seguinte fórmula: ▪ **Homem:** 50 + 0,91 × (altura em cm – 152,4) ▪ **Mulher:** 45,5 + 0,91 × (altura em cm – 152,4)

Fonte: Cristina Ghiggi et al., 2021; DBVM, 2013.

Em casos de síndrome do desconforto respiratório agudo (SDRA), volumes correntes menores que 6 mL/kg e ventilação prona reduzem a mortalidade.[39]

Volume minuto (VM) é o produto do VT pela frequência respiratória (FR) e seus valores normais variam de 5 a 10 L/min. Representa o principal determinante da PCO_2 – o aumento do volume minuto corresponde à diminuição dos níveis de dióxido de carbono.[38]

Relação de tempo Inspiração/Expiração (I:E)

As diretrizes brasileiras de ventilação mecânica recomendam uma frequência respiratória entre 12 e 16 rpm, com fluxo inspiratório inicial o mais fisiológico possível, pois a relação entre a inspiração e a expiração (I:E) deve ser de 1:2 a 1:3.[25]

O tempo inspiratório pode ser calculado pela divisão do volume corrente pelo fluxo inspiratório. Assim, ao diminuir o VT ou aumentar o fluxo inspiratório, ocorre diminuição do tempo inspiratório.

Uma relação I:E de 1:4 ou 1:5 é necessária para pacientes com doenças que cursam com obstrução das vias aéreas. Em oposição, uma relação I:E de 1:1 pode ser necessária em situações de baixa complacência pulmonar, como na síndrome do desconforto respiratório agudo (SDRA).[39]

Pressão positiva ao final da expiração (PEEP) e pressão de platô (Pplatô)

Existe, fisiologicamente, uma pressão positiva ao final da expiração, ocasionada pelo fechamento da epiglote e represamento de ar no sistema respiratório. Com isso, a respiração fisiológica normal impede que os pulmões entrem em colapso completo no final da expiração. Porém, esse mecanismo não ocorre caso a laringe se mantenha permanentemente aberta, devido à presença de um tubo endotraqueal ou de uma traqueostomia, e é necessário que o ventilador mecânico forneça uma pressão positiva ao final da expiração (PEEP).

Essa pressão normalmente é de 3 a 5 cmH_2O, o que impede a ocorrência de atelectasias, pois, como já explicado, a PEEP garante que uma certa quantidade de pressão permaneça nos pulmões durante todo o ciclo ventilatório. No caso de paciente com pulmões mais rígidos, pode ocorrer a necessidade de aumento na PEEP.

Em paciente com uso de ventilação mecânica prolongada, os alvéolos podem continuar a colapsar, uma vez que essa situação é resultado de vários processos fisiológicos e mecânicos, como a falta de surfactante e a retenção de secreção. Neste caso, a PEEP deve ser aumentada intermitentemente para níveis mais elevados, a fim de permitir que os alvéolos reabram. Este procedimento é conhecido como manobra de recrutamento pulmonar.[32,33]

Inicialmente, a PEEP pode ser utilizada de 3 a 5 cmH_2O, salvo em situações de doenças como SDRA, nas quais o valor da PEEP deve ser ajustado de acordo com o quadro clínico do paciente.[25]

O represamento de ar, com aumento das pressões pulmonares, gera uma pressão maior que a PEEP desejada, denominada auto-PEEP. Isso ocorre, principalmente, em paciente com obstrução das vias aéreas, como o doente com doença pulmonar obstrutiva crônica (DPOC), asma e em paciente com broncoespasmo. Também pode ser ocasionada por grandes volumes correntes, altas frequências respiratórias e baixos fluxos inspiratórios, e por inversão da relação inspiração/expiração (I:E) para valores menores que 1:2.[25,26]

Embora a PEEP seja essencialmente benéfica, o aumento da pressão intrapulmonar associada ao auto-PEEP, acarreta elevado risco de complicações hemodinâmicas, assincronias ventilatórias, barotrauma e aumento do espaço morto (regiões ventiladas, porém não perfundidas), o que ocasiona em piora da hipercapnia.[33]

Durante a ventilação mecânica invasiva, o enfermeiro necessita estar atento para o aumento de pressão nas vias aéreas, no sentido de minimizar a possibilidade de lesão induzida pela ventilação mecânica (VILI: *ventilator induced lung injury*).

Outro cuidado importante é com a pressão de platô (pressão de pausa inspiratória em modo volume controlado), que deve ser menor que 30 cmH_2O, e a pressão de distensão alveolar (pressão de platô menos a PEEP em modo volume controlado ou pressão sobre PEEP quando em modo pressão controlada) deve estar menor que 15 cmH_2O, para minimizar a tensão (*strain*) e estiramento (*strech*) alveolares.[35,38]

Sensibilidade (disparo/*triggers*)

De acordo com a sensibilidade ajustada, os ventiladores podem ser programados para iniciar (disparar) uma inspiração. A depender do modo ventilatório, o aparelho pode ser configurado para iniciar um novo ciclo, de acordo com as variações no fluxo ou pressão nas vias aéreas geradas pelo esforço respiratório do paciente.

Os *Triggers* comumente encontrados nos ventiladores mecânicos são os disparos a tempo (modo controlado pelo ventilador) e pelo paciente (disparo à pressão e a fluxo), chamados de modos de disparo pneumáticos. Ao ajustar o ventilador para disparo por pressão, deve ser utilizada uma pressão de –2 cmH_2O e para o disparo por fluxo, uma sensibilidade de 1 a 5 L/min.[39]

Para evitar o autodisparo, o *Triggers* deve ser ajustado para o valor mais sensível, e lembrar que alguns modelos de ventiladores já dispõem de uma tecnologia minimamente invasiva que libera ciclos proporcionais de pressão em resposta à atividade elétrica do diafragma, para adaptar o suporte ventilatório à demanda real do paciente disparado pelo estímulo neural, conhecido como assistência ventilatória ajustada neuralmente (NAVA – *Neurally Adjusted Ventilatory Assist*).[25]

Ciclo ventilatório

O início da ventilação pode ocorrer por disparo, por meio do ajuste da sensibilidade por pressão ou fluxo, ou ainda por tempo, a depender da frequência respiratória.

A inspiração é gerada de acordo com as variáveis predeterminadas, em que o volume, a pressão e o fluxo inspiratório podem ser programados e mantidos de maneira contínua, e são denominados como as variáveis de limite.

Conhecida como ciclagem, a mudança da fase inspiratória para a expiratória ocorre de acordo com a variável de ciclagem, em que, ao final da inspiração (anteriormente ao início da expiração), pode ser instituída uma pausa para maximizar as trocas gasosas. Já a fase expiratória ocorre de forma passiva, a depender da elasticidade pulmonar.[39]

Modos ventilatórios

Os diferentes modos ventilatórios determinam como o paciente e o ventilador irão interagir durante a ventilação mecânica, e podem ser:[33,40]

- **Modo controlado/mandatório:** o ventilador fornece o ciclo de acordo com os parâmetros ajustados e sem a participação do paciente.
- **Modo assistido:** quando o paciente inicia os ciclos respiratórios pelo ajuste da sensibilidade, porém, o ventilador controla e finaliza a inspiração.
- **Modo de suporte:** quando o ventilador gera uma pressão positiva para auxiliar a respiração, e a pressão pode ser contínua (CPAP – *Continuous positive airway pressure*) ou bifásica (BIPAP – *Bi-level positive airway pressure*).
- **Modo assistido-controlado:** combina um mecanismo misto de disparo (programado por sensibilidade à pressão ou fluxo) e depende do paciente para deflagrar a inspiração.
- **Modo por tempo:** a frequência respiratória deve estar configurada, pois serve como um mecanismo de segurança e gera um novo ciclo apenas quando não ocorre disparo pela sensibilidade.
- **Modo mandatório intermitente sincronizado (SIMV):** modalidade composta por ciclos espontâneos gerados pelo paciente e intercalados com os ciclos mandatórios controlados pelo ventilador.

É importante ressaltar que o modo ventilatório deve ser escolhido de acordo com a experiência do médico, enfermeiro e do fisioterapeuta uma vez que não há evidências de que um seja superior ao outro em relação aos desfechos.

No Brasil, as diretrizes de ventilação mecânica[25] recomendam o modo assistido-controlado, que pode ser ciclado a volume (VCV) ou a tempo e limitado a pressão (PCV), a fim de configurar o ventilador mecânico com VC de 6 mL/kg/peso predito inicialmente e reavaliar nas primeiras horas, de acordo com o quadro clínico.[34-36]

O objetivo da ventilação mecânica é simular a mecânica ventilatória fisiológica do paciente, e um dos conceitos básicos é o entendimento do conceito chamado "ventilação mecânica protetora", definido pelo volume corrente de 6 a 8 mL/kg, PEEP menor que 5 cmH_2O (valor ainda é centro de discussões entre especialistas), uma pressão de platô menor que 30 cmH_2O e um *Driving Pressure* menor que 13 a 15 cmH_2O.[41]

Fluxo de ações e intervenções concernentes à ventilação mecânica

Perante os assuntos abordados neste capítulo, apresentaremos, a seguir, o modelo de fluxo para o atendimento aos pacientes com insuficiência respiratória no ambiente da Unidade de Terapia Intensiva (Fluxograma 4.1).

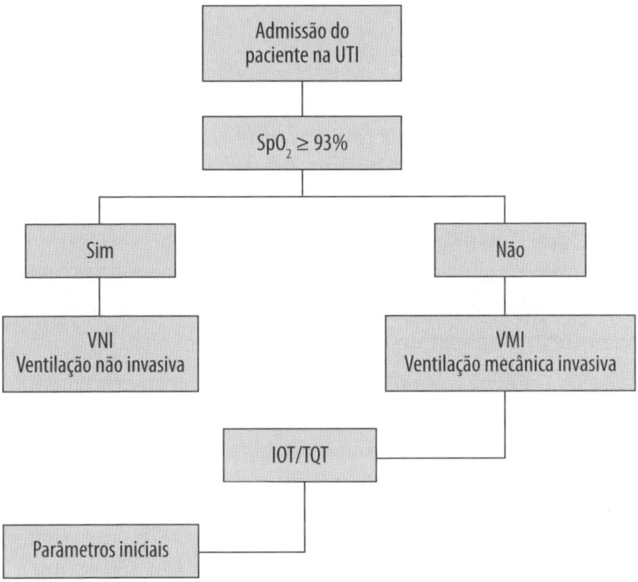

Fluxograma 4.1 – Critérios para o atendimento inicial do paciente com insuficiência respiratória na unidade de terapia intensiva.
Fonte: Souza e Pinheiro, 2021.

Após a recepção do paciente e o consenso entre a equipe multiprofissional sobre a melhor estratégia ventilatória (invasiva ou não invasiva), a definição sobre os parâmetros para a adequada ventilação mecânica é fundamental, ante o exposto, os autores sugerem alguns parâmetros iniciais (Quadro 4.2).

Quadro 4.2 – Parâmetros iniciais para a ventilação mecânica ao paciente crítico.

FiO_2	100%
VC	Cálculo peso predito (6 mL/kg)
FR	15 irpm
Peep	5 cmH_2O
I:E	1:2/1:3

FiO_2: fração inspiratório de oxigênio-FiO_2; VC: volume corrente; FR: frequência respiratória; Peep: pressão positiva expiratória final; irpm: incursão respiratória por minuto.
Fonte: Adaptado de Comitê de Ventilação Mecânica. Sociedade Brasileira de Pneumologia e Tisiologia (SBPT), 2013.

Os parâmetros podem variar de acordo com a necessidade de cada paciente, e é primordial o trabalho em equipe durante todos os passos da assistência.

Considerações finais

O cuidado centrado ao paciente que necessita de oxigenoterapia suplementar é complexo por causa de vários fatores, principalmente pelo perfil hemodinâmico de cada doente, que pode apresentar grande potencial para instabilidades.

Na terapia intensiva, o trabalho em prol do doente crítico é multiprofissional, e o enfermeiro (em consonância ou ausência do fisioterapeuta), pode adquirir competências e deter habilidades para a tomada de decisões, a fim de prestar uma assistência segura, de modo a opinar pelo melhor suporte ventilatório e promover o conforto ao paciente em ventilação mecânica.

Ainda cabe ao enfermeiro a manutenção e prestação dos cuidados frente aos dispositivos respiratórios, bem como o manejo e ajuste dos parâmetros ventilatórios, conforme a necessidade de cada paciente.

Referências

1. Brasil. Agência Nacional de Saúde. RDC n. 07, de 24 de fevereiro de 2010. Diário Oficial da União. 2010. Disponível em: https://www.coffito.gov.br/nsite/?p=3377%0Ahttp://www.fonosp.org.br/wordpress/wp-content/uploads/2013/05/rdc-7_anvisa-uti.pdf%0Ahttp://www.anvisa.gov.br/hotsite/segurancadopaciente/documentos/rdcs/RDC7-2010.pdf. Acesso em 31 de julho de 2022.

2. Oliveira P; Lima M; Valério D; Aparecida R; Nascimento DL; Aparecida M. O banho do doente crítico: correlacionando temperatura ambiente e parâmetros oxihemodinâmicos. Rev Enferm Ref. 2009; II (11):61-8.
3. Melo E; Teixeira C; Oliveira R; Almeida D; Veras J; Studart R. Cuidados de enfermagem ao paciente sob ventilação mecânica internado em unidade de terapia intensiva. Rev Enferm Ref. 2014;IV Série (n. 1):55-63.
4. Alves JCF; Fank A; Souza LP de; De Lima MG. O papel do enfermeiro na oxigenoterapia: revisão narrativa da literatura. J Heal Biol Sci. 2018;6(2):176.
5. Angus DC. Oxygen Therapy for the Critically Ill. Sci York [Internet]. 2020;1-3. Disponível em: https://www.nejm.org/doi/full/10.1056/NEJMe2000800 Acesso em 31 de julho de 2022.
6. Guimarães HP; Falcão LF; Orlando J. Guia prático de UTI. Rio de Janeiro: Atheneu, 2008. 1904p.
7. Silva DO; Cruz I. Nursing evidence-based practice guidelines for Response to mechanical ventilation: Adult in ICU – Systematic Literature Review. 2020;12(1). Disponível em: http://www.jsncare.uff.br/index.php/jsncare/article/view/3279/822.
8. Tobin MJ. Principles and Practice of Mechanical Ventilation [Internet]. Third edit. 2013. 1584 p. Disponível em: https://accessmedicine.mhmedical.com/book.aspx?bookID=520. Acesso em 01 de agosto de 2022.
9. Joanne Elliot Z; Charlton Elliot S. An overview of mechanical ventilation in the intensive care unit. Nurs Stand [Internet]. 2018 Mar 7 [cited 2020 Sep 18];32(28):41-9. Disponível em: https://doi.org/10.7748/ns.2018.e10710. Acesso em 31 de julho de 2022.
10. Ferreyro BL; Angriman F; Munshi L; Del Sorbo L; Ferguson ND; Rochwerg B et al. Association of Noninvasive Oxygenation Strategies with All-Cause Mortality in Adults with Acute Hypoxemic Respiratory Failure: A Systematic Review and Meta-analysis. JAMA – J Am Med Assoc. 2020;324(1):57-67.
11. Girard TD; Burns KEA. Revisiting, Reframing, and Casting a New Light on Liberation From Mechanical Ventilation. JAMA [Internet]. 2019 Jun 11;321(22):2167-9. Disponível em: https://doi.org/10.1001/jama.2019.7364.
12. Pinheiro BV; Pinheiro GSM; Mendes MM. Entendendo melhor a Insuficiência Respiratória Aguda. Pulmão RJ [Internet]. 2015;24(3):3-8. Disponível em: http://www.sopterj.com.br/wp-content/themes/_sopterj_redesign_2017/_revista/2015/n_03/04.pdf. Acesso em 01 de agosto de 2022.
13. Zanei SSV. Ventilação mecânica pulmonar. *In:* Viana RAPP; Whitaker IY; Zanei SSV (eds.). Enfermagem em Terapia Intensiva – Práticas e vivências. 2. ed. Porto Alegre: Artmed; 2020. p. 303-27.
14. Soni N; Williams P. Positive pressure ventilation: What is the real cost? Br J Anaesth. 2008;101(4):446-57. Disponível em: http://dx.doi.org/10.1093/bja/aen240.
15. British Association of Critical Care Nurses. Standards for Nurse Staffing in Critical Care. 2010;1-21. Disponível em: www.baccn.org.ukwww.baccn.org.uke:baccn@baccn.orgT:08448008843. Acesso em 01 de agosto de 2022.
16. Nolan JP; Kelly FE. Airway challenges in critical care. Assoc Anaesth [Internet]. 2011 Dec;66(SUPPL. 2):81-92. Disponível em: http://doi.wiley.com/10.1111/j.1365-2044.2011.06937.x. Acesso em 01 de agosto de 2022.
17. Jaber S; Jung B; Chanques G. Endotracheal Intubation in the ICU. *In:* Vincent J-L (ed.). Yearbook of Intensive Care and Emergency Medicine [Internet]. Berlin, Germany: Springer Berlin Heidelberg; 2009. p. 313-21. Disponível em: https://doi.org/10.1007/978-3-540-92276-6_30. Acesso em 31 de julho de 2022.

18. De Jong A; Molinari N; Terzi N; Mongardon N; Arnal JM; Guitton C et al. Early identification of patients at risk for difficult intubation in the intensive care unit: Development and validation of the MACOCHA score in a multicenter cohort study. Am J Respir Crit Care Med. 2013 Apr 15;187(8):832-9. Disponível em: http://www.atsjournals.org/doi/abs/10.1164/rccm.201210-1851OC. Acesso em 01 de agosto de 2022.
19. Baillard C; Fosse JP; Sebbane M; Chanques G; Vincent F; Courouble P et al. Noninvasive ventilation improves preoxygenation before intubation of hypoxic patients. Am J Respir Crit Care Med [Internet]. 2006 Jul 15;174(2):171-7. Disponível em: http://www.atsjournals.org/doi/abs/10.1164/rccm.200509-1507OC. Acesso em 30 de julho de 2022.
20. Brown CA; Bair AE; Pallin DJ; Walls RM. Techniques, success, and adverse events of emergency department adult intubations. Ann Emerg Med. 2015 Apr 1; 65(4):363-370.e1. Disponível em: http://www.annemergmed.com/article/S0196064414014747/fulltext. Acesso em 01 de agosto de 2022.
21. Pham T; Brochard LJ; Slutsky AS. Mechanical Ventilation: State of the Art. Mayo Clin Proc. 2017 Sep 1;92(9):1382-400. Disponível em: http://dx.doi.org/10.1016/j.mayocp.2017.05.004. Acesso em 30 de julho de 2022.
22. Brasil. Lei n. 1.2842 de 10 de Julho de 2013 [Internet]. Diário Oficial. 2013. Disponível em: http://www.planalto.gov.br/ccivil_03/_ato2011-2014/2013/lei/l12842.htm. Acesso em 01 de agosto de 2022.
23. Brasil. Conselho Federal de Enfermagem. Resolução Cofen n. 639/2020. Diário Oficial da União. 2020. Disponível em: http://www.cofen.gov.br/resolucao-cofen-no-639-2020_79633.html. Acesso em 31 de julho de 2022.
24. Morato JB; Sandri P; Guimarães HP. ABC da Ventilação Mecânica. v. 2. *In:* Gonçalves FM; Guimarães HP; Berwanger O (eds.). Rio de Janeiro: Atheneu; 2015. 265 p.
25. Associação de Medicina Intensiva Brasileira. Diretrizes Brasileiras de Ventilação Mecânica. Comitê de Ventilação Mecânica. Sociedade Brasileira de Pneumologia e Tisiologia (SBPT). 2013. 1-140. Disponível em: https://www.amib.org.br/fileadmin/user_upload/amib/2018/junho/15/Diretrizes_Brasileiras_de_Ventilacao_Mecanica_2013_AMIB_SBPT_Arquivo_Eletronico_Oficial.pdf. Acesso em 01 de agosto de 2022.
26. Crapo JD. Morphologic changes in pulmonary oxygen toxicity. Annual Reviews Physiology. 1986;48:721-31.
27. Pereira D; Silva I; Silva B; Aydos R; Carvalho P; Odashiro A et al. Efeitos da Alta Concentração de Oxigênio (Hiperóxia) por Tempo. Rev Biociências. 2009 Jan 1;14.
28. Siemieniuk RAC; Chu DK; Kim LHY; Güell-Rous MR; Alhazzani W; Soccal PM et al. Oxygen therapy for acutely ill medical patients: A clinical practice guideline. BMJ. 2018 Oct 24; 363. Disponível em: https://www.bmj.com/content/363/bmj.k4169. Acesso em 30 de julho de 2022.
29. Mendes TAB; Andreoli PBDA; Cavalheiro LV; Talerman C; Laselva C. Adequação do uso do oxigênio por meio da oximetria de pulso: um processo importante de segurança do paciente. v. 8, artigo original Einstein. São Paulo; 2010 Jun. Disponível em: https://www.scielo.br/pdf/eins/v8n4/pt_1679-4508-eins-8-4-0449.pdf. Acesso em 01 de agosto de 2022.
30. J Bras Pneumol. II Consenso Brasileiro de Ventilação Mecânica. AMIB. 2000.
31. Wetterslev J; Meyhoff CS; Jorgensen LN; Gluud C; Lindschou J; Rasmussen LS. The effects of high perioperative inspiratory oxygen fraction for adult surgical patients [Internet]. v. 2015, Cochrane Database of Systematic Reviews. John Wiley and Sons, 2015. Disponível em: /pmc/articles/PMC6457590/?report=abstract. Acesso em 30 de julho de 2022.

32. Kilickaya O; Gajic O. Initial ventilator settings for critically ill patients. Crit Care [Internet]. 2013 Mar 12;17(2):123. Disponível em: https://ccforum.biomedcentral.com/articles/10.1186/cc12516. Acesso em 01 de agosto de 2022.
33. Elliot ZJ; Elliot SC. An overview of mechanical ventilation in the intensive care unit. Nurs Stand. 2018 Mar 7; 32(28):41-9. Disponível em: https://doi.org/10.7748/ns.2018.e10710. Acesso em 31 de julho de 2022.
34. Barbas CSV; Amato M; Rodrigues JM. Técnicas de assistência ventilatória. Knobel E (ed.). Revista Brasileira de Terapia Intensiva. Rio de Janeiro: Atheneu; 1998. p. 321-352.
35. Calfee CS; Matthay MA. Recent advances in mechanical ventilation [Internet]. Vol. 118, American Journal of Medicine. Elsevier; 2005. p. 584-91. Disponível em: http://www.amjmed.com/article/S0002934304007557/fulltext. Acesso em 01 de agosto de 2022.
36. Serpa Neto A; Cardoso SO; Manetta JA; Pereira VGM; Espósito DC; Pasqualucci MDOP et al. Association Between Use of Lung-Protective Ventilation With Lower Tidal Volumes and Clinical Outcomes Among Patients Without Acute Respiratory Distress Syndrome. JAMA. 2012 Oct 24;308(16):1651. Disponível em: http://jama.jamanetwork.com/article.aspx?doi=10.1001/jama.2012.13730. Acesso em 31 de julho de 2022.
37. Isola A; Rodrigues R. Ventilação mecânica básica e modos convencionais de ventilação mecânica. *In:* Senra D (ed.). Tratado de medicina intensiva. Rio de Janeiro: Atheneu; 2013.
38. Santanilla JI; Daniel B; Yeow M-E. Mechanical Ventilation [Internet]. v. 26, Emergency Medicine Clinics of North America. W. B. Saunders; 2008. p. 849-62. Disponível em: https://www.sciencedirect.com/science/article/abs/pii/S0733862708000503?via%3Dihub. Acesso em 01 de agosto de 2022.
39. Machado FD; Eder GL; Dullius CR; Baldisserotto S. Ventilação mecânica: como iniciar. Acta med. 2014 Aug. Disponível em: http://docs.bvsalud.org/biblioref/2018/04/882901/ventilacao-mecanica-como-iniciar.pdf. Acesso em 01 de agosto de 2022.
40. Hyzy RC; McSparron JI. Overview of initiating invasive mechanical ventilation in adults in the intensive care unit. UpToDate. 2017. Disponível em: https://www.uptodate.com/contents/overview-of-initiating-invasive-mechanical-ventilation-in-adults-in-the-intensive-care-unit. Acesso em 31 de julho de 2022.
41. Cristina Ghiggi K; Brandão Almeida G; Fagundes Audino L. Ventilação mecânica. Vittalle – Revista Ciências da Saúde. 2021;32:173-84. Disponível em: https://www.seer.furg.br/vittalle/article/view/11579/8862. Acesso em 01 de agosto de 2022.

5

Gasometria Arterial como Critério para Avaliação da Função Respiratória do Paciente Crítico

Amanda Gabrielle Silva Queiroz
Fernando Augusto Pinheiro

Destaques

- A gasometria arterial mensura as concentrações de oxigênio, a ventilação ofertada e o estado ácido-básico de cada paciente.
- Considere como hipoxemia os casos em que o indivíduo possua níveis baixos de PaO_2 (< 60 mmHg) e/ou queda da SaO_2 (< 90%).
- É imperativo ao enfermeiro participar das discussões clínicas sobre o caso do paciente e das possíveis alterações de parâmetros ventilatórios após a interpretação da gasometria arterial (GSA).
- Individualizar o cuidado ao paciente sempre norteado pelos exames.

Introdução

Os cuidados prestados ao paciente com distúrbios respiratórios são complexos e abrangentes, e necessita que cada membro da equipe multidisciplinar conheça e estabeleça os limites de suas ações, a fim de ofertar uma assistência segura e de qualidade. Entre os profissionais desta equipe, destaca-se o enfermeiro que, norteado pela sistematização da assistência de enfermagem (SAE) e a considerar sua base teórico-filosófica, traz consigo um suporte metodológico robusto para transformar suas ações em cuidado seguro, eficiente e extremamente qualificado.[1]

A realização de cuidados de alta complexidade pelo enfermeiro é respaldada pelo Conselho Federal de Enfermagem (Cofen), mediante a Lei n. 7.498/86, ao indicar que "compete ao enfermeiro a execução de cuidados diretos de enfermagem a pacientes graves com risco de morte, além de cuidados de enfermagem de maior complexidade técnica, que exijam conhecimentos de base científica e capacidade de tomar decisões".[2]

Conhecer os aspectos anatomofisiológicos do trato respiratório e seus distúrbios se faz necessário para associar a prática clínica com o cuidado prestado. Entre os instrumentos complementares que compõem as informações fundamentais e que fornecem subsídios para o suporte clínico do enfermeiro, encontra-se a gasometria arterial (GSA).

A GSA é um método diagnóstico comum na prática clínica, que pode detectar e identificar as causas de distúrbios ácido-base e as alterações na oxigenação do paciente crítico. Também avalia a evolução de doenças respiratórias e de outros quadros clínicos que acometem os pulmões, cuja interpretação correta dos resultados começa com uma avaliação clínica cuidadosa e o conhecimento dos princípios básicos da regulação ácido-base.[3,4]

Trata-se de um exame realizado por meio da coleta do sangue arterial, cujo objetivo é mensurar os valores do pH, a pressão parcial de dióxido de carbono ($PaCO_2$), o oxigênio (PaO_2), o íon bicarbonato (HCO_3), a saturação da oxi-hemoglobina, o excesso de bases, o estado metabólico ácido-básico, entre outros elementos.

A análise dos gases no sangue arterial se tornou uma habilidade essencial para o enfermeiro na terapia intensiva, e a coleta é normatizada pela resolução Cofen n. 390/2011, revogada pela Resolução 703/2022.[5,6] Tipicamente, os valores gasométricos são obtidos quando o quadro clínico do paciente sugere uma anormalidade entre a oxigenação, a ventilação e a presença de distúrbio ácido-básico[7] (Figura 5.1).

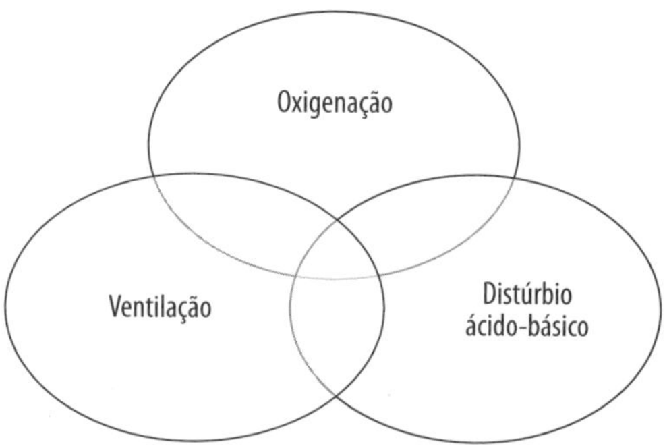

Figura 5.1 – Variáveis que apresentam disfunção no paciente grave e contribuem com a alteração da gasometria.
Fonte: Adaptada de Mota e Queiroz, 2010.

As situações que justificam a análise de uma amostra de gases do sangue arterial incluem o comprometimento respiratório, a hemodinâmica pós-parada cardiorrespiratória, a avaliação de intervenções ante a oxigenoterapia e a necessidade de adequação do suporte respiratório.[8]

Interpretação da gasometria arterial

O diagnóstico dos distúrbios do equilíbrio ácido-base deve ser embasado nos valores da gasometria arterial[9] e, para uma melhor compreensão, apresentaremos alguns dos conceitos com foco nos parâmetros da gasometria arterial e de seus valores de normalidade, conforme estudos analisados[10-15] (Quadro 5.1).

Quadro 5.1 – Definição das principais variáveis da gasometria arterial.

Variável	Conceito
pH	▪ **"Potencial de hidrogênio":** Arrhenius definiu "ácidos" como substâncias que, quando dissolvidas em água, produzem um aumento na concentração de íons hidrogênio (H^+). A quantidade de H^+ adicionada ou removida do sangue determina o pH final
$PaCO_2$	▪ **"Pressão parcial de dióxido de carbono":** nos distúrbios respiratórios, o H^+ está relacionado ao $PaCO_2$
PaO_2	▪ **"Pressão parcial de oxigênio":** a medida da PaO_2 está relacionada aos 3% restantes do oxigênio dissolvidos no plasma
SaO_2	▪ **"Saturação arterial de oxigênio":** representa a porcentagem de oxi-hemoglobina, responsável por carregar cerca de 97% do oxigênio no sangue
HCO_3-	▪ **"Íon de bicarbonato de sódio":** Henderson[12] foi o pioneiro em dar ênfase no HCO_3- como um tampão alcalino importante em caso de excesso de ácido nos fluidos corporais
BE	▪ **"Excesso de base":** definido como a quantidade de ácido ou base que deve ser adicionada *in vitro* a uma amostra de sangue total para restaurar o pH para 7,40, enquanto a $PaCO_2$ é mantida a 40 mmHg. O sangue oxigenado, a $PaCO_2$ a 40 mmHg e uma hemoglobina a 150 g/L obtêm-se uma BE de zero
P/F	▪ **"Relação PaO_2\\FiO_2":** relação entre a pressão parcial de oxigênio arterial com a fração inspirada de oxigênio. Parâmetro utilizado para classificar a Síndrome de Desconforto Respiratório Agudo (SDRA)

Fonte: Kishen et al., 2014; Pruitt et al., 2004; Fortis et al., 2000; Henderson, 1908; Diniz, 2009.

Para uma importante investigação de rotina na monitoração do equilíbrio ácido-base do paciente crítico, a gasometria arterial se apresenta como uma grande aliada, pois avalia a eficácia das trocas gasosas e o estado do controle respiratório.[11] Para tal condição, o enfermeiro deve deter o conhecimento ante os valores de referência da gasometria arterial[16] (Figura 5.2) e sistematizar passo a passo as ações necessárias para uma interpretação correta e uma assistência segura[11,17] (Fluxograma 5.1).

Consequentemente, os resultados precisos de uma GSA dependem da condição do paciente, do ambiente, da maneira correta da coleta, do manuseio e análise da amostra. Erros clinicamente importantes podem ocorrer em qualquer uma das etapas descritas, uma vez que existem alguns fatores que podem interferir no resultado[7,9,17-19] (Quadro 5.2).

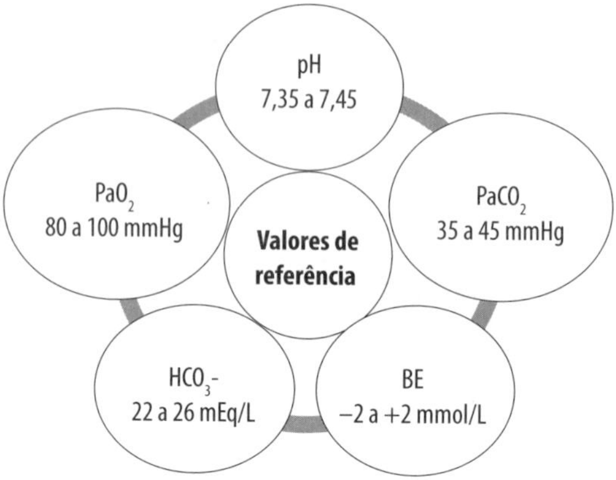

Figura 5.2 – Distribuição dos valores de referência da gasometria arterial.
Fonte: Sánchez-Días et al., 2017.

Passo 1: Antecipe o distúrbio tendo em mente as condições clínicas do paciente (por exemplo, o paciente pode apresentar uma história de diabetes *mellitus* dependente de insulina, que pode contribuir para uma acidose metabólica)

Passo 2: Avalie o pH para saber se o sangue está dentro da faixa normal, ou se há alcalemia ou acidemia

Passo 3: Verifique SaO_2/PaO_2 (SaO_2 é um indicador mais confiável, pois mostra a saturação da hemoglobina no sangue arterial)

Passo 4: Verifique os níveis de CO_2 e HCO_3^- (bicarbonato) e identifique o culpado: É um distúrbio respiratório, metabólico ou misto?

Passo 5: Verifique o excesso de base (BE). Se for positivo, o quadro metabólico é de alcalose. Se for negativo, o quadro metabólico é de acidose

Passo 6: Verifique a compensação: Existe uma resposta compensatória com relação à mudança primária? Se sim: Compensado, se não: Sem compensação. Em caso de compensação, o pH volta a sua faixa normal? Se sim: Totalmente compensado, se não: Parcialmente compensado

Passo 7: Reúna todas as informações: Qual o desfecho final do distúrbio ácido-básico do paciente? 1) Acidose metabólica ou respiratória? 2) Alcalose metabólica ou respiratória? 3) Houve compensação?

Fluxograma 5.1 – Sete passos para a sistematização e a correta análise e interpretação da gasometria arterial.
Fonte: Pruitt et al., 2004; Singh et al., 2013.

Quadro 5.2 – Distribuição dos fatores que influenciam no resultado da gasometria arterial.
▪ **Hiperventilação:** em pacientes conscientes, a punção arterial pode resultar em hiperventilação induzida pelo temor e dor ao próprio procedimento
▪ **Concentração de heparina:** a heparina é ácida e pode influenciar os valores do pH, $PaCO_2$ e PaO_2 em amostras pequenas. Por isso, recomenda-se lavar a seringa com heparina ou utilizar seringas pré-heparinizadas. Apenas 0,05 mL é necessário para anticoagular 1 mL de sangue
▪ **Leucocitose:** a presença de leucocitose e grande número de plaquetas reduzirá o valor do PaO_2, o que dá a falsa impressão de hipoxemia
▪ **Temperatura:** o resfriamento excessivo aumenta o pH e a saturação de oxigênio, o que reduz a PaO_2
▪ **Atrasos:** evite atrasos no processamento da amostra, pois podem alterar os valores da GSA. Como o sangue é um tecido vivo, o oxigênio é consumido e o $PaCO_2$ produzido, por isso, caso não seja possível uma análise imediata, é recomendado colocar a amostra no gelo, uma vez que pode, desta maneira, postergar o processamento em até 2 horas
▪ **Bolhas de ar na seringa:** qualquer bolha de ar na amostra deve ser expelida o mais rápido possível, seja antes da mistura com heparina, após a coleta do sangue ou previamente ao resfriamento da amostra. Uma bolha de ar, cujo volume relativo é de até 1% do sangue na seringa, é uma fonte potencial para um erro significativo no valor da PaO_2. É recomendado fazer o fechamento hermético da seringa com a utilização de um meio semelhante ao protetor de borracha

Fonte: Mota et al., 2010; Évora e Garcia, 2008; Singh et al., 2013; Sood et al., 2010; Pinto et al., 2017.

Avaliação da função respiratória por meio da gasometria arterial

A principal função do sistema respiratório é a troca gasosa, cuja hipoxemia é o evento de maior gravidade nos pacientes que se encontram em ventilação mecânica, uma vez que compromete diretamente a oferta de oxigênio aos tecidos.[7] É considerada hipoxemia quando um indivíduo possuí níveis baixos de PaO_2 (< 60 mmHg) e/ou queda da SaO_2 (< 90%), ou sofre decréscimo maior do que 5% do valor inicial. Quando a SaO_2 está abaixo de 85%, a hipoxemia é considerada grave.[12]

A obtenção dos dados da gasometria é fundamental para o paciente internado na unidade de terapia intensiva (UTI) com alterações do padrão respiratório, uma vez que é um aliado para determinar e/ou ajustar o tipo de suporte ventilatório a ser instituído.

A gasometria deve fazer parte da rotina do paciente crítico em uso de ventilação mecânica, pois revela condições como a hipoxemia e a hipercapnia, e está indicada a coleta a cada 24 horas. Além disso, fornece informações importantes, como a relação à adequação da ventilação, o fornecimento de oxigênio aos tecidos e o equilíbrio ácido-base de forma que revele a resposta do paciente à terapia e/ou apresente a possibilidade da avaliação diagnóstica e, por fim, monitora a gravidade e a progressão de um processo de doença conhecida.[21]

Para monitorizar a ventilação alveolar é utilizada a $PaCO_2$,[20] uma medida da pressão parcial que o dióxido de carbono dissolvido exerce no plasma, e está diretamente relacionada à quantidade de dióxido de carbono produzido pelas células. Regulada pelos pulmões, pode ser usada para determinar se um distúrbio ácido-básico é de origem respiratória.

O valor da $PaCO_2$ está inversamente relacionado à taxa de ventilação alveolar, portanto, um paciente com bradipneia retém dióxido de carbono. O aumento da ventilação reduz a $PaCO_2$ e a diminuição da ventilação a aumenta. Quando seu nível está abaixo de 35 mmHg causa alcalose, e um nível acima de 45mmHg causa acidose. O corpo pode ajustar o nível de $PaCO_2$ em questão de minutos, de modo a aumentar ou diminuir a frequência respiratória ou o volume de ar respirado.[11]

Os fluxogramas a seguir, adaptados pelos autores, mostram a definição, as causas e as consequências, bem como as implicações terapêuticas da acidose respiratória (Fluxograma 5.2) e da alcalose respiratória (Fluxograma 5.3) descritas no estudo de Rodríguez-Villar et al.,[22] com suas respectivas causas explanadas por Sánchez-Días et al.,[16] e apontam as consequências bem como as implicações terapêuticas.[16,20,22-26]

Além dos distúrbios respiratórios, foco deste capítulo, também existem os distúrbios metabólicos, que merecem a atenção do enfermeiro e estão descritos a seguir.

Avaliação da função metabólica por meio da gasometria arterial

Acidose metabólica

A acidose metabólica é um distúrbio ácido-básico iniciado por uma redução no plasma ou soro de HCO_3^- seguido da diminuição do pH para valores abaixo de 7,35. Está associada com uma diminuição secundária de $PaCO_2$, que representa uma resposta compensatória fisiológica[22] (Quadro 5.3).

Quadro 5.3 – Acidose metabólica: diminuição do pH e do HCO_3^-.

Acidose metabólica

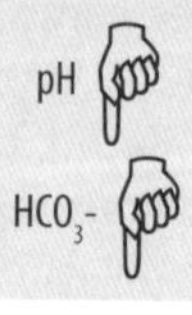

Fonte: Rodríguez-Villar et al., 2020.

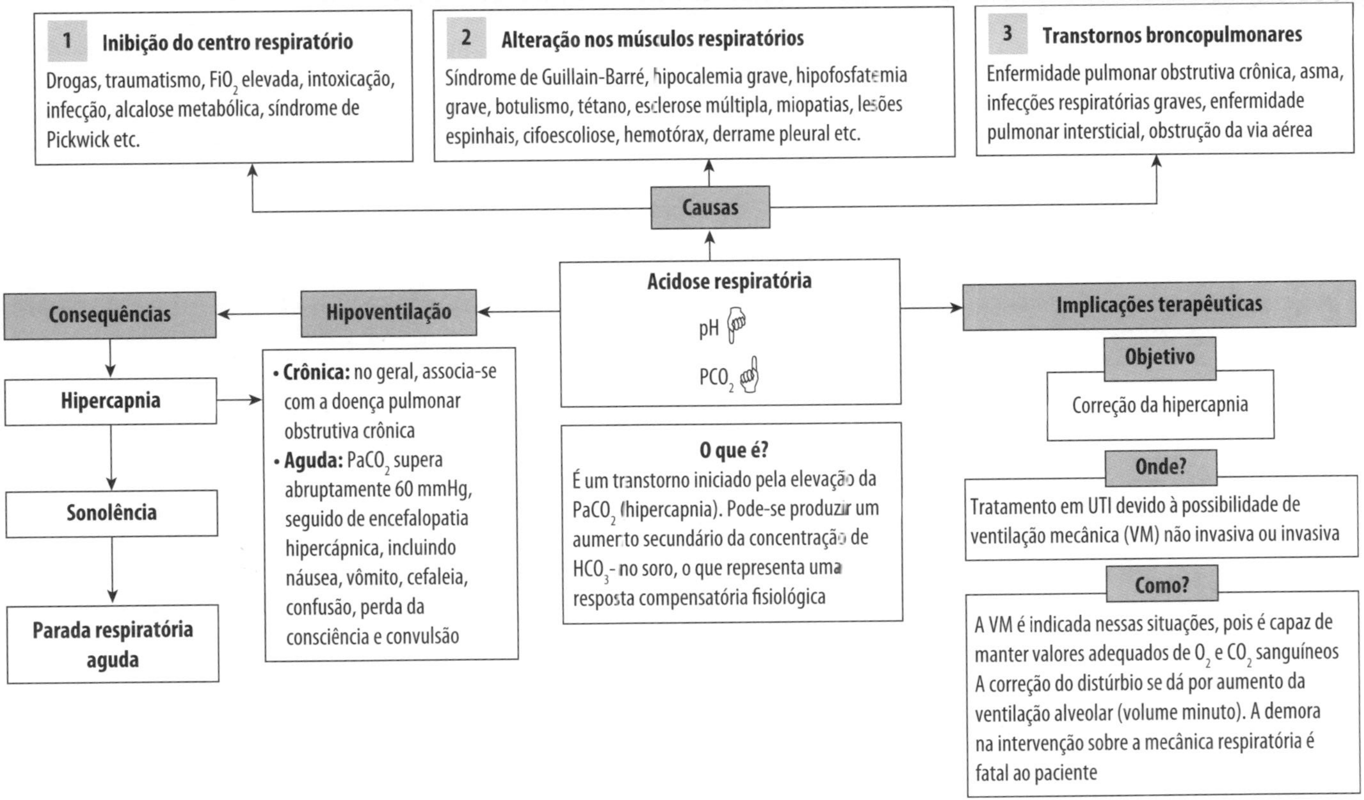

Fluxograma 5.2 – Definição, causas, consequências e implicações terapêuticas da acidose respiratória.

Fonte: Sánchez-Díaz et al., 2017; Silva et al., 2012; Rodríguez-Villar et al., 2020; Godoy et al., 2014; Fhillipson et al., 2005; Du Bose et al., 2005.

Alcalose respiratória

pH ↑

PCO_2 ↓

O que é?

É um transtorno iniciado pela redução da $PaCO_2$ (hipocapnia) com uma redução secundária de HCO_3-

Alguns autores ainda reforçam que a alcalose respiratória pode resultar em vasoconstrição cerebral com diminuição de seu fluxo sanguíneo, o que causa tonturas, confusão mental, síncope e convulsões

Causas

1 Transporte de O_2 diminuído

Estado de choque (distributivo, hipovolêmico, obstrutivo, cardiogênico), anemia grave, insuficiência respiratória aguda (hipóxia)

2 Estimulação direta do centro respiratório

Calor, febre, agitação, ansiedade, enfermidades neurológicas centrais, estímulos químicos (medicamentos), estímulos mecânicos (bronco--pleuropulmonares), encefalopatias metabólicas e ventilação mecânica

Hiperventilação → **Consequências**

Hipocapnia

Mudanças ocorrem em 2 fases

Fase 1: acontece nos primeiros 10 minutos, cuja liberação de prótons dos tampões do corpo produz uma pequena diminuição da concentração de HCO_3-, diminuem-se 2 mmol/L por cada 10 mmHg de diminuição da $PaCO_2$

Fase 2: ocorre quando a alcalose se prolonga por mais de 24 a 36 horas, nessa fase, a cessação da respiração é mais expressa: o HCO_3- reduz 5 mmol/L para cada 10 mmHg de redução da $PaCO_2$

Implicações terapêuticas

Objetivo

Reter CO_2

Como?

Deve-se ajustar os parâmetros do VM de modo que reduza o volume-minuto

Diferentemente da acidose respiratória, a alcalose respiratória por si só raramente é fatal ao paciente

O tratamento geralmente é indicado quando o nível do pH é superior a 7,5

Fluxograma 5.3 – Definição, causas, consequências e implicações terapêuticas da alcalose respiratória.

Fonte: Sánchez-Díaz et al., 2017; Silva et al., 2012; Rodríguez-Villar et al., 2020; Godoy et al., 2014; Phillipson et al., 2005; Du Bose et al., 2005.

As principais causas desse distúrbio estão associadas à lesão renal aguda ou crônica, à cetoacidose, à acidose láctica, à rabdomiólise e à sepse. O tratamento da acidose metabólica deve ser direcionado à causa subjacente, independentemente do valor do pH. Neste cenário, repor HCO_3- parece óbvio, mas deve-se atentar aos efeitos colaterais, como as alterações do potássio, do cálcio e do sódio, além da predisposição para arritmias. Deve ser considerado o tratamento com HCO_3- quando o pH for menor ou igual a 7.10 ou menor ou igual a 7.20, com a existência de doença cardiovascular subjacente. A velocidade da infusão de bicarbonato de sódio será em um ritmo lento (0,1 mEq/kg por minuto) e a resposta ao tratamento deve ser avaliada em duas horas.[16]

Alcalose metabólica

É caracterizada por um aumento no plasma de HCO_3- e a elevação do pH. Usualmente, ocorre devido a perdas de H+ no trato gastrointestinal (decorrentes de vômito ou aspiração gástrica) ou por meio da urina (pela utilização de diuréticos)[16] (Quadro 5.4).

Quadro 5.4 – Alcalose metabólica: elevação do pH e do HCO_3-.

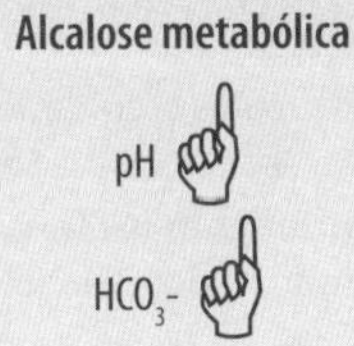

Fonte: Sánchez-Díaz et al., 2017.

Quando a alcalose é resultante de perda gástrica excessiva, o distúrbio deverá ser tratado pela correção da hipovolemia e da hipocloremia, com solução de NaCl 0,9% (solução fisiológica), bem como pela correção da hipocalemia comumente associada por meio da administração de cloreto de potássio. A perda de H^+ pelo estômago ou pelos rins pode ser reduzida com o uso de inibidores da bomba de prótons ou pela suspensão dos diuréticos.[26]

Vale ressaltar que a apresentação clínica de cada paciente deve ser julgada individualmente, pois a análise da GSA não pode produzir um diagnóstico específico. Um paciente com asma pode ter valores semelhantes a outro paciente com pneumonia, por exemplo.[17]

Os achados do exame devem estar associados a uma história clínica precisa e um exame físico completo.[22] Dessa forma, torna-se importante o conhecimento do enfermeiro na interpretação dos resultados da gasometria, com o objetivo de buscar algumas características definidoras, como PaO_2 diminuída, $PaCO_2$

aumentada e SaO_2 diminuída, pois essas informações possibilitam a identificação de diagnósticos de enfermagem relacionados com a função respiratória.[21]

Considerações finais

Esse capítulo demonstrou a importância e a complexidade da assistência de enfermagem em pacientes portadores de distúrbios respiratórios por meio da análise da gasometria arterial.

O enfermeiro é o profissional que permanece 24 horas a prestar cuidados, sua prática baseada em evidências para coleta e interpretação do exame favorece a identificação precoce de alterações e uma intervenção conjunta com a equipe multiprofissional da saúde.

É de fundamental importância que o enfermeiro reconheça sua relevância e responsabilidade na participação do exame gasométrico e nas discussões clínicas sobre o caso de cada paciente, bem como das possíveis alterações de parâmetros do ventilador mecânico resultantes da interpretação da gasometria arterial, o que torna, assim, a assistência efetiva e segura ao paciente crítico.

Referências

1. Jesus RF. Sistema respiratório: distúrbios e cuidados. *In:* Viana RAPP; Torre M. Enfermagem em Terapia Intensiva: Práticas Integrativas. São Paulo: Manole, 2017. p. 671-681.
2. Brasil. Conselho Federal de Enfermagem (Cofen). Lei n. 7.498/86, de 25 de junho de 1986. Dispõe sobre a regulamentação do exercício da Enfermagem e dá outras providências. [Internet]. Acesso 2020 jul 10.
3. Nemec M. Wie interpretiere icheine ABGA? [Interpretation of Arterial Blood Gas Analysis]. Praxis (Bern 1994). 2019;108(4):269-277. Doi:10.1024/1661-8157/a003188.
4. Aguiar MMD. Coleta de sangue arterial para gasometria: construção de um procedimento operacional padrão. Dissertação (mestrado profissional) – Universidade Federal de Santa Catarina, Florianópolis, 2017.
5. Brasil. Conselho Federal de Enfermagem (Cofen). Resolução Cofen n. 390/2011, de 20 de outubro de 2011. Normatiza a execução, pelo enfermeiro, da punção arterial tanto para fins de gasometria como para monitorização de pressão arterial invasiva [Internet]. Acesso 2020 jul 10.
6. Brasil. Conselho Federal de Enfermagem (Cofen). Resolução Cofen n. 703/2022, de 14 de julho de 2022. Atualiza a norma para a execução, pelo Enfermeiro, da punção arterial para gasometria e/ou instalação de cateter intra-arterial para monitorização da pressão arterial invasiva (PAI). [Internet]. Acesso 2022 ago 29.
7. Mota IL; Queiroz RS. Distúrbios do equilíbrio ácido básico e gasometria arterial: uma revisão crítica. Rev Digital – Buenos Aires 2010;14(141).
8. Simpson H. Interpretation of arterial blood gases: a clinical guide for nurses. Br J Nurs. 2004;13(9):522-528. doi:10.12968/bjon.2004.13.9.12962.
9. Évora PRB; Garcia LV. Equilíbrio ácido-base. Medicina (Ribeirão Preto), 2008. 41(3), 301-311.

10. Kishen R, Honoré PM, Jacobs R, Joannes-Boyau O, Waele E, Regt J et al. Facing acid-base disorders in the third millennium – the Stewart approach revisited. International journal of nephrology and renovascular disease, 2014 7, 209.
11. Pruitt W; Jacobs M. Interpreting arterial blood gases: Easy as ABC. Ago. 2004, v. 34, 8. ed., p. 50-53.
12. Fortis EAF; Nora FS. Hipoxemia e hipóxia pre-operatória: conceito, diagnóstico, mecanismos, causas e fluxograma de atendimento. Rev Bras Anestesiol, 2000. 50(4), 317-29.
13. Henderson LJ. The theory of neutrality regulation in the animal organism. Am J Physiol. 1908;21:427-448.
14. Durward A; Murdoch I. Understanding acid-base balance. Paed Child Care. 2003; 13:513-519.
15. Diniz GDCLM; Zin WA; Botoni FA; Castro AVD; Rodrigues-Machado MDG. A influência de duas frações inspiradas de oxigênio no padrão respiratório de pacientes sob desmame ventilatório. Revista Brasileira de Terapia Intensiva, 2009. 21(3), 292-298.
16. Sánchez-Díaz JS; Martínez-Rodríguez EA; Méndez-Rubio LP; Peniche-Moguel KG; Huanca-Pacaje JM; López-Guzmán C et al. Equilíbrio ácido-base. Puesta al día. Teoría de Henderson-Hasselbalch. Medicina Interna de México, 2017. 32(6), 646-660.
17. Singh V; Khatana S; Gupta P. Blood gas analysis for bedside diagnosis. Natl J. Maxillofac Surg. 2013; 4 (2): 136-141. doi: 10.4103/0975-5950.127641.
18. Sood P; Paul G; Puri S. Interpretação dos gases no sangue arterial. Indian J Crit Care Med. 2010; 14 (2): 57-64. doi: 10.4103/0972-5229.68215.
19. Pinto JMA; Saracini KC; Lima LCAD; Souza LPD; Lima MGD; Algeri EDBDO. Gasometria arterial: aplicações e implicações para a enfermagem. Revista Amazônia Science & Health, 2017; 1 (1), 1-1.
20. Silva JF; Silva DHB; Albuquerque CGR; Souza AGL; Miranda JM; Silva TM et al. Análise comparativa entre dois métodos de monitorização do volume minuto em pacientes coronariopatas em um hospital de referência em cardiologia. ASSOBRAFIR Ciência, 2012; 3(1), 9-20.
21. Rolim LR; Melo EM; Frota NM; Almeida NGD; Barbosa IV; Caetano JÁ. Conhecimento do enfermeiro de unidade de terapia intensiva sobre gasometria arterial. Rev enferm UFPE on line, 2013; 7(1):713-21.
22. Rodríguez-Villar S; Vale BM; Fletcher HM. El algoritmo de la gasometría arterial: propuesta de un enfoque sistemático para el análisis de los trastornos del equilibrio ácido-base. Revista Española de Anestesiología y Reanimación,2020. 67(1), 20-34.
23. Godoy DA; Ugarte US. Green Book. Cuidado Intensivo de la teoria e la práctica. Bogotá: Distribuna Editorial, 2014; 612-634.
24. Phillipson EA; Duffin J. Hypoventilation and hyperventilation syndromes. Textbook of respiratory medicine. 4. ed. Philadelphia: Elsevier Saunders, 2005;2; 2069-2070;2080-2084.
25. Du Bose TD; Wesson JÁ. Acidosis and alkalosis. Harrison's principles of Internal Medicine. 16. ed. New York: McGraw-Hill, 2005; 270-271.
26. Furoni RM; Neto SMP; Giorgi RB; Guerra EMM. Distúrbios do equilíbrio ácido-básico. Revista da Faculdade de Ciências Médicas de Sorocaba, 2010; 12(1), 5-12.

6

Gestão Clínica de Enfermagem na Fixação e Posição da Prótese Ventilatória-Tubo Orotraqueal

Shirley Junqueira Barbosa
Fernando Augusto Pinheiro
Márcia Guerino de Lima

Destaques

- Cuidados de enfermagem na ventilação mecânica incluem a higiene oral, a aspiração, o controle da pressão do *cuff*, a observação e a tomada de decisão da assincronia do paciente com o ventilador mecânico, a inserção de parâmetros ventilatórios e, principalmente, a fixação do tubo endotraqueal.
- A fixação incorreta pode trazer riscos ao paciente, bem como danificar a extensão do *cuff* por imperícia, o que facilita uma extubação acidental.
- Checar diariamente o nível de sedação (despertar diário), a fim de retirar o paciente mais rápido possível da ventilação mecânica.

Introdução

A intubação orotraqueal (IOT) é um meio seguro para proporcionarmos a permeabilidade das vias aéreas quando o paciente perde o controle fisiológico da função respiratória. A necessidade de uma via aérea artificial é determinada por diversos fatores, como, por exemplo, o rebaixamento do nível de consciência, um trauma facial ou oral, a presença de secreção respiratória intensa ou, ainda, a falência do sistema respiratório.[1]

No Brasil, a Lei do Exercício da Medicina dispõe que a intubação traqueal é um procedimento de competência privativa do médico,[2] entretanto, a Resolução do Conselho Federal de Enfermagem (Cofen) n. 641/2020 dispõe que é privativo do enfermeiro, no âmbito da equipe de enfermagem, a utilização dos Dispositivos Extraglóticos (DEGs) para acesso à via aérea, exclusivamente, em situação de iminente risco de morte.[3]

A ventilação mecânica (VM) é um método utilizado em unidade de terapia intensiva (UTI) como suporte para propiciar ao paciente a realização das trocas gasosas, a fim de promover a perfusão tecidual.[4,5]

As competências do enfermeiro na assistência ao paciente em VM não se limitam à administração de medicações prescritas, elas perpassam pela monitorização, pela observação e percepção do quadro clínico, além dos cuidados específicos, como a higiene oral, a aspiração, o controle da pressão do *cuff,* a observação de sincronia do paciente com o ventilador, a inserção de parâmetros ventilatórios e, principalmente, a fixação do tubo orotraqueal (TOT).[6]

Consequentemente, o objetivo deste capítulo será destacar a gestão da assistência de enfermagem concernente à importância da fixação e o posicionamento adequado do tubo orotraqueal, e os principais riscos que envolvem a técnica inadequada.

Cuidados de enfermagem na fixação da prótese ventilatória-tubo orotraqueal

A troca do fixador (cadarço) do TOT é um procedimento que deve ser realizado pelo enfermeiro. Apesar de considerado por muitos profissionais como um procedimento simples, não é um procedimento irrelevante, já que a fixação incorreta pode trazer riscos ao paciente, bem como danificar a extensão do *cuff* por imperícia, o que facilita uma extubação acidental.[5,7]

Segundo pesquisadores,[8-9] cadarços/fixadores de TOT muito apertados podem causar lesões em pontos de contato, como fissura labial e danos na região superior das orelhas, o que causa dor ao paciente. Já os cadarços/fixadores mal fixados, frouxos ou com adesivos não aderentes, podem provocar diversos eventos adversos (Figura 6.1).

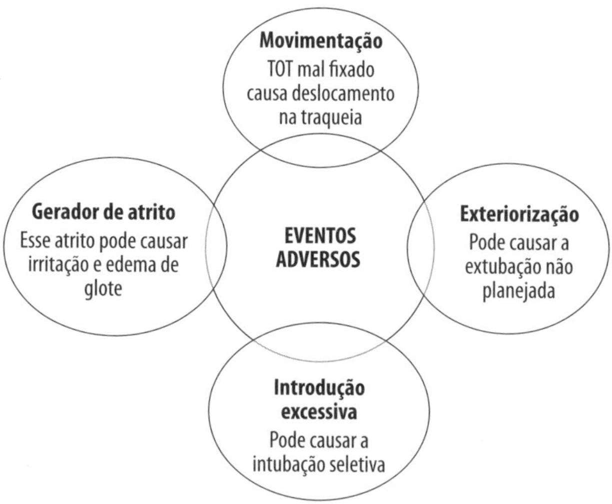

Figura 6.1 – Eventos adversos relacionado ao mau posicionamento e fixação da prótese ventilatória-TOT.
Fonte: Adaptada de Viana et al., 2011; Piras, 2004.

O Conselho Federal de Enfermagem (Cofen) determina, mediante a Lei n. 7.498 de 1986 em seu artigo 11, que compete ao enfermeiro a execução de cuidados diretos de enfermagem a pacientes graves com risco de vida, além da assistência de maior complexidade técnica, ações que necessitam de conhecimentos de base científica e capacidade de tomar decisões imediatas.[10]

Já a Resolução Cofen n. 639/2020, que dispõe sobre as competências do enfermeiro no cuidado aos pacientes em ventilação mecânica no ambiente extra e intra-hospitalar, aponta em seu artigo 3º que a fixação e centralização do tubo traqueal, assim como a monitorização da pressão do *cuff* (balonete) da prótese em níveis seguros e a averiguação quanto ao seu correto posicionamento, é de competência do enfermeiro.[11]

A Diretriz Brasileira de Ventilação Mecânica destaca que é função do enfermeiro manter o tubo traqueal fixado e centralizado com fixador adesivo ou cadarço, para promover uma distribuição homogênea da pressão do balonete na traqueia, bem como a prevenção das lesões na cavidade oral, comissura labial e na face.[12]

Estudos[13-14] indicam que, após a intubação, o adequado posicionamento do TOT é em média 21 cm para mulheres e 23 cm para homens, a utilizar-se da referência da comissura labial até a bifurcação traqueal. Segundo Piras,[9] a utilização da comissura labial como referência no processo de fixação do tubo pode gerar grandes riscos, devido à facilidade de mobilidade dos lábios e ao risco de variações da marcação do tubo introduzido. Em seu estudo, evidenciou que a utilização dos dentes incisivos centrais superiores como referência permite um posicionamento adequado e baixa probabilidade de complicações ao paciente (Figura 6.2).

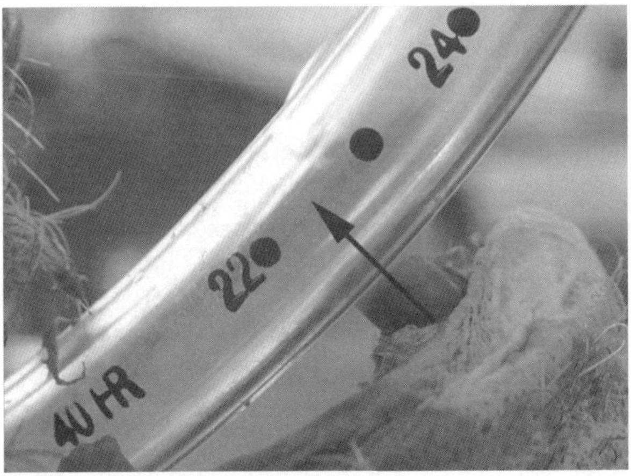

Figura 6.2 – Tubo orotraqueal ao nível do dente incisivo central superior.
Fonte: Piras, 2004.

O enfermeiro deve ser capaz de avaliar às condições do paciente, além de promover a capacitação da equipe de enfermagem, de modo a abordar as medidas preventivas durante a assistência.

A gestão de enfermagem na fixação do TOT é capaz de prevenir a má fixação, o que gera a redução de lesões cutâneo-mucosas, orofaríngeas, laringo-faríngeas, laríngeas e traqueais, reduz a incidência de extubação acidental, garante a manutenção de via respiratória pérvia, diminui os danos temporários ou permanentes, evita o prolongamento da internação e promove o conforto do paciente.[7,15,16]

O III Consenso Brasileiro de Ventilação Mecânica indica a fixação do TOT e a avaliação de seu posicionamento como aspectos importantes no cuidado ao paciente crítico. Destaca os cuidados imprescindíveis a serem aplicados, como, por exemplo, a manutenção do tubo fixado (a fim de permitir a menor movimentação possível), a higiene oral e a promoção do bem-estar com a preservação da pele íntegra (sempre atento à cavidade oral, aos lábios e à pele ao redor da boca).[17]

Quanto a manutenção do TOT, caso a fixação ocorra com cadarços, é importante prevenir lesões por pressão auricular e facial, a fim de evitar o contato direto do cadarço com a pele. Neste sentido, para garantir uma assistência segura, apresentaremos os principais cuidados de enfermagem na troca e fixação do TOT[7-9,18] (Fluxograma 6.1).

Todo o plano de cuidados deve ser realizado de forma sistematizada, a fim de promover segurança, confiança e conforto, principalmente para manutenção de uma via artificial pérvia, com necessidade de atenção e cuidados contínuos, embasados em fundamentação técnica e científica, para garantir uma assistência eficaz, que objetiva a boa evolução clínica do paciente.[4,6]

Extubação acidental

A extubação acidental é um incidente que leva a várias complicações, como, por exemplo, as alterações hemodinâmicas e de vias aéreas, que podem predispor a pneumonia nosocomial e está associada a uma maior mortalidade.[19] É necessário o desenvolvimento do olhar crítico do profissional, voltado para a segurança do paciente e do aperfeiçoamento técnico-científico, para prevenir tal complicação.[20]

Considerado um evento adverso, a extubação acidental pode ocorrer em inúmeros momentos, como, por exemplo, durante um episódio de agitação do paciente, nas mudanças de decúbito, no banho no leito, em situações de transportes internos, durante a troca ou a fixação do TOT, devido ao *cuff* estar desinsuflado ou ainda pela tração excessiva entre os acessórios e o ventilador mecânico.

Entre as complicações evidenciadas pela extubação acidental estão os pacientes com lesões neurológicas por sedação ou coma com o estímulo respiratório comprometido, o que causa a retenção de gás carbônico, e reduz a oxigenação tecidual e a necessidade da reintubação de emergência, uma vez que propicia o rebaixamento do quadro clínico do paciente.[6,15]

Checar nível de sedação e colaboração do paciente e quando necessário chamar ajuda para manter o tubo estabilizado

↓

Manter uma das mãos em "concha" na região mentoniana e com o polegar e indicador segurar o tubo endotraqueal, é permitido o apoio no tórax anterior do paciente, para não perder o ponto de apoio durante o procedimento

↓

Manter o guia do balonete (*cuff*) lateralizado, visível e retirar o fixador antigo com auxílio da tesoura, de preferência ponta romba, para evitar perfuração no TOT

↓

Inspecionar a cavidade oral e em caso de fixação adesiva, realizar a tricotomia local prévia com consentimento permitido

↓

No caso de cadarço, deve-se certificar de que não está muito apertado

↓

Para amenizar pontos de compressão, utilizar pequenos coxins de gazes ou placas de hidrocoloide sob as áreas de contato

↓

Refixar respeitando o posicionamento centralizado e a numeração do TOT no nível do dente incisivo central superior

↓

Realizar a ausculta pulmonar para confirmar a insuflação de ambos os pulmões durante o exame físico e sempre que houver algum sinal de deslocamento

ATENÇÃO

A troca da fixação deve ser diária e sempre que necessário, executada por duas pessoas treinadas, pois, no momento da troca o paciente pode tossir ou apresentar reflexo de vômito favorecendo seu deslocamento

Manter preferencialmente o tubo em posição central, considerar o posicionamento mais favorável para o paciente, evitando formação de lesões nas comissuras labiais

Não é recomendável fixar o tubo com outro dispositivo, tal como sonda gástrica ou enteral, pois, em caso de deslocamento de um deles, o outro também será deslocado

Evitar a tração do tubo ocasionada pelos circuitos respiratórios ou por outros acessórios
Se necessário, usar suporte próprio do ventilador para apoio do circuito e dos acessórios

A checagem da altura da cânula deve ser realizada com frequência, sobretudo em pacientes agitados ou que movimentam constantemente a cabeça

Dispositivos comerciais devem ser checados no ponto de aderência fita-tubo e nos pontos de ajustes com velcro após a colocação no paciente

- Avaliar a extremidade distal do TOT através do raio-X de tórax e o mesmo deverá estar na altura da bifurcação traqueal (Carina) entre o 3º e o 4º espaço intercostal
- Confirmar o correto posicionamento por meio das marcas em centímetro no próprio tubo e na anotação de enfermagem realizada após a confirmação por raio-X
- A marca desejável do TOT deve estar baseada na altura dos dentes incisivos superiores
- Em homens a altura correspondente é de 21 cm e em mulheres de 22 a 23 cm

Fluxograma 6.1 – Cuidados de enfermagem na troca e fixação do tubo orotraqueal – TOT.
Fonte: Adaptado de Castellões et al., 2007; Piras, 2004; Viana et al., 2011; Coren/SP, 2014.

De acordo com Viana, Whitaker et al.,[8] a extubação acidental é considerada um evento adverso, no qual a posterior reintubação promove um maior tempo de ventilação mecânica (VM) e prolongamento da permanência na UTI, pois é também considerada um fator de risco para pneumonia associado à ventilação mecânica (PAVM), cujas intervenções de enfermagem são essenciais para a prevenção e a segurança do paciente (Fluxograma 6.2).[21]

Identificar precocemente os pacientes com risco potencial para autoextubação: presença de agitação, ansiedade, *delirium*, dor, desconforto e sedação inapropriada
Se houver necessidade de interromper a sedação, por exemplo, no período de desmame, manter vigilância contínua

↓

Se o paciente estiver desorientado, incapaz de cooperar e houver riscos para a própria segurança, utilizar contenção mecânica apropriada, como faixas protetoras largas e acolchoadas, para evitar lesões causadas por possível estiramento e compressão
Se não houver material apropriado, utilizar atadura de crepe e proteção com algodão ortopédico
(Obs.: para contenção mecânica é necessário protocolo institucional)

↓

Durante o banho no leito ao lateralizar o paciente, manter sua cabeça em posição segura e aproximar o VM e o circuito ventilatório ao paciente evitando trações

↓

Ao transportar o paciente em uso de VM para realização de exames de rotina, a mudança do paciente da cama para a maca é um momento de risco e devem ser tomados cuidados com a estabilidade do dispositivo ventilatório. Para que o circuito do respirador não tracione o dispositivo ventilatório durante a movimentação da maca do tomógrafo e do aparelho de ressonância, é preciso que o respirador fique posicionado próximo ao paciente

↓

A troca de fixação do tubo deve ser realizada por dois profissionais devidamente treinados a fim de manter o TOT estabilizado durante o procedimento

↓

Se mantido sedado, monitorar o nível de sedação do paciente, utilizando-se de meios apropriados (escalas padronizadas na sua instituição ou equipamento de monitoração contínua do eletrocardiograma-índice bispectral)

Fluxograma 6.2 – Distribuição das ações de enfermagem com foco na segurança e prevenção de extubação.
Fonte: Adaptado de Viana, Whitaker et al., 2011; Castellões, 2009.

Considerações finais

A fixação do tubo orotraqueal é uma prática considerada muito importante na assistência ao paciente em ventilação mecânica. Esta técnica, quando realizada corretamente, é capaz de promover uma via aérea pérvia, previne a extubação acidental e proporciona ao paciente conforto e bem-estar durante a internação.

Por fim, é necessária a elaboração de protocolos assistenciais para o posicionamento correto e seguro da prótese ventilatória, de modo a promover, desta maneira, para toda a equipe de enfermagem, uma assistência norteada por competências e conhecimento técnico-científico.

Referências

1. Brasil. Parecer técnico Coren/PR n. 18/2016 – Competência da equipe de enfermagem para fixar e reposicionar cânula endotraqueal após RX [Internet]. 2016. [Acesso em: 22 jun 2020]. Disponível em: www.corenpr.gov.br.
2. Brasil. Lei n. 12.842, de 10 de julho de 2013. Dispõe sobre o exercício da Medicina. 2013. 2013. [Acesso 22 Jun 2020]. Disponível: http://www.planalto.gov.br/CCIVIL_03/_Ato2011-2014/2013/Lei/L12842.htm.
3. Brasil. Resolução Cofen n. 641/2020 [Internet]. 2020. Acesso em: 02 jan 2021. Disponível em: http://www.Cofen.gov.br/resolucao-Cofen-no-641-2020_80392.html.
4. Melo F; Teixeira C; Oliveira R et al. Cuidados de enfermagem ao utente sob ventilação mecânica internado em unidade de terapia intensiva. Rev Enferm Ref. 2014;IV Série(n. 1):55-63. [Acesso em: 22 Jun 2020]. Disponível em: http://www.scielo.mec.pt/pdf/ref/vserIVn1/serIVn1a07.pdf.
5. Gomes GPLA; Rezende AAB; Almeida JD'AP et al. Cuidados de enfermagem dispensados aos pacientes com tubo orotraqueal: avaliação realizada em unidade de terapia intensiva. Rev Enferm UFPE line. 2009;3(4):808. [Acesso em: 22 Jun 2020]. Disponível em: https://www.researchgate.net/publication/49606853_Nursing_care_for_patients_with_orotracheal_tube_evaluation_performed_at_intensive_care_unit.
6. Oliveira LMS; Silva ACG; Barbosa AS et al. Autofix: uma tecnologia para fixação. 2019;10(4):153-8. [Acesso em: 22 Jun 2020]. Disponível em: http://revista.Cofen.gov.br/index.php/enfermagem/article/view/2413/619.
7. Brasil. Orientação fundamentada n. 112/2014. Coren/SP. 2014 p. 3. [Acesso em 24 Jun 2020]. Disponível em: https://portal.coren-sp.gov.br/sites/default/files/Orienta%C3%A7%C3%A3o%20Fundamentada%20-%20112.pdf.
8. Viana RAPP; Whitaker IY et al. Enfermagem em Terapia Intensiva: Práticas e vivências. Artmed: Porto Alegre; 2011. 534 p.
9. Piras C. Placement of Oral Endotracheal Tube Using as Reference the Superior Central Incisors Teeth. Rev Bras Ter Intensiva [Internet]. 2004;40-4. [Acesso em: 25 out 2020]. Disponível em: http://livrozilla.com/doc/678858/posicionamento-do-tubo-orotraqueal-utilizando-se-como.
10. Brasil. Lei n. 7.498, de 25 de junho de 1986. Dispõe sobre a regulamentação do exercício da enfermagem e dá outras providências. 1986;2-4. [Acesso em: 22 Jun 2020]. Disponível em: http://www.planalto.gov.br/ccivil_03/LEIS/L7498.htm.
11. Brasil. Resolução Cofen n. 639/2020, dispõe sobre as competências do enfermeiro no cuidado aos pacientes em ventilação mecânica no ambiente extra e intra-hospitalar. 2020;(639):1-3. [Acesso em: 24 Jun 2020]. Disponível em: http://www.Cofen.gov.br/resolucao-Cofen-no-639-2020_79633.html.
12. Barbas CSV; Ísola AM FA. Diretrizes Brasileiras de Ventilação Mecânica 2013 versão. Assos Med Intensiva Bras. 2013. [Acesso em: 25 Jun 2020]. Disponível em: https://www.amib.org.br/fileadmin/user_upload/amib/2018/junho/15/Diretrizes_Brasileiras_de_Ventilacao_Mecanica_2013_AMIB_SBPT_Arquivo_Eletronico_Oficial.pdf.

13. Owen RL; Cheney FW. Endobronchial Intubation. v. 67, Anesthesiology. 1987. p. 255-6. DOI: 10.1097/00000542-198708000-00019.
14. Roberts JR; Spadafora MCD. Proper depth of placement of nasotracheal tubes in adults prior to radiographic confirmation. Acad Emerg Med. 1997;4(12):1111-4. Doi: 10.1111/j.1553-2712.1997.tb03691.x.
15. Beccaria LM; Tavares TG; Penascho MCB et al. Accidental extubation and damage caused to patients in a teaching hospital. Cuid Enferm. 2018;12(1):11-7. [Acesso em: 22 Jun 2020]. Disponível em: http://www.webfipa.net/facfipa/ner/sumarios/cuidarte/2018v1/11.pdf.
16. Pinto DM; Schons ES; Busanello JCV. Patient safety and the prevention of skin and mucosal lesions associated with airway invasive devices. Rev da Esc Enferm. 2015;49(5):775-82. [Acesso em: 22 Jun 2020]. Disponível em: https://www.scielo.br/pdf/reeusp/v49n5/pt_0080-6234-reeusp-49-05-0775.pdf.
17. Schettino GPP; Antonio M; Reis S et al. III Consenso Brasileiro de Ventilação Mecânica: Noninvasive Mechanical Ventilation with Positive Pressure. RBTI [Internet]. 2007;19(2):246-57. [Acesso em: 22 Jun 2020]. Disponível em: https://www.amib.org.br/fileadmin/user_upload/amib/2018/junho/15/ConsensoVentilacaoMecanica.pdf.
18. Castellões TMFW; da Silva LD. Guideline for nursing care in the prevention of accidental extubation. Rev Bras Enferm. 2007;60(1):106-9. [Acesso em: 22 Jun 2020]. Disponível em: https://www.scielo.br/pdf/reben/v60n1/a21v60n1.pdf.
19. Bouza C; Garcia E; Diaz M et al. Unplanned extubation in orally intubated medical patients in the intensive care unit: A prospective cohort study. Hear Lung J Acute Crit Care. 2007;36(4):270-6. Doi: 10.1016/j.hrtlng.2006.10.002.
20. Lima DM de; Casteli COM; Brunori EHFR et al. Fixação de tubo orotraqueal: tecnologia diferenciada para segurança do paciente. Rev enferm UFPE line [Internet]. 2016;10(5):1812-21. Doi: 10.5205/reuol.6679-58323-1-ED.0811201418.
21. Castellões TMFW; da Silva LD. Nursing interventions for the prevention of accidental extubation. Rev Bras Enferm. 2009;62(4):540-5. Acesso em: 25 nov 2020. Disponível em: https://www.scielo.br/pdf/reben/v62n4/08.pdf.

7

Gestão Clínica de Enfermagem ao Paciente com Traqueostomia

Jéssica dos Santos Souza
Sara Ferreira Sottocornola
Laurindo Pereira de Souza
Fernando Augusto Pinheiro

Destaques

- A maior parte dos pacientes críticos estão em uso de via aérea artificial; logo, necessitam que o enfermeiro tenha conhecimento técnico-científico para o manejo adequado.
- Ao conhecer as principais indicações da traqueostomia para intervir em potenciais complicações, o enfermeiro promove uma assistência segura.
- Manejo adequado do paciente em uso de cânula de traqueostomia e os diversos modelos são competências do enfermeiro.
- A decanulação segura do paciente é parte dos cuidados de enfermagem.

Introdução

Estudos revelam que a maioria dos pacientes que estão sob cuidados intensivos necessitam de uma via aérea artificial (VAA), como resultado de uma insuficiência respiratória aguda ou crônica agudizada. Uma das medidas utilizadas para manter a permeabilidade da via aérea dentro da unidade de terapia intensiva (UTI) é a traqueostomia (TQT).[1,2]

A traqueostomia tem seu nome derivado do grego (*tracheo + stomos*) que consiste na abertura da parede anterior da traqueia por meio de uma cirurgia. Sua recomendação principal ocorre para os casos clínicos em que há o uso prolongado da ventilação mecânica invasiva ou desmame ventilatório difícil. É considerada como um procedimento cirúrgico eletivo, pois, em caráter de urgência para estabilização de uma via aérea, é recomendada a cricotireioideostomia.[2]

O uso de TQT pelo paciente é visto como passível de complicações e situações adversas, as quais podem gerar riscos e agravos à saúde. Desse modo, merece atenção e cuidados específicos da equipe multiprofissional, em especial dos profissionais de enfermagem ao que concerne à manutenção diária.[1]

De acordo com Conselho Federal de Enfermagem (Cofen), na resolução n. 639 de 2020, compete ao enfermeiro a realização e/ou prescrição dos cuidados ao orifício da traqueostomia, a integridade da pele periostomal, e necessita deter conhecimento técnico-científico para realizar a troca da cânula de traqueostomia.[3]

Assim, é imprescindível que o enfermeiro exerça suas atividades com atenção ante o paciente em uso de traqueostomia, de modo a ponderar sobre sua complexidade, a fim de prevenir iatrogenias ou eventos adversos relacionados a sua utilização.

Nesse contexto, o capítulo propõe colaborar com as práticas de enfermagem baseadas em evidências, por meio do desvelar de competências relacionadas à gestão clínica do paciente em uso de traqueostomia.

Traqueostomia

Comumente utilizada na unidade de terapia intensiva, a traqueostomia, embora associada a casos de extubação malsucedida e ventilação mecânica prolongada, existem processos patológicos e condições de emergência que justificam a sua realização.[1,4-6]

A depender da clínica do paciente, a traqueostomia pode ser categorizada como temporária ou permanente. O tempo para a execução não apresenta um senso comum, é considerada precoce a realização em torno do quarto dia de ventilação mecânica e vista como tardia após o sétimo dia de VM, e devem ser analisadas as particularidades de cada paciente.[1,2] Segundo Zanei, a realização da traqueostomia após 10 a 14 dias de VM apresentam os melhores resultados.[1]

A traqueostomia pode ser feita por dois métodos, o cirúrgico ou percutâneo. O método cirúrgico exige que o paciente seja submetido à anestesia geral e vem sendo substituído pelo percutâneo, graças a sua vantagem, como a maior praticidade, pode ser realizado à beira-leito com anestesia local, requer menor recurso (existe *kit* próprio para traqueostomia percutânea), menor cicatriz e reduzido risco de infecção/inflamação. Todavia, o método percutâneo tem como desvantagem o fato de que, caso ocorra um deslocamento acidental da cânula, poderá ocorrer o fechamento do estoma, e no procedimento cirúrgico o orifício permanece acessível[1,6] (Figura 7.1).

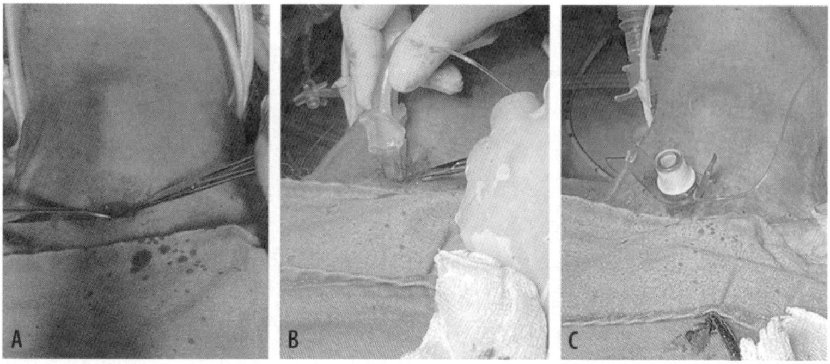

Figura 7.1 – Demonstração da via aérea definitiva por traqueostomia cirúrgica*.
A. Abertura cirúrgica da traqueia; **B.** Inserção da cânula com balonete desinsuflado; **C.** Cânula totalmente inserida.
*Procedimento médico.
Fonte: Acervo da autoria do capítulo, 2021.

Indicações para traqueostomia

A traqueostomia é um procedimento indicada nos casos de:

- Obstrução de via aérea superior, como no trauma de face, em tumores de via aérea alta e grandes queimados, na ocorrência de edema de laringe após cirurgias maxilofaciais ou de via aérea.[1,2]
- Substituição da intubação orotraqueal prolongada (período maior que 7 dias), para promover a proteção da laringe e prevenção da estenose subglótica.[1,2]
- Proteção da via aérea nos casos de incompetência laríngea com broncoaspiração, como nas sequelas neurológicas que podem produzir incoordenação da deglutição e aspiração.[1,2]
- Necessidade de higiene traqueobrônquica em pacientes que apresentem hipersecreção ou tosse ineficaz.[1,2]
- Facilitação da manutenção ou do desmame da ventilação mecânica com pressão positiva prolongada.[1,2]
- Acesso a suporte ventilatório intermitente de longa duração, em geral, pacientes sob cuidados em *home care* que necessitem de suporte com pressão positiva, como nos casos de apneia do sono.[2]

Ainda merece destaque o fato de a traqueostomia ser contraindicada nos casos de queimadura ou trauma na região cervical, bócio, obesidade, coagulopatia, traqueostomia prévia e histórico de cirurgia ou radioterapia na região do pescoço. Nessas circunstâncias, uma avaliação fundamentada deve ser realizada a cerca de sua execução.[1]

Vantagens da traqueostomia

Os principais benefícios da traqueostomia englobam o processo ventilatório como um todo, o conforto e os cuidados de enfermagem promovidos ao paciente.[1,5,7]

As vantagens relacionadas a parte ventilatória incluem a queda na resistência da via aérea e o espaço morto, a diminuição do trabalho respiratório e a necessidade de sedação (o que favorece o desmame ventilatório), o menor risco de decanulação acidental, a redução da incidência de pneumonia associada à ventilação mecânica, a preservação da funcionalidade glótica (o que reduz o risco de aspiração) além de auxiliar na remoção de secreções brônquicas.[1,5,7]

Todavia, a traqueostomia é considerada mais confortável, pois não promove lesões orais como as ocasionadas pelo tubo, e reduz as chances de *delirium,* propicia a mobilização no leito, permite a deglutição, favorece a alimentação oral e contribui para a comunicação por meio de mímica labial ou válvula fonatória. Ademais, facilita a higiene oral e os cuidados de enfermagem, de modo a influenciar, também, na redução do tempo de internação hospitalar e na taxa de mortalidade.[1,5,7]

Assistência de enfermagem para a realização da traqueostomia

Os cuidados de enfermagem iniciam-se com o exame físico e a contribuição do enfermeiro ainda no preparo do paciente para a confecção da traqueostomia.

Preparo do paciente para a confecção da traqueostomia

É imprescindível que os cuidados da enfermagem sejam realizados com exímio, a fim de garantir a segurança do paciente, uma vez que a traqueostomia pode estar suscetível a complicações em momentos críticos como a extubação do paciente durante a retração da cânula, a dessaturação, a ocorrência de hemorragia local, pneumomediastino, pneumotórax, parada cardiorrespiratória(PCR), infecção do estoma, fratura de anéis traqueais, perfuração da parede posterior, isquemia traqueal e fístula traqueoesofágica, condições que podem acometer o paciente traqueostomizado.[2,7]

Consequentemente, o profissional enfermeiro é o responsável por zelar pela preparação do paciente, bem como organizar os materiais e os equipamentos a serem utilizados[1] (Quadro 7.1).

Ao conhecer as potenciais complicações, o enfermeiro desenvolve habilidades e competências para atuar diante das possíveis alterações ao longo do processo na confecção do estoma, uma vez que é fundamental sua participação em toda a cadeia assistencial.

Quadro 7.1 – Cuidados de enfermagem durante a realização da traqueostomia.
▪ Manter o paciente em jejum por 4 a 6 horas antes do procedimento
▪ Realizar o planejamento do transporte intra-hospitalar, caso o procedimento seja realizado no centro cirúrgico
▪ Preparo dos materiais: *Kit* para procedimento estéril (campos, compressas, aventais), máscara, gorro, luvas estéreis, cânulas de traqueostomia descartáveis com *cuff* de diferentes calibres, material para aspiração endotraqueal, seringas e agulhas, fios de sutura e bisturi, ampola de lidocaína a 2% com vasoconstritor, antissépticos, lidocaína gel para lubrificação da cânula, gazes, material cirúrgico próprio (caixa de traqueostomia ou pequena cirurgia) e medicamentos para sedação. Caso seja realizado traqueostomia percutânea, providenciar *Kit* específico (cânula especial com dilatadores) e material para broncoscopia
▪ Manter o paciente em decúbito dorsal e posicionar coxim sob a linha dos ombros a fim de se obter a extensão cervical
▪ Manter a FiO_2 do ventilador a 100% antes e durante o procedimento
▪ Monitorar com atenção a saturação de oxigênio, pressão arterial e frequência cardíaca durante o procedimento
▪ Permanecer próximo ao leito, pois durante a troca do tubo endotraqueal pela traqueostomia, é necessário auxiliar o profissional médico em casos de antissepsia local, abertura de materiais estéreis, readaptação do circuito do ventilador e atendimento de possíveis intercorrências

Fonte: Zanei, 2020; Tedde et al., 2016.

Cuidados de enfermagem com o paciente traqueostomizado

Após a traqueostomia, algumas ações devem ser realizadas, e uma das principais é a imediata fixação da cânula, um cuidado que impede o deslocamento e previne o colapso do estoma, que pode ocorrer dentro das primeiras 72 horas. Ainda compete ao enfermeiro observar a presença de sangramento, o surgimento de edema local ou de enfisema subcutâneo, além de avaliar a existência de desconforto respiratório.[1-3,8,9]

O enfermeiro também deve realizar a prescrição dos cuidados para o manejo do paciente traqueostomizado, conforme sugerido no Quadro 7.2.

Quadro 7.2 – Manejo de enfermagem ao paciente traqueostomizado. (*Continua*)
▪ Manter decúbito entre 30 e 45° graus
▪ Lavar as mãos antes de manusear a cânula
▪ Manusear a traqueostomia com técnica asséptica e realizar curativo com solução fisiológica 3 ou 4 vezes ao dia, ou de acordo com necessidade
▪ Manter a região periestoma limpa e seca, para evitar maceração da pele
▪ Utilizar película protetora sem adição de antibióticos ao redor do estoma, para proteção da pele
▪ Realizar a troca da fixação conforme necessidade, de modo a ajustar de forma firme e confortável. Atenção para não fixar muito apertado e fazer o garroteamento de jugulares
▪ Atentar-se ao padrão e surgimento de desconforto respiratório
▪ Realizar ausculta pulmonar em busca de anormalidades

Quadro 7.2 – Manejo de enfermagem ao paciente traqueostomizado. (*Continuação*)
▪ Verificar a pressão do *cuff* a cada 6 a 8 horas
▪ Realizar higiene oral conforme protocolo institucional
▪ Avaliar a necessidade e efetuar a aspiração traqueal de acordo com recomendação para a aspiração da cânula orotraqueal. Utilizar sistema fechado quando FiO_2 ou PEEP elevada
▪ Assegurar que a cânula, circuitos da ventilação mecânica e o sistema de nebulização permaneçam na linha média, a fim de evitar o deslocamento da cânula ou lesão em parede traqueal
▪ Manter umidificação contínua com umidificador convencional ou filtro trocador de calor e umidade
▪ Estar atento a deglutição, queixa de dor local, sinais de infecção, sangramento, obstrução, enfisema subcutâneo e secreção excessiva perístoma
▪ Avaliar e desinsuflar o *cuff* em pacientes com ventilação espontânea
▪ Possibilitar a comunicação por escrita, mímica labial ou válvula fonatória em pacientes conscientes
▪ Realizar a troca da cânula entre 7, 14, 30 dias, e levar em consideração que a primeira troca seja realizada por um profissional com experiência
▪ Realizar a troca da cânula interna diariamente nos casos das cânulas metálicas, conforme protocolo institucional

Fonte: Zanei, 2020; Tedde et al., 2016; Coren-DF, 2010; Lopes et al., 2019; Myatt, 2015.

Critérios de decisão para a retirada da cânula de traqueostomia

A retirada da cânula de traqueostomia (decanulação) pode ser executada na UTI, como também em enfermarias e ambulatórios. Entretanto, a decisão para a decanulação deve ser tomada por uma equipe multidisciplinar composta, no mínimo, pelos profissionais: médico, enfermeiro, fonoaudiólogo, nutricionista e fisioterapeuta, e cada membro terá sua participação em diferentes etapas do processo, o que pode, assim, elevar as taxas de sucesso do procedimento.[9]

Não existe um consenso sobre as etapas a serem seguidas para a decanulação; no geral, são levados em consideração critérios como a ausência de quadro séptico ativo, os valores adequados da gasometria, a não dependência de umidificação e ventilação mecânica, a avaliação prévia da deglutição, a existência de tosse eficaz e voluntária, o manejo de secreções e o fato do paciente estar traqueostomizado há pelo menos 7 dias.[10] No entanto, os parâmetros hemodinâmicos são importantes marcadores para o processo de decanulação e também devem ser considerados, conforme mencionados no Quadro 7.3.

Ainda deve fazer parte do processo e dos cuidados a desinsuflação do *cuff* e a manutenção da permeabilidade das vias aéreas. Estudos associam a desinsuflação do *cuff*, o treino da musculatura inspiratória, a estimulação da deglutição e a tosse como os principais responsáveis pela redução do tempo de decanulação. É certo, que faz parte do processo o período que o paciente tem tolerância para ficar com o *cuff* desinsuflado e sem o uso da ventilação, além da quantidade de secreção produzida e o seu adequado manejo.[10-12]

Quadro 7.3 – Critérios e parâmetros elegíveis para o processo de decanulação.

Parâmetros	Sinais de tolerância para o processo de decanulação
Nível de consciência	Alerta, colaborativo e responsivo
Frequência cardíaca	< 140 bpm
Temperatura	< 38 °C
Frequência respiratória	< 20 rpm
$SapO_2$	> 90% em ar ambiente

Fonte: Medeiros et al., 2019.

Com o intuito de avaliar a passagem de ar pelas pregas vocais e a permeabilidade de vias aéreas, é necessário promover o teste do tempo de oclusão da traqueia antes da decanulação. O teste pode ser realizado com o dedo enluvado, com uma válvula de fala ou com o embolo da seringa por um tempo estimado de 5 minutos, de modo a manter os sinais vitais monitorados e estáveis. Ocluído de forma positiva e sem sinais de obstrução da via aérea, o tempo de oclusão pode se estender por até 48 horas; caso não ocorra a tolerância, a opção é utilizar uma conduta mais conservadora, e optar por períodos menores de oclusão, visto que não há consenso sobre qual seria o tempo indicado.[10,11]

Outras alternativas para prover o processo de decanulação seriam a avaliação da deglutição e permeabilidade das vias aéreas,[10,11] ou ainda o uso da válvula de fala e a troca da cânula de traqueostomia por de menor calibre.

Devemos lembrar que existem diferentes tipos de cânulas para traqueostomia: a cânula de PVC com balonete, a cânula de PVC sem balonete e a cânula metálica (Figura 7.2).

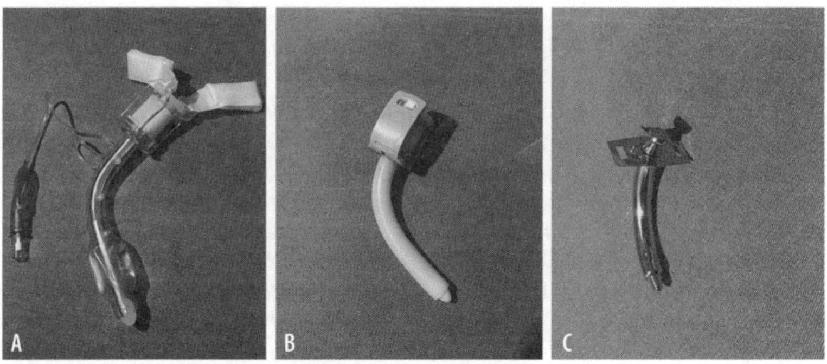

Figura 7.2 – Distribuição de alguns tipos de cânulas de traqueostomia.
A. Cânula de PVC com balonete; **B.** Cânula de PVC sem balonete; **C.** Cânula metálica.
Fonte: Acervo da autoria do capítulo, 2021.

Independentemente do modelo da cânula ou ainda da técnica utilizada, devem ser consideradas as particularidades de cada paciente, pois condições como gênero masculino, presença de traumas faciais e queimaduras, existência de broncopneumonia, aumento de secreção, uso da ventilação mecânica prolongada, aspiração silenciosa de saliva, ausência de deglutição, alteração na sensibilidade laríngea, tosse ineficaz, idade superior a 60 anos, necessidade frequente de aspiração, presença de estenose traqueal, tempo de traqueostomia, disfagia, pH baixo e PaO_2 elevada são considerados fatores que interferem negativamente no processo de decanulação.[10,11] Tais condições exigem dos profissionais envolvidos um elevado grau de diligência, a fim de garantir o sucesso no processo de decanulação.

Após a retirada da cânula, é realizado um curativo oclusivo no estoma, para garantir a respiração espontânea pela via aérea superior.[13] O curativo deve ser mantido limpo e com cobertura seca, sendo avaliada continuamente a necessidade de troca, além de permanecer o ósteo/estoma ocluído até sua cicatrização.[14]

Considerações finais

O manejo do paciente em uso de traqueostomia é um desafio diário para o enfermeiro na unidade de terapia intensiva, pois esse profissional necessita desenvolver competências e habilidades para a promoção do cuidado seguro. Consequentemente, o enfermeiro deve dispor de *expertise* técnica e científica para conhecer e reconhecer as particularidades que envolvem as práticas no manejo do paciente traqueostomizado, a fim de elaborar estratégias que assegurem o bem-estar, a segurança e a qualidade dos cuidados oferecidos por toda a equipe de enfermagem.

Referências

1. Zanei SSV. Cuidados aos pacientes com vias aéreas artificiais. *In:* Viana RAPP; Whitaker IY; Zanei SSV (org.) Enfermagem em terapia intensiva práticas e vivências. 2. ed. Porto Alegre: Artmed; 2020. p. 288-301.
2. Tedde ML; Bub RF; Filho L de OA. Traqueostomia aberta e percutânea. *In:* Knobel E (org.). Condultas no paciente grave. 4. ed. Rio de Janeiro: Atheneu; 2016. p. 879-84.
3. Conselho Regional de Enfermagem do Distrito Federal – Coren-DF n. 029/2010 Competência do enfermeiro na realização de troca de cânula de traqueostomia (externa e interna) no ambiente hospitalar e extra-hospitalar. Coren [Internet]. 2010; (0292010):1-4. Disponível em: https://www.coren-df.gov.br/site/no-0292010-competencia-do-enfermeiro-na-realizacao-de-troca-de-canula-de-traqueostomia-externa-e-interna-no-ambiente-hospitalar-e-extra-hospitalar/.
4. McPherson JD. Modalidades de cuidados respiratórios. *In:* Hinkle JL; Cheever; KH (org.). Brunner e Suddarth: tratado de enfermagem médico-cirúrgica. 13. ed. Rio de Janeiro: Guanabara Koogan; 2016. p. 816-86.
5. Trouillet JL; Collange O; Belafia F et al. Traqueotomia na unidade de terapia intensiva: orientações de um painel de especialistas francês. SpringerOpen [Internet]. 2018;

8(37):1-58. Disponível em: https://annalsofintensivecare.springeropen.com/articles/10.1186/s13613-018-0381-y.

6. Patton J. Tracheostomy care. Br J Nurs. 2019;28(16):1060-2.
7. Góes RSS de; Silva SOP da; Lima CB de. Traqueostomia na unidade de terapia intensiva: visão do enfermeiro. Temas da saúde [Internet]. 2017;17:228-41. Disponível em: http://temasemsaude.com/wp-content/uploads/2018/01/17416.pdf
8. Lopes da Costa EC; Furtado Rodrigues C; Gomes Matias J et al. Cuidados para a prevenção de complicações em pacientes traqueostomizados. J Nurs UFPE/Rev Enferm UFPE [Internet]. 2019;13(1):169-78. Disponível em: http://search.ebscohost.com/login.aspx?direct=true&db=ccm&AN=134018764&site=ehost-live
9. Myatt R. Nursing care of patients with a temporary tracheostomy. Nurs Stand. 2015; 29(26):42-9.
10. Silvana HC, Helena GR, Verena L, Rocio GM do, Celso S, Rosane S. Proposta de protocolo para decanulação realizada por equipe multidisciplinar. Tuiuti Ciência e Cult. 2016;52:11-8.
11. Medeiros GC, Sassi FC, Lirani-Silva C, de Andrade CRF. Critérios para decanulação da traqueostomia: revisão de literatura. Codas. 2019;31(6):1-9.
12. Mendes F; Ranea P; Oliveira ACT. Protocolo de desmame e decanulação de traqueostomia. Rev unilus Ensino e Pesqui [Internet]. 2013;10(20):01-12. Disponível em: http://revista.lusiada.br/index.php/ruep/article/viewFile/100/u2013v10n20e69.
13. Côrte MMD da; Vicente LCC; Friche AA de L. Decanulação: indicadores sociodemográficos, clínicos e fonoaudiológicos preditivos de sucesso. Audiol – Commun Res. 2019; 24:1-9.
14. Lages ACR; Vieira GF; Sobrinho MS et al. Protocolo de Cuidados e Procedimentos desde a Realização da Traqueostomia até a Decanulação de Pacientes Traqueostomizados. Rev Trab Acadêmicos – Universo Belo Horiz [Internet]. 2017;1(2):3914. Disponível em: http://revista.universo.edu.br/index.php?journal=3universobelohorizonte3&page=article&op=view&path%5B%5D=3914.

8

Cuidados de Enfermagem na Monitorização da Pressão do Balonete (*Cuff*)

Laurindo Pereira de Souza
Helizandra Simoneti Bianchini Romanholo
Renata Andréa Pietro Pereira Viana

Destaques

- O valor médio fisiológico da pressão de perfusão sanguínea (PPS) traqueal corresponde a 25 a 35 mmHg ou a 20 a 30 cmH_2O.
- A pressão do *cuff* acima de 30 cmH_2O reduz o fluxo sanguíneo na parte anterolateral da traqueia. Pressão superior a 50 cmH_2O causa obstrução da circulação capilar e provoca isquemia tecidual.
- É recomendado que a cada mudança de decúbito (ou qualquer mudança no posicionamento do paciente) seja mensurada a pressão do *cuff*.

Introdução

Nos últimos anos, a monitorização do paciente crítico na unidade de terapia intensiva (UTI) tem se tornado uma das ferramentas essenciais para a promoção da segurança do paciente.

Merece destaque, o fato de que em média, 40% dos pacientes admitidos na unidade de terapia intensiva serão candidatos a intubação,[1] tornando imperativo que o enfermeiro avalie e sistematize todos os cuidados relacionados a intubação endotraqueal junto a equipe multiprofissional, prevenindo possíveis complicações.

Ofertar cuidados norteado por evidências científicas, reduz as chances de infecções ao paciente crítico, onde a complexidade clínica (por conta dos inúmeros procedimentos), pode elevar o risco.[1,2] Vale lembrar que a taxa de mortalidade é maior nos pacientes infectados e pode resultar em um aumento do tempo de hospitalização e na elevação dos custos relacionados à assistência.[1]

Por isso, ao pensarmos em ventilação mecânica, é recomendado ao enfermeiro um olhar criterioso para todo o cenário, onde a necessidade em manter o tubo orotraqueal firme e centralizado com um fixador adesivo ou cadarço (para que ocorra uma distribuição homogênea da pressão do balonete na traqueia) é crucial. Atenção especial também para a prevenção de lesões na cavidade oral, em comissura labial e na face do paciente.[2,3]

Sugerimos ainda, que o enfermeiro realize uma avaliação contínua da prótese ventilatória (termo aplicado aos pacientes que fazem uso do tubo endotraqueal/orotraqueal ou traqueostomia) desde o momento da intubação, passando pela confirmação do adequado posicionamento, por meio de imagem radiográfica, até o momento da retirada do ventilador.

Como medida de segurança, o posicionamento adequado da prótese ventilatória deve seguir a gradação numérica do tubo em relação aos dentes incisivos e a comissura labial, e o tracionamento necessita ser evitado para prevenir uma possível extubação não planejada.

Ainda como cuidado, o enfermeiro deve manter a extensão do *cuff* fora da fixação da cânula, evitando o rompimento e até mesmo o corte acidental no momento da troca do fixador.

A segurança do paciente frente a ventilação mecânica depende do olhar acurado do enfermeiro, por isso, desvelar um cuidado seguro depende da sequência de ações que desenhamos aos nossos pacientes de maneira individualizada.

Monitorização da pressão do balonete (*cuff*)

A necessidade de intubação traqueal por mais de vinte e quatro horas pode desenvolver um certo grau de sofrimento para a mucosa laringotraqueal. Assim, quando o paciente recebe uma prótese ventilatória (seja tubo endotraqueal ou traqueostomia), a pressão do balonete (*cuff*) é transmitida de forma direta à mucosa traqueal.[4]

Para evitar lesões na mucosa da traqueia, é imperativo a mensuração da pressão do *cuff*, procedimento realizado por meio de um aparelho chamado "cuffômetro".

O medidor de pressão do balonete ou cuffômetro (Figura 8.1) é um aparelho analógico ou artesanal que oferece de maneira simples, segura e rápida, a mensuração e o controle da pressão do tubo orotraqueal.

Composto por um manômetro com cabo (empunhadura) para leitura da pressão que varia de 0 a 120 cm/H_2O, o cuffômetro analógico é conectado ao tubo endotraqueal por meio de um cilindro plástico de diâmetro e engate próprios, permitindo a aferição exata da pressão interna do balonete, posicionando adequadamente a traqueia e prevenindo a pressão exagerada.

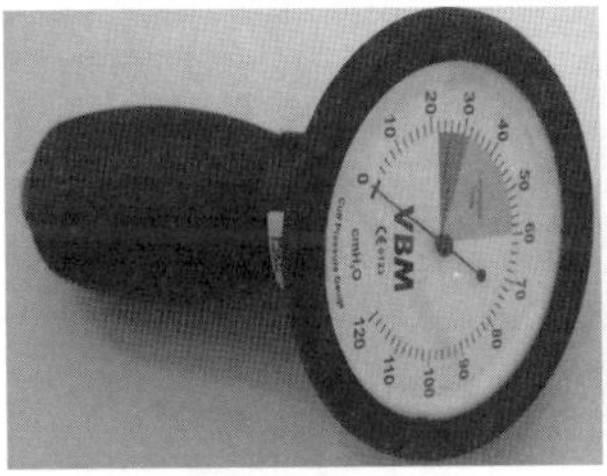

Cuffômetro analógico

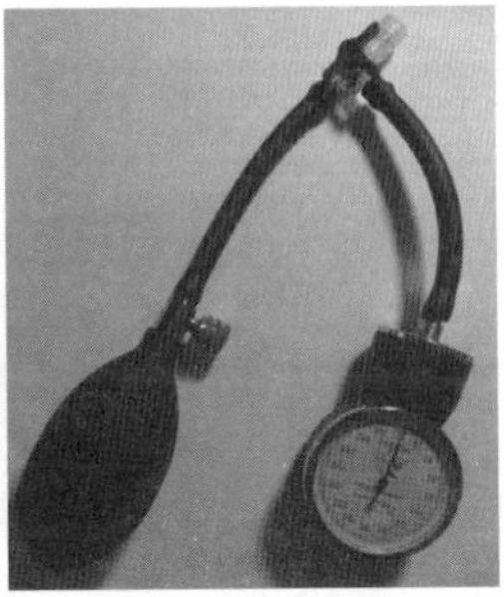

Cuffômetro artesanal

Figura 8.1 – Dispositivos utilizados para a mensuração da pressão do balonete/cuffômetro nos modelos analógico e artesanal.
Fonte: Acervo da autoria do capítulo.

O cuffômetro artesanal pode ser confeccionado por qualquer profissional da saúde. Com um custo acessível, sua aplicabilidade ocorre em muitas das vezes em instituições de recursos escassos (onde as unidades hospitalares encaminham o paciente para a UTI com a pressão acima de 45 mmHg, pela falta de equipamento para mensurar a pressão do *cuff* ou até mesmo por desconhecimento dos benefícios desta técnica). Por isso, a confecção do cuffômetro artesanal, é extremamanete importante, pois com pouco recurso e baixo custo, pode ser evitada as altas pressões em região traqueal.

A pressão de perfusão sanguínea (PPS) traqueal fisiológica está entre 25 e 35 mmHg ou entre 20 e 30 cmH_2O. Valores acima do fisiológico expõem o paciente ao risco de desenvolver lesões como isquemia dos vasos e alterações da mucosa traqueal, caracterizadas por edema celular, perda de cílios e descamação do epitélio;[4] enquanto a baixa pressão, além de não garantir a vedação da traqueia, pode acarretar broncoaspiração e na oferta de volume inadequado.

Com relação ao controle e a manutenção da pressão do balonete da prótese traqueal, a mesma deve ser mantida entre 18 e 22 mmHg ou 25 e 30 cmH_2O, com a finalidade de prevenir vazamentos e a compressão excessiva da mucosa traqueal. Também deve ser evitar pressão maior que 22 mmHg ou 30 cmH_2O; sendo fundamental mensurar a pressão do balonete no mínimo quatro vezes ao dia e antes de realizar a higiene bucal e corporal.[2,4-7]

Diante das bases legais, o enfermeiro é o responsável pelo cuidado direto de enfermagem ao paciente grave. Nesse sentido, a Resolução do Conselho Federal de Enfermagem (Cofen) n. 639 legitima as competências na ventilação mecânica e descreve em seu artigo 3º item 1, que a monitorização da pressão do *cuff* é de competência do profissional enfermeiro.[8]

Frente aos cuidados, a mudança de decúbito ou qualquer medida que implique na alteração do posicionamento corporal do paciente entubado, está diretamente relacionada à alteração da pressão do *cuff*. Por isso, para evitar lesão de traqueia, a pressão do tubo endotraqueal deve ser mensurada após qualquer mudança de posicionamento e ajustada conforme recomendado.[7]

Pesquisadores afirmam que a pressão acima de 30 cmH_2O reduz o fluxo sanguíneo na parte anterolateral da traqueia, enquanto pressões superiores a 50 cmH_2O causam obstrução da circulação sanguínea capilar, provocando lesão traqueal[9] (Figura 8.2).

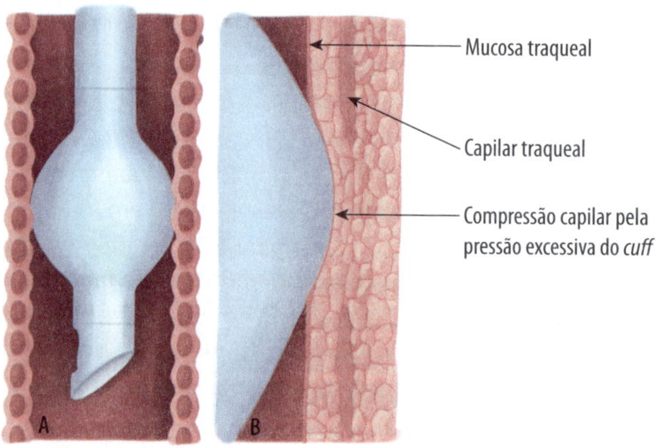

Figura 8.2 – Apresentação do mecanismo potencial para lesão de perfusão da mucosa traqueal secundária à hiperinsuflação do balonete da prótese ventilatória.
A. Balonete com pressão adequada; **B.** Balonete com pressão excessiva.
Fonte: Adaptada de Sultan et al., 2011.

Finalmente, salientamos o fato de que as lesões geradas por insuflação excessiva do *cuff* incluem a ruptura traqueal, a necrose e a estenose, além de fístula traqueoesofágica e paralisia do nervo laríngeo.[10] Por tudo isso, afirmamos que competência, habilidade e o protagonismo do enfermeiro, fazem toda a diferença ao paciente em ventilação mecânica, principalmente frente a monitorização da pressão do balonete (*cuff)*.

Considerações finais

A monitorização da pressão do balonete na prótese ventilatória (*cuff)* do tubo endotraqueal ou da traqueostomia, é considerada uma boa prática e requer por parte da equipe treinamento e habilidade.

Ações simples e o cuidado norteado por evidências científicas previnem infecções ou complicações que podem causar danos irreversíveis ao paciente. Por isso, o enfermeiro deve sempre estar atento a qualquer alteração, somando esforços com o time multiprofissional para a melhor assistência.

Referências

1. Giusti GD; Rogari C; Gili A et al. Cuff pressure monitoring by manual palpation in intubated patients: How accurate is it? A manikin simulation study. Aust Crit Care. 2017;30(4):234-238. doi:10.1016/j.aucc.2016.10.001.
2. Barbas CSV; Ísola AM; De Farias AMC et al. Brazilian recommendations of mechanical ventilation 2013. Rev Bras Ter Intensiva. 2014;26(3):215-39.
3. Brasil. Agência Nacional de Vigilância Sanitária Medidas de Prevenção de Infecção Relacionada à Assistência à Saúde. Brasília: Anvisa. [Internet] 2017. [acesso em 2022 Jul 27]. Disponível em: http://portal.anvisa.gov.br/documents/33852/3507912/Caderno+4+-+Medidas+de+Preven%C3%A7%C3%A3o+de+Infec%C3%A7%C3%A3o+Relacionada+%C3%A0+Assist%C3%AAncia+%C3%A0+Sa%C3%BAde/a3f23dfb-2c54-4e64-881c-fccf9220c373.
4. Barbosa PMK; Santos BMO. Alterações morfológicas em traqueias de pacientes intubados em função do tempo de intubação. Rev Latinoam Enferm. 2003;11(6):727-33.
5. Santos C; Nascimento Eliane RP; Hermida PMV et al. Boas práticas de enfermagem a pacientes em ventilação mecânica invasiva na emergência hospitalar. Esc. Anna Nery [Internet]. 2020 [cited 2022 Jul 27]; 24(2): e20190300. Disponível em: http://www.scielo.br/scielo.php?script=sci_arttext&pid=S1414-81452020000200219&lng=en. Epub Mar 02, 2020. http://dx.doi.org/10.1590/2177-9465-ean-2019-0300.
6. Cruz JRM; Martins MDS. Pneumonia associada à ventilação mecânica invasiva: cuidados de enfermagem. Rev Enf Ref. 2019. mar;serIV(20):87-96. http://dx.doi.org/10.12707/RIV18035.
7. Okgun Alcan A et al. Effect of patient position on endotracheal cuff pressure in mechanically ventilated critically ill patients. Aust Crit Care (2016), http://dx.doi.org/10.1016/j.aucc.2016.11.006.
8. Brasil. Resolução Cofen n. 639/2020. Dispõe sobre as competências do Enfermeiro no cuidado aos pacientes em ventilação mecânica no ambiente extra e intra-hospitalar. [Internet].2020. [Acesso 30 Ago 2020]. Disponível em: http://www.cofen.gov.br/resolucao-cofen-no-639-2020_79633.html.
9. Sultan P; Carvalho B; Rose BO et al. Endotracheal tube cuff pressure monitoring: a review of the evidence. J Perioper Pract. 2011; 21: 379-387. https://doi.org/10.1177/175045891102101103.
10. Jordan PJ; Van Rooyen D; Venter D. Endotracheal tube cuff pressure management in adult critical care units. Southern African Journal of Critical Care, [Sl], v. 28, n. 1, p. 15-19, jul. 2012. Disponível em: <http://www.sajcc.org.za/index.php/SAJCC/article/view/129>. Data de acesso: 22 de mai. 2021. Doi: 10.7196/SAJCC.129.

9

Gestão Clínica de Enfermagem como Critério para Aspiração de Via Aérea Superior e Inferior no Paciente em Ventilação Mecânica

Eldya Flávia Ramos
Fernando Augusto Pinheiro
Renata Andréa Pietro Pereira Viana

Destaques

- Paciente submetido à ventilação mecânica invasiva (VMI) apresenta retenção e acúmulo de secreção traqueobrônquica.
- A aspiração traqueobrônquica é um procedimento de competência do enfermeiro.
- O procedimento de aspiração expõe-nos a sérios riscos, devendo ser realizado cuidadosamente e criteriosamente, para prevenir complicações.
- É fundamental saber escolher o dispositivo de aspiração de acordo com a necessidade de cada doente.

Introdução

A ventilação mecânica (VM) consiste na substituição total ou parcial da atividade ventilatória no paciente incapaz de realizar a troca gasosa de maneira espontânea, ou seja, é um método artificial e substitutivo para a respiração fisiológica.[1]

Consequentemente, a terapia ventilatória é criteriosa e está indicada nos casos de insuficiência respiratória aguda ou crônica, nas alterações do nível de consciência com falha do centro respiratório, em doenças neuromusculares, ao paciente que apresente resistência aumentada das vias aéreas ou obstrução grave, no excessivo esforço respiratório com risco de fadiga, nas disfunções neurológicas, em quadros de instabilidade hemodinâmica ou ainda em qualquer condição que promova troca de gases prejudicada.[2,3]

O intercâmbio gasoso pode ocorrer por meio da ventilação invasiva ou não invasiva, com o objetivo de minimizar o esforço respiratório, revertendo ou prevenindo a fadiga da musculatura, reduzindo o consumo de oxigênio e permitindo a aplicação de um plano terapêutico específico para cada paciente.[1-3]

Pacientes em ventilação mecânica invasiva fazem uso de tubo orotraqueal (TOT) ou de traqueostomia (TQT) e sofrem com a formação e a aglomeração de secreção brônquica nas vias aéreas. Tanto o TOT quanto a TQT, impedem o fechamento da glote, promovendo a incapacidade do aparelho mucociliar e repercutindo na perda dos mecanismos de defesa do sistema respiratório como a filtração, a umidificação, o aquecimento do ar e o reflexo de tosse; favorecendo assim o acúmulo de secreção.[4,5]

Neste cenário, uma forma de minimizar e até mesmo solucionar as possíveis complicações geradas pelo excesso de secreção é através da aspiração traqueal. Por isso, este capítulo tem como objetivo, apresentar os critérios para a realização segura deste procedimento.

Aspiração de via aérea superior e inferior de paciente em ventilação mecânica

A aspiração é definida como o movimento de fluidos e gases por meio do gradiente de pressão nas vias aéreas, sendo um procedimento realizado para auxiliar o paciente que não consegue eliminar a secreção de maneira expontânea.[5] A prescrição do procedimento no rol da enfermagem deve ser realizada pelo enfermeiro(a).

Alguns equipamentos serão necessários para a realização da aspiração, como por exemplo, o equipamento de proteção individual para o profissional e a escolha do sistema de aspiração, que pode ser um sistema aberto ou fechado (Figura 9.1).

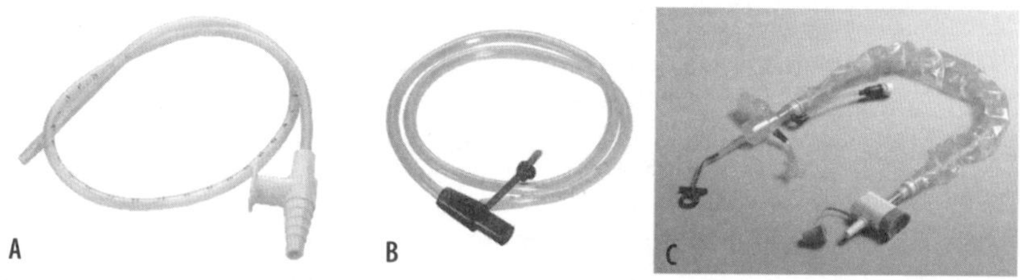

Figura 9.1 – Sistema aberto e sistema fechado para a realização do procedimento de aspiração endotraqueal. **A.** Sistema aberto com válvula; **B.** Sistema aberto convencional; **C.** Sistema fechado.
Fonte: Acervo da autoria do capítulo, 2022.

Independente do sistema utilizado pelo profissional, a aspiração endotraqueal (AET) é um importante e eficiente procedimento de remoção das secreções acumuladas também na prótese ventilatória.[5,6]

Considerando a necessidade e os benefícios ao paciente em ventilação mecânica, é possível o enfermeiro realizar a remoção de secreções por meio da aspiração nasotraqueal, orotraqueal e endotraqueal[7] (Quadro 9.1).

Quadro 9.1 – Tipo de técnica e justificativa para a aspiração do paciente em ventilação mecânica.

Item	Tipo de técnica	Justificativa
1	Aspiração nasotraqueal	Consiste na introdução de uma sonda através da narina com o objetivo de chegar até a laringe e promover um reflexo de tosse, expelindo a secreção pulmonar ou atravessá-la, alcançando as secreções traqueobrônquicas
2	Aspiração orotraqueal	Ocorre através da introdução da sonda de aspiração pela cavidade oral, com o intuito de alcançar a traqueia e atingir as secreções alocadas. Deve ser realizada com cautela devido ao risco de estímulo vagal e possível lesão na bifurcação traqueal (Carina)
3	Aspiração endotraqueal	Técnica totalmente estéril e realizada por meio do sistema aberto ou fechado de aspiração. Ocorre a inserção da sonda pelo TOT ou TQT, removendo a secreção na traqueia e promovendo a permeabilidade das vias aéreas, auxiliando na prevenção de infecções, favorecendo as trocas gasosas e abrandando a função pulmonar

Fonte: Martins et al., 2014.

Apesar dos benefícios, a aspiração de vias aéreas pode promover iatrogenias[6] e ao enfermeiro compete reconhecer as causas do desconforto respiratório e as limitações dos modos ventilatórios, além de proporcionar atendimento de alta qualidade com o reconhecimento imediato dos problemas e o desenvolvimento de ações corretas.[6,7]

Por isso, é indispensável uma avaliação criteriosa para determinar a carência de cada paciente, onde as técnicas semiológicas como a inspeção, a percussão torácica, a ausculta pulmonar e a observação da presença de secreção, são fundamentais para o cuidado seguro, humanizado e individualizado.

Finalmente, a tomada de decisão para a realização ou não do procedimento deve ocorrer norteada pelo conhecimento científico e técnico de cada profissional, priorizando sempre a segurança do paciente, bem como qualidade da assistência.[8]

Diferentes sistemas de aspiração e cuidados de enfermagem

Conforme mencionado neste capítulo, existem duas maneiras para realizar a aspiração no paciente sob ventilação mecânica, podendo ser a aspiração por sistema aberto (ASA) ou a aspiração por sistema fechado (ASF).[7]

O sistema aberto é o mais tradicional e utilizado. Realizado com técnica asséptica, através da introdução de uma sonda estéril de Policloreto de Vinila (PVC), cilíndrica, oca, transparente de paredes finas e flexíveis, com ponta arredondada e aberta. A sonda apresenta em uma extremidade dois orifícios laterais e na outra um conector padrão que deve ser ligado a rede com sucção ou pressão negativa. Este artefato possui em média 50 cm de comprimento e calibre variado com numeração de 04, 06, 08, 10 para o uso infantil e 12, 14, 16, 18, 20, 22 e 24 para o adulto.

Ao utilizar a ASA, para que a sonda seja passada pelo (TOT ou TQT) é necessário a desconexão da ventilação mecânica, podendo acarretar complicações graves ao paciente, uma vez que o ato de "desconectar" o ventilador pode promover importantes alterações, principalmente aos doentes submetidos a pressão final expiratória positiva (PEEP) e fração inspirada de oxigênio (FiO_2) elevada.[5,6] Este tipo de aspiração, embora bastante utilizada, está associada a complicações como arritmia cardíaca, aumento da pressão intracraniana, instabilidade hemodinâmica e alteração da saturação de oxigênio.[4,5]

Já o sistema fechado (ASF) é composto por sonda atraumática, envolta em luva de PVC siliconizada. A sonda, graduada em centímetros e com marcações diferenciadas por cores, permite saber com precisão até onde deve ser introduzida, prevenindo lesões.

As conexões apresentam duplo giro, evitando o tracionamento do circuito e do tubo durante a manipulação do paciente, minimizando desta forma, o risco de desconexão acidental. O visualizador de passagem permite a avaliação da secreção e existe uma válvula para controle de vácuo com trava e tampa protetora. A via de instalação conta com uma válvula antirrefluxo para fluidificação das secreções e limpeza interna da sonda e conexão, onde também pode ser realizada a aplicação de medicamentos por aerossol sem a necessidade de desconexão da sonda.

Disponível nos tamanhos 6 FR, 8 FR, 10 FR (para traqueostomia), 12 FR, 14 FR e 16 FR, o sistema fechado garante a não interrupção da ventilação mecânica durante a aspiração, resultando em menor risco de arritmias e contaminação.[9]

A decisão para a escolha entre um ou outro sistema de aspiração, requer análise do impacto ao quadro clínico do paciente, a indicação e contraindicação de seus fabricantes, bem como a decisão evidenciada pelo conhecimento científico do profissional que irá realizar o procedimento (Quadro 9.2).

Quadro 9.2 – Descrição da técnica de aspiração no sistema aberto (ASA) e no sistema fechado (ASF).

ASA	ASF
Consiste em desconectar o paciente do ventilador mecânico e introduzir uma sonda de aspiração (com calibre adequado) na via aérea, conectada a um sistema de vácuo e promover a aspiração de secreções	Um cateter é conectado ao tubo endotraqueal e no circuito do ventilador mecânico. Neste modelo, não há necessidade de desconectar o paciente para aspiração

Fonte: Martins et al., 2014.

Também deve influenciar na escolha de qual sistema utilizar, os riscos relacionados às complicações como a Pneumonia Associada à Ventilação Mecânica (PAVM), uma infecção do trato respiratório oriunda de microrganismos resistentes.[9]

Um recente estudo apontou que quando comparados os métodos (ASA e ASF), o uso do sistema fechado demonstrou uma redução na PAVM e diminuição da hipoxemia associada à aspiração, sem prejuízos hemodinâmicos ao paciente.[10]

Na terapia intensiva, a enfermagem exerce um papel importante frente ao processo decisório na ventilação mecânica. Por isso, o processo de enfermagem (PE) garante uma assistência ordenada de acordo com as cinco etapas: coleta de dados, diagnóstico de enfermagem, planejamento de ações, intervenção de enfermagem e avaliação dos resultados.

A Resolução do Conselho Federal de Enfermagem (Cofen) n. 557/2017,[11] que "Normatiza a atuação da equipe de enfermagem no procedimento de aspiração de vias aéreas", traz em seu Art. 2º:

> "Os pacientes graves, submetidos a intubação orotraqueal ou traqueostomia, em unidades de emergência, de internação intensiva, semi-intensiva ou intermediárias, ou demais unidades da assistência, deverão ter suas vias aéreas privativamente aspiradas por profissional Enfermeiro, conforme dispõe a Lei do Exercício Profissional da Enfermagem."

No cenário dos cuidados, a aspiração traqueal deve ser feita com uma pressão de sucção adequada, para liberar de forma segura as secreções pulmonares, prevenindo complicações como os traumas na mucosa traqueal, o laringoespasmo, a hipoxemia, a broncoconstrição, a atelectasia, a infecção pulmonar, a hipertensão arterial sistêmica, a arritmia cardíaca, a parada cardiorrespiratória, a elevação da pressão intracraniana, a dor e a ansiedade. É um procedimento que deve ser realizado com critério que justifique a sua execução.[8]

É recomendado que a pressão aplicada esteja entre 80 e 120 mmHg e a sonda de aspiração (sistema aberto) deve ser escolhida de acordo com o tamanho do tubo endotraqueal ou traqueostomia. Para tal, a fórmula (tamanho do tubo em milímetro *(mm)* – 2) × 2 auxilia na escolha.[11]

Exemplo

Paciente em ventilação mecânica em uso de tubo orotraqueal ou cânula de traqueostomia número 8 mm

(Tamanho do tubo em *mm* – 2) × 2

(8 – 2) × 2 = 12

6 × 2 = 12

Destarte, a escolha para o procedimento de aspiração no paciente em uso de prótese ventilatória número 8.0 deve ser uma sonda número 12. Dependendo da quantidade e a espessura da secreção, pode ser utilizada uma sonda de maior calibre, sendo importante a avaliação criteriosa do enfermeiro.

O profissional responsável pelo procedimento de aspiração deve organizar previamente todo o material necessário como o avental, a máscara, a luva estéril e não estéril, os óculos de proteção individual e a sonda de aspiração (adequada para o tamanho do tubo ou da cânula de traqueostomia), bem como realizar o teste na rede de vácuo para verificar a funcionalidade e a pressão.[8,11,12] Após a congregação de todo o material e a verificação do funcionamento adequado da rede de vácuo, iniciar o procedimento.

Para facilitar a sistematização, principalmente frente a aspiração com sistema aberto, descreveremos em doze passos como o enfermeiro deve proceder (Quadro 9.3).

Quadro 9.3 – Doze passos para a aspiração do paciente em ventilação mecânica.

Passos	Descrição técnica
1	Lavar as mãos antes e após o procedimento
2	Vestir o equipamento de proteção individual
3	Realizar a pré-oxigenação do paciente com oxigênio a 100% por 30 a 60 segundos antes de iniciar a aspiração (pré-aspiração)
4	Checar se selecionou o tamanho da sonda de aspiração de maneira adequada com o tamanho da prótese ventilatória
5	Abrir o pacote da sonda estéril e conectar a ponta no tubo de silicone do vácuo (caso o material seja para aspiração de sistema aberto)
6	Ligar o vácuo e certificar se a pressão está entre 80 e 120 mmHg
7	Calçar as luvas estéril e remover a sonda da embalagem com muita atenção para não contaminar
8	Desconectar o paciente do ventilador mecânico e manter o látex clampeado. Caso a sonda seja valvulada, manter a válvula aberta ao introduzir a sonda
9	Realizar a retirada da sonda de forma circular e não demorar mais do que 15 segundos. Lembrar que com o dedo polegar deve ser ocluída a válvula para gerar pressão e aspirar o paciente
10	Lavar o sistema com água destilada. Manter limpo, evitar contaminação e deixar a extremidade do látex sempre protegida
11	Observar o padrão clínico do paciente após o procedimento de aspiração, recolher e organizar o material e o leito
12	Proceder o registro do procedimento no prontuário do paciente

Fonte: Viana e Torre, 2017.

A aspiração de vias aéreas requer do enfermeiro diversos cuidados, dentre eles destacamos:

- Aspirar as secreções sempre que necessário, isto é, quando houver sinais sugestivos da presença de secreção nas vias aéreas. Por exemplo, secreção visível no tubo, som indicativo na ausculta pulmonar, padrão denteado na curva fluxo-volume observado na tela do ventilador, entre outros.
- Utilizar técnica asséptica, materiais estéreis e descartáveis, acompanhada pela oximetria de pulso, respeitando o tempo de aspiração, a escolha do calibre da sonda, a sequência no ato de aspirar e a oxigenação prévia a 100%.
- Proceder à ausculta pulmonar antes e após a aspiração.
- Investigar áreas de resistência ou obstrução do TOT.
- Observar e registrar as características da secreção.
- Determinar a necessidade de aspiração oronasal.
- Aspirar a orofaringe e as secreções da parte superior do balonete do tubo antes de desinflá-lo.
- Otimizar os cuidados de acordo com o protocolo de cada serviço ou instituição.

Todas essas ações, somadas aos saberes, permitem o cuidado individualizado e seguro ao paciente em uso de ventilação mecânica invasiva e merecem ser destacados na prática do enfermeiro intensivista.

Considerações finais

São diversos os cenários relacionados ao manejo da ventilação mecânica. Consequentemente, o enfermeiro tem um papel fundamental, detendo grande responsabilidade em prol do cuidado seguro.

A aspiração de via aérea superior e inferior é uma prática assistencial rotineiramente realizada e necessária. É primordial que o enfermeiro utilize os seus conhecimentos científicos para uma avaliação criteriosa frente a indicação do procedimento, que quando bem-sucedido, assegura um cuidado de qualidade e redução dos riscos.

Referências

1. Santos C; Nascimento ERP; Hermida PMV et al. Boas práticas de enfermagem a pacientes em ventilação mecânica invasiva na emergência hospitalar. Escola Anna Nery [online]. 2020, v. 24, n. 2 [Acesso em: 31 Março 2022], e20190300. Disponível em: <https://doi.org/10.1590/2177-9465-EAN-2019-0300.
2. Barbas CS, Ísola AM, Farias AM, Cavalcanti AB, Gama AM, Duarte AC et al. Diretrizes Brasileiras de Ventilação Mecânica (DBVM). Versão eletrônica oficial AMIB e SBPT. *In:* I Fórum de diretrizes em ventilação mecânica. 2013. Disponível em: https://www.amib.org.br/fileadmin/user_upload/amib/2018/junho/15/Diretrizes_Brasileiras_de_

Ventilacao_Mecanica_2013_AMIB_SBPT_Arquivo_Eletronico_Oficial.pdf. Acesso em: 28 de julho de 2022.

3. Knobel E. Condutas no Paciente Grave. 3. ed. Rio de Janeiro: Atheneu, v.1, cap.35, p. 501-508, 2006.
4. West John B. Fisiopatologia Pulmonar. 8. ed. Porto Alegre: ArtMed, 2015.
5. Sarmento GJV (ed.). Princípios e práticas da ventilação mecânica em adultos. Ana Maria Gonçalves Carr; Matheus Masiero Scatimburgo (Editores associados). Barueri: Manole, 2019.
6. Lopes VJ; Muller F; Souza MAR et al. Aspiração endotraqueal em pacientes com via aérea artificial sob ventilação mecânica invasiva internados em UTI. Revista de Enfermagem do Centro-Oeste Mineiro. 2018;8:e1973. Disponível em: DOI: 10.19175/recom.v7i0.1973.
7. Martins R, Nunes PM, Xavier PA,Wittkopf PG, Schivinski CIS. Aspiração traqueal: a técnica e suas indicações. ArqCatarin Med. 2014;43(1):90-6. Disponível em: http://www.acm.org.br/revista/pdf/artigos/1280.pdf.
8. Melo EM; Silva SS; Marques AM et al. Knowledge of intensive care unit nurses about the procedure of endotrachealsuctioning. RevEnferm UFPI. 2014;3(3):58-65. Disponivel em: https://revistas.ufpi.br/index.php/reufpi/article/view/1987/0. Acesso em: 29 de julho de 2022.
9. Amante LN; Rossetto AP; Schneider SG. Sistematização da Assistência de Enfermagem em Unidade de Terapia Intensiva sustentada pela Teoria de Wanda Horta. RevEscEnf USP. 2009;43 (1):54-64. Disponivel em: https://doi.org/10.1590/S0080-62342009000100007. Acesso em: 30 de julho de 2022.
10. Lopes FM, López MF. Impacto do sistema de aspiração traqueal aberto e fechado na incidência de pneumonia associada à ventilação mecânica: revisão de literatura. Rev. bras. ter. intensiva. vol.21 no.1 São Paulo Jan./Mar. 2009. Disponivel em: https://doi.org/10.1590/S0103-507X2009000100012. Acesso em: 30 de julho de 2022.
11. Brasil. Conselho Federal de Enfermagem (Cofen). Resolução n. 557-2017. Normatiza a atuação da equipe de enfermagem no procedimento de aspiração de vias aéreas. [Internet]. [Acesso em 15 de Julho de 2021]. Disponivel em: http://www.cofen.gov.br/resolucao-cofen-no-05572017_54939.html. Acesso em: 30 de julho de 2022.
12. Farias GM; Freitas MCS; Rocha KMM et al. Pacientes sob ventilação mecânica: cuidados prestados durante a aspiração endotraqueal. RevCient Int. 2009. Disponível em: http://www.interscienceplace.org/isp/index.php/isp/article/view/96. Acesso em: 30 de julho de 2022.
13. Viana RAPP; Torre M. Enfermagem em Terapia Intensiva: práticas integrativas. Barueri: Manole; 2017. 989p.

10

Gestão Clínica de Enfermagem no Cuidado ao Paciente em Ventilação Mecânica

Fernando Augusto Pinheiro
Rafael Zondonadi de Souza
Renata Andréa Pietro Pereira Viana

Destaques

- Otimização da assistência por meio da gestão dos profissionais.
- Prevenção de complicações relacionadas a higiene bucal.
- Gerenciamento do processo e dos materiais.
- Execução do procedimento de forma segura.

Introdução

A higiene oral é compreendida como o cuidado para manter uma boa saúde bucal, que pode ser executado pelo próprio indivíduo ou em caso de incapacidade, por um cuidador. No cenário hospitalar, a equipe de enfermagem responde por esta ação, pois está inserida prestando o cuidado de acordo com o grau de dependência do paciente.[1]

O paciente crítico apresenta uma série de limitações, entre elas, a imobilidade imposta pela ventilação mecânica (VM), a sedoanalgesia, o rebaixamento do nível de consciência, os quadros de sonolência, o déficit de controle orolingual, a desidratação das mucosas e ainda a fala prejudicada, condições que acabam propiciando a incapacidade de autolimpeza da cavidade oral, levando ao déficit de autocuidado.

Quando o paciente apresenta déficit de autocuidado para a realização da higiene oral, tal condição potencializa o desequilíbrio do ecossistema bucal, favorecendo o crescimento microbiano local e a colonização da cavidade por patógenos ambientais, levando ao crescimento de biofilme, que aspirado para as vias áreas inferiores, podem causar pneumonia associada à ventilação mecânica (PAVM).[2-4]

A unidade de terapia intensiva (UTI) é o setor que admite 18% a 30% dos pacientes críticos dependentes de cuidados essenciais como a higiene oral.[5] Merece destaque o fato de que no ambiente hospitalar, nem sempre a higiene oral é priorizada, efeito ocorrido pela falta de conhecimento sobre a importância do procedimento e a ausência de protocolos institucionais norteadores.[6]

Por tudo isso, este capítulo tem como objetivo discorrer sobre a relevância do cuidado bucal e propor ações de enfermagem ao doente crítico sob ventilação mecânica.

Complicações relacionadas à higiene bucal inadequada

A higiene bucal é um cuidado essencial ao paciente e compete a enfermagem. De acordo com o Conselho Federal de Enfermagem (Cofen) na Lei n. 7.498, de junho de 1986,[7] a equipe de enfermagem deve prestar cuidados de higiene e conforto ao paciente, incluindo a higiene oral.

Na tentativa de cada vez mais prevenir complicações orais, o odontólogo vem sendo incluído na UTI como um profissional complementar da equipe multidisciplinar, auxiliando na prevenção e tratamento de infecções periodontais, assim como propondo a capacitação e qualificação para os cuidados orais.[8]

Toda a preocupação com a cavidade oral frente a ventilação mecânica, decorre do fato de que doentes submetidos a via aérea invasiva e ao uso de fármacos que rebaixam o nível de consciência, apresentam uma postura de semiabertura da boca, condição que altera a capacidade de salivação e o pH oral, favorecendo a desidratação da mucosa, a halitose e ainda propiciando um ambiente favorável ao desenvolvimento de PAV.[9,10]

A PAV é considerada uma das infecções hospitalares mais frequentes nas unidades de terapia intensiva, com uma prevalência de 6% a 52% e está associada à uma elevada taxa de mortalidade. Também merece destaque o fato de que a PAV está relacionada ao tempo prolongado de internação e ao aumento do consumo de antibióticos, podendo ocasionar resistência microbiana.[9,10]

Consequentemente, a colonização da orofaringe por microrganismos gram negativos, em pacientes sob ventilação mecânica, tende a ocorrer nas primeiras 48 a 72 horas após a admissão na UTI. Os sinais e sintomas para suspeita de PAV, ocorre em doentes com mais de 48 horas sob suporte ventilatório mecânico que apresentem febre, leucocitose, aumento da secreção traqueal e alteração na gasometria arterial.[4,11,12]

Endocardite infecciosa tendo como foco primário a cavidade oral

A endocardite infecciosa é o acometimento do endotélio cardíaco por bactérias ou fungos, provocada por micro-organismos circulantes na corrente sanguínea, cujo um dos principais focos é a cavidade oral.[13]

Em um estudo realizado na África,[14] a endocardite foi encontrada em adultos e crianças, onde a ecocardiografia revelou vegetação em 89,1% dos indivíduos, seguido de abscesso cardíaco (17,7%) e derrame pericárdico (29,3%). Vale destacar que o foco potencial da doença foi comumente dental (28,3%) e raramente cutânea, pulmonar ou urinária.

Quanto a análise microbiológica, os pesquisadores encontraram *Staphylococcus* (41,3%) e *Streptococcus* (34%), sendo os causadores da patologia *Staphylococcus aureus* (28,1%), *estafilococo coagulase negativo* (13,2%), *estreptococos viridans* (27,5%) e *enterococos* (9,1%). As cepas de *Haemophilus, Aggregatibacter, Cardiobacterium hominis, Eikenella corrodens e microorganismos Kingella* representaram 3,5% e os fungos 7,2% dos microroganismos identificados (*Candida* ou *Aspergillus*).

Intervenções farmacológicas, mecânicas e combinadas para a higiene bucal

Conforme apresentado neste capítulo, compete ao enfermeiro e seu time o cuidado com a higiene oral, onde medidas de manejo adequadas, modificam os desfechos de maneira extremamente positiva ao paciente crítico. Neste cenário, o enfermeiro pode atuar com intervenções farmacológicas, mecânicas ou combinadas, descritas no Fluxograma 10.1.[15]

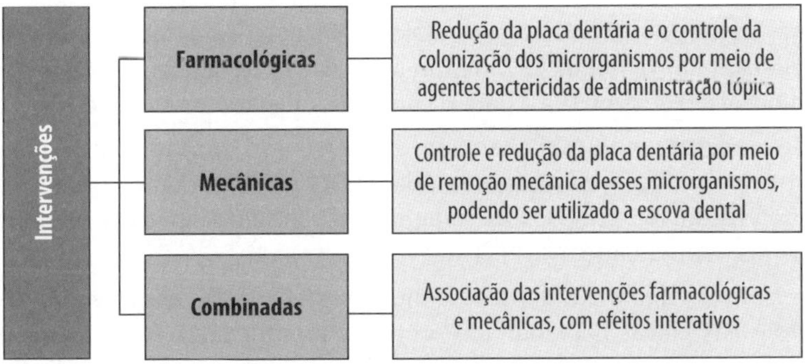

Fluxograma 10.1 – Intervenções de enfermagem para higiene bucal.
Fonte: Viana; Whitaker; Zanei, 2020.

No âmbito do cuidado, alguns profissionais, utilizam materiais e soluções que não apresentam qualquer evidência científica ou traga benefícios ao cuidado oral, como é o caso do uso de *swabs* de algodão, gaze embebida em óleo de parafina, espátula com gaze para a limpeza mecânica dos dentes, bicarbonato de sódio, peróxido de hidrogênio para a higienização química, entre outros.[16,17] Investigações realizadas com enfermeiros de UTI na Croácia,[18] Turquia,[19] Malásia,[20] Taiwan,[21] Singapura[22] e Jordânia,[23] mostraram que uma grande porcentagem dos profissionais não está executando os cuidados bucais de acordo com as últimas evidências ou recomendações científicas.[24]

Entre os diversos produtos farmacológicos que garantem a higiene oral com os seus efetivos benefícios, podemos citar os dentifrícios disponibilizados em pasta ou pó. Quando utilizados como pasta, o produto possui a dupla função de higienizar e permitir a aplicação tópica de flúor.[25,26]

Já os enxaguantes bucais, são antissépticos populares que atuam no controle químico de biofilmes cardiogênicos, ou seja, no controle da placa bacteriana. Com efeito antibacteriano para os microrganismos de cavidade oral, podemos encontrar substâncias como clorexidina, cloreto de cetilpiridínio, fluoreto de sódio e etanol presentes em sua formulação.[27,28]

Um dos antissépticos bucais mais utilizados na terapia intensiva é o gluconato de clorexidina. Considerado um agente antimicrobiano com amplo espectro contra germes gram-positivos, este antisséptico é absorvido pelos tecidos e apresenta um efeito residual de até 5 horas após sua aplicação. Os estudos ainda apontam que o gluconato de clorexidina atua como um potente inibidor do biofilme bacteriano e na prevenção de gengivite.[29,30] Por isso, a Sociedade Brasileira de Pneumologia[31] recomenda a higiene oral com gluconato de clorexidina para a prevenção de PAV em pacientes sob ventilação mecânica.

Com o objetivo de erradicar a colonização bacteriana da orofaringe e reduzir a ocorrência de pneumonia ao paciente em VM, a Agência Nacional de Vigilância Sanitária (Anvisa) também recomenda a utilização de gluconato de clorexidina veículo bucal a 0,12% ou 0,2% para o cuidado oral ao doente crítico.[24]

Não podemos nos esquecer que a intervenção mecânica é fundamental e consiste na redução da placa dentária. Neste caso, podemos utilizar escovas dentais, dispositivos providos de espuma ou espátulas envoltas em gaze para realizarmos este cuidado.[15]

A escovação diária dos dentes é o método mecânico mais recomendado para o controle das placas bacterianas. Porém, essa prática, em muitas das vezes, é comprometida devido ao difícil acesso a cavidade oral pela presença de dispositivos ventilatórios invasivos.[32] Uma escova pediátrica ou com cerdas macias, pode facilitar a higiene bucal em pacientes intubados, pois reduz o risco de trauma e sangramento.[33]

Em um estudo com 168 pacientes sob ventilação mecânica com tubo orotraqueal, ocorreu uma redução significativa na incidência de PAV quando a remoção mecânica do biofilme dental foi realizada duas vezes ao dia.[34]

Vale destacar que o uso de dispositivos de higiene providos de espuma ou de espátulas envoltas em gaze (comumente empregados em UTI), não é válido para a remoção de placa dentária já desenvolvida. Nesses casos, as escovas de dentes se apresentam mais eficazes, pois interferem no processo de adesão das bactérias à superfície dental, dificultando a consolidação do biofilme em formação e produzem uma maior estimulação gengival que os outros métodos.[35]

As evidências ainda apontam a importância da higiene mecânica (escovação), visando não somente a redução de gengivite e sangramento gengival, mas também como um importante fator para a redução da placa dentária e a infecção de tecidos, pois os antissépticos líquidos, não alcançam todas as áreas bucais, não exercendo desta maneira um total efeito terapêutico.[36]

Também devemos nos atentar e priorizar a limpeza da língua para o controle mecânico do biofilme dental, pois a higienização desta área reflete na redução da saburra, considerada um reservatório de patógenos relacionado com o maior risco de desenvolvimento de infecções.[24,37,38]

Por fim, a intervenção combinada consiste na união das ações farmacológicas e mecânicas, onde efeitos interativos proporcionam a remoção da placa bacteriana e da flora microbiana oral.[39] Alguns estudos[40,41] apontaram que o uso de clorexidina 0,12% associada com a ação mecânica da escova ou da gaze, em ambos os tempos experimentais (12 e 24 horas), foram eficazes no controle do biofilme dental. Tais publicações evidenciam que o controle mecânico associado ao farmacológico, podem reduzir de forma significativa as taxas de PAV no paciente crítico.

Entretanto, não podemos esquecer que é de suma importância a aspiração supraglótica após o procedimento, uma vez que, durante a escovação, pode ocorrer o deslocamento da placa dentária, suprindo um grande número de microrganismos trans locados da boca para as secreções supraglóticas dos pulmões.[42]

Doze passos para uma higiene bucal com qualidade

A Higiene Bucal (HB) adequada e com qualidade se faz necessária no ambiente da Terapia Intensiva. Frente a essa preocupação, os Departamentos de Enfermagem e Odontologia da Associação de Medicina Intensiva Brasileira (AMIB) recomendam:[43]

1. Elaborar um Protocolo de Procedimento Operacional Padrão de Higiene Bucal (POP-HB) seguro, efetivo, de fácil execução, de baixo custo e embasado nas melhores evidências científicas da atualidade.
2. Padronizar uma rotina de HB pela equipe interprofissional de enfermagem e odontologia.
3. Estruturar, padronizar e acompanhar o processo de HB.
4. Promover o controle mecânico e químico do biofilme bucal (dentes, dorsolingual, próteses, tubo de suporte ventilatório).
5. Reduzir a carga microbiana peribucal, intrabucal e do limite da orofaringe.
6. Promover a hidratação dos tecidos das regiões peribucal e intrabucal.

7. Investigar a existência de focos infeciosos, processos inflamatórios, lesões bucais, dor ou ainda a existência de qualquer tipo de corpo estranho em região orofacial que possam ter interferência direta sistêmica e na recuperação do paciente.
8. Detectar e intervir, de maneira interdisciplinar, nos distúrbios funcionais da movimentação dos maxilares.
9. Prevenir infecção respiratória.
10. Prevenir lesões por pressão em região de cabeça, pescoço e cavidade bucal.
11. Proporcionar conforto e bem-estar ao paciente.
12. Promover a saúde bucal como parte integrante da assistência, cuidados de excelência e cuidados paliativos ao paciente hospitalizado na UTI.

A frequência da HB está relacionada com a via de alimentação utilizada e a necessidade de cada paciente, onde a solução aquosa de gluconato de clorexidina a 0,12% deve ser aplicada a cada 12 horas após a limpeza mecânica para desorganizar o biofilme da cavidade oral. Nos intervalos da aplicação da solução aquosa de gluconato de clorexidina a 0,12%, a HB pode ser realizada com água destilada estéril ou filtrada (de acordo com a prescrição).

Para o cuidado acontecer de maneira eficiente e efetiva, é necessário que a equipe esteja apta e orientada para organizar o material e prover os cuidados (Quadro 10.1) e na sequência, realize as seis fases para o desenvolvimento da higiene bucal com qualidade (Quadro 10.2).

Quadro 10.1 – Distribuição dos cuidados de enfermagem na HB em pacientes graves. (*Continua*)

Material	Cuidados de enfermagem	Justificativa
▪ Equipamentos de proteção individual (EPIs) para aerolização: ▪ máscara N95/PFF2 ou equivalente ▪ óculos ou protetor facial (*face shield*) ▪ avental impermeável ▪ gorro descartável ▪ luvas de procedimento ▪ Água destilada estéril (pacientes em ventilação mecânica) ou filtrada ▪ Espátula (madeira/ material plástico) abaixadora de língua ▪ Gaze estéril	▪ Separar o *kit* padronizado de higiene bucal observando as exigências de padronização de cada instituição ▪ Higienizar as mãos ▪ Paramentar com EPIs ▪ Montar previamente gaze estéril em espátula abaixadora de língua ▪ Organizar porta-agulha/pinça hemostática + gaze estéril (estratégia facilitadora) para correta higienização bucal em pacientes na UTI ▪ Aspirar a cavidade bucal antes de posicionar a cabeceira do paciente	▪ EPIs para segurança e prevenção de contaminação da equipe ▪ Planejar o procedimento, separando o material, evitando desperdício e a exposição excessiva do paciente ao procedimento ▪ Executar o procedimento de forma segura e eficaz, a fim de reduzir lesões em cavidade bucal e prevenir infecções ▪ Evitar principais complicações relacionadas ao procedimento de HB, como: retirada de cânulas e dispositivos de forma acidentais e afecções do sistema respiratório

Quadro 10.1 – Distribuição dos cuidados de enfermagem na HB em pacientes graves. (*Continuação*)		
Material	**Cuidados de enfermagem**	**Justificativa**
▪ Sistema de aspiração à vácuo montado: sugador odontológico ou sondas de aspiração (n. 10, 12 ou 14) ▪ Copo/recipiente descartável 10 mL da solução aquosa de digluconato de clorexidina a 0,12% ▪ Cuffômetro ▪ Lubrificante intrabucal: saliva artificial ou água destilada ▪ Lubrificante extrabucal: ácidos graxos essenciais (AGE), dexpantenol creme 5% ou lubrificante à base de água **Materiais extras, se disponível** ▪ Escova de dente extra macia, cabeça pequena e descartável ▪ Fio dental não encerado ▪ Compartimento/caixa de armazenamento de próteses dentárias, se necessário	▪ Posicionar o paciente mantendo cabeceira elevada (de 30 a 45º), a menos que seja contraindicado (verificar em prontuário as condições limitantes) ▪ O cirurgião-dentista e/ou enfermeiro devem estabelecer a posição mais adequada para a abordagem à beira do leito, considerando a posição dos equipamentos e aparatos para a manutenção à vida ▪ Assegurar a correta fixação do tubo orotraqueal em pacientes sob ventilação mecânica ▪ O enfermeiro ou o fisioterapeuta deverá verificar a pressão do balonete (*cuff*) [manter de 18 a 22 mmHg ou de 25 a 30 cmH$_2$0] nos pacientes em ventilação mecânica antes de começar a HB As variações da pressão do *cuff* podem lesionar a parede traqueal quando exacerbados ou permitir a extubação acidental e a aspiração de conteúdo da orofaringe se abaixo dos valores ideais, promovendo o risco de PAVM ▪ Independentemente do seu nível de consciência, explicar ao paciente e ao acompanhante (quando presente) o procedimento de HB a ser realizado ▪ Realizar o exame clínico da cavidade bucal e das estruturas do sistema estomatognático observando principais alterações	

EPIs: equipamentos de proteção individual; AGE: ácidos graxos essenciais. UTI: Unidade de Terapia Intensiva; PAVM: pneumonia associada a ventilação mecânica; HB: higiene bucal.
Fonte: Adaptado de POP de higiene bucal (HB) em pacientes internados em unidade de terapia intensiva (UTI) adulto. Versão HB 03. Departamento de Odontologia e Enfermagem – Amib, 2021.

Quadro 10.2 – Distribuição dos 12 passos em 6 fases para execução da higiene bucal com segurança e qualidade.

Cuidados e preparo peribucais	
Fase 1	▪ Remover as sujidades da região peribucal e parte externa dos lábios, com gaze estéril umedecida em água destilada estéril. Se as sujidades estiverem fortemente aderidas, aplicar sobre elas lubrificante extrabucal para facilitar a sua remoção ▪ Atentar para não lesionar os tecidos moles (não empregar força manual)
Fase 2	▪ Realizar a antissepsia da região peribucal e parte externa dos lábios, com gaze estéril umedecida em solução aquosa de digluconato de clorexidina a 0,12%
Fase 3	▪ Lubrificar a região peribucal e parte externa dos lábios, com lubrificante extrabucal
Cuidados intrabucais	
Fase 4	▪ Remover as sujidades das estruturas intrabucais ▪ Aplicar gaze seca e/ou umedecida em água destilada estéril ou filtrada, a depender das condições pré-existentes de lubrificação das mucosas, com movimentos póstero-anteriores (de trás para frente), sem empregar força manual ▪ Realizar este passo em todas as estruturas moles e duras presentes na boca: mucosa jugal; parte interna dos lábios; gengiva; palato; dorso da língua; dentes; próteses fixas e tubo orotraqueal (TOT) Se houver sujidades fortemente aderidas ao dorso lingual, utilizar lubrificante intrabucal para amolecer e facilitar a sua soltura ▪ Realizar este passo da arcada superior para a inferior. Evitar raspadores linguais
Fase 5	▪ Reduzir a carga microbiana bucal por meio da aplicação de gaze estéril umedecida em solução aquosa de digluconato de clorexidina a 0,12% (sem excesso e sem deixar sobrenadante em saliva) em todas as estruturas moles e duras presentes na boca (inclusive TOT), com movimentos póstero-anteriores (de trás para frente), sem empregar força manual ▪ Realizar este passo da arcada superior para a inferior
Fase 6	▪ Lubrificar os tecidos intrabucais moles (mucosas da bochecha, parte interna dos lábios, gengivas, palato, dorso e ventre da língua) com saliva artificial ou água destilada ▪ Aplicar sem excesso, sem friccionar e sem deixar sobrenadante em saliva, com movimentos póstero-anteriores (de trás para frente). Se não houver risco para o executante, o lubrificante pode ser aplicado com as pontas dos dedos enluvadas ▪ Realizar este passo da arcada superior para a inferior ▪ Para lubrificação da região peribucal pode-se utilizar AGE, dexpantenol creme 5% ou lubrificante à base de água

TOT: Tubo orotraqueal; AGE: Ácidos graxos essenciais.
Fonte: Adaptado de POP de higiene bucal (HB) em pacientes internados em unidade de terapia intensiva (UTI) adulto. Versão HB 03. Departamento de Odontologia e Enfermagem – Amib, 2021.

O enfermeiro também deve se atentar para as principais alterações da cavidade bucal e do sistema estomatognático conforme apontado no Quadro 10.3.

Quadro 10.3 – Principais alterações da cavidade bucal e do sistema estomatognático.
▪ Alterações salivares
▪ Mobilidade dental
▪ Sangramento
▪ Lesões de mucosas
▪ Edema
▪ Existência de processo infecioso
▪ Processo inflamatório associado
▪ Acúmulo de biofilme dentário no dorso lingual (saburra) e no tubo associado à ventilação mecânica
▪ Articulação temporomandibular (ATM) – hipo ou hipermobilidade, dor e disfunção temporomandibular (DTM)
▪ Registrar em prontuário a existência de qualquer alteração na cavidade bucal
▪ Detectar cuidadosamente a presença de próteses dentárias removíveis totais (dentaduras) e parciais (armações metálicas ou de acrílico), procedendo às suas remoções antes de se iniciar a HB
▪ Realizar a correta higienização das próteses dentárias e protocolo de identificação com assinatura de entrega aos familiares ou responsáveis quando contraindicada seu uso durante sua permanência na UTI
▪ Solicitar avaliação inicial, interconsulta, pedido de consulta ou parecer do Cirurgião-dentista para avaliação sempre que o paciente for admitido; em ventilação mecânica na extubação orientações de alta, ou dúvidas diagnósticas

ATM: articulação temporomandibular; DTM: disfunção temporomandibular; UTI: unidade de terapia intensiva; HB: higiene bucal.

Fonte: Adaptado de POP de higiene bucal (HB) em pacientes internados em unidade de terapia intensiva (UTI) adulto. Versão HB 03. Departamento Odontologia e Enfermagem – Amib, 2021.

Considerações finais

Durante muito tempo, a higiene bucal foi vista como uma medida de conforto ao paciente, não sendo compreendida sua real importância, assim como as suas complicações e agravamentos ao paciente crítico.

O cuidado bucal quando delineado como uma primordial intervenção que contribui para a redução dos custos e tempo de internação, pode também reduzir as taxas de complicações que contribuem com a morbimortalidade.

É de extrema importância que o enfermeiro detenha o conhecimento prévio para realizar capacitações e orientações de práticas assistências a HB, que otimize a elaboração de POP's e protocolos institucionais que regulamentem a prática diária e sua maneira de execução, tornando cada vez mais seguro e efetivo o cuidado oral ao paciente em ventilação mecânica.

Referências

1. Zanei SSV; Kawamura MM; Mori S et al. Valuation and Records of Oral Hygiene of Intubated Patients in Intensive Care Units. REME Rev Min Enfermagem. 2016; 20:1-8. Disponível em: https://cdn.publisher.gn1.link/reme.org.br/pdf/e965.pdf.

2. Silva Pinto AC; Machado da Silva B; Ferreira Santiago-Junior J et al. Efficiency of different protocols for oral hygiene combined with the use of chlorhexidine in the prevention of ventilator-associated pneumonia. J Bras Pneumol. 2021 Feb 28;e20190286. Disponível em: https://dx.doi.org/10.36416/1806-3756/e20190286.
3. Souza AF; Guimarães AC; Ferreira EF. Evaluation of the Implementation of New Protocol of Oral Hygiene in an Intensive Care Center for Prevention of Pneumonia Associated With Mechanical Ventilation. Reme Rev Min Enfermagem. 2013;17(1):177-84. DOI: 10.5935/1415-2762.20130015.
4. Brasil. Agência Nacional de Vigilância Sanitária. Medidas de Prevenção de Infecção Relacionada à Assistência à Saúde. Brasília: Anvisa; 2017.
5. Ranzani O. Pneumonia associada à ventilação mecânica. 2 ed. Barueri, Manole. 2015. p. 247-264.
6. Ferreira Torres VS. Enfermagem em terapia intensiva: práticas integrativas. *In:* Pietro Pereira Viana RA; Torre M (org.). Saúde bucal: impacto da higiene oral. p. 348-55. Barueri, Manole 2017.
7. Brasil. Conselho Federal de Enfermagem. Lei n. 7.498; de 25 de junho de 1986. Dispõe sobre a regulamentação do exercício da Enfermagem e dá outras providências. Diário Oficial da República Federativa do Brasil. Brasília; 1986.
8. Brasil. Câmera dos deputados. Projeto de Lei n. 2.776, de 2008. Diário Oficial da União. Brasília 2008. Disponível em: http://www.camara.gov.br/proposicoesWeb/prop_mostrarintegra;jsessionid=ADE697BEAF7144851AE6AA567350FA0F.node2?codteor=1077018&filename=Avulso+-PL+2776/2008.
9. Silva Oliveira LCB; Martins Carneiro PP; Fischer RG et al. A Presença de Patógenos Respiratórios no Biofilme Bucal de Pacientes com Pneumonia Nosocomial. Rev Bras Ter Intensiva. 2007;19:428-33. DOI:10.1590/S0103-507X2007000400004.
10. Gomes Filho IS; Passos JS; Cruz SS. Respiratory disease and the role of oral bacteria. J Oral Microbiol. 2010;2(2010). DOI: 10.3402/jom.v2i0.5811.
11. Cornistein W; Colque ÁM; Staneloni MI et al. Neumonía Asociada a Ventilación Mecánica. Actualización Y Recomendaciones Inter-Sociedades; Sociedad Argentina de Infectología – Sociedad Argentina de Terapia Intensiva. Medicina (Buenos Aires). 2018;78:99-106. Disponível em: http://www.medicinabuenosaires.com/PMID/29659359.pdf.
12. Hua F; Xie H; Worthington HV et al. Oral hygiene care for critically ill patients to prevent ventilator-associated pneumonia. Vol. 2016; Cochrane Database of Systematic Reviews. 2016. p. 1-121. DOI: 10.1002/14651858.CD008367.pub3.
13. Quadros DRP; Fried H; Cesario PC. A endocardite infecciosa e o tratamento periodontal em pacientes de risco. Rev Bras Odontol. 2010 Mar 26;66(2):197. Disponível em: https://revista.aborj.org.br/index.php/rbo/article/view/119.
14. Noubiap JJ; Nkeck JR; Kwondom BS et al. Epidemiology of infective endocarditis in Africa: a systematic review and meta-analysis. Lancet Glob Heal. 2022 Jan 1;10(1):e77-86. Disponível: http://www.thelancet.com/article/S2214109X21004009/fulltext.
15. Kusahara DM. Enfermagem em terapia intensiva: práticas e vivências. *In:* Viana RAPP; Whitaker IY; Zanei SSV, Higiene oral no paciente crítico. 2 ed. Porto Alegre: Artmed, 2020. p. 185-93.
16. Zurmehly J. Oral care education in the prevention of ventilator-associated pneumonia: Quality patient outcomes in the intensive care unit. J Contin Educ Nurs [Internet]. 2013;44(2):67-75. Disponível em: https://doi.org/10.3928/00220124-20121203-16.
17. Chan EY; Lee YK; Poh TH; Ng IHL et al. Translating evidence into nursing practice: Oral hygiene for care dependent adult. Int J Evid Based Healthc. 2011;9(2):172-83. DOI: 10.1111/j.1744-1609.2011.00214.x.

18. Jordan A; Badovinac A; Špalj S et al. Factors influencing intensive care nurses' knowledge and attitudes regarding ventilator-associated pneumonia and oral care practice in intubated patients in Croatia. Am J Infect Control [Internet]. 2014;42(10):1115-7. Disponível em: https://doi.org/10.1016/j.ajic.2014.07.008.

19. Türk G; Kocaçal Güler E; Eşer I et al. Oral care practices of intensive care nurses: A descriptive study. Int J Nurs Pract. 2012;18(4):347-53. Disponível em: https://doi.org/10.1111/j.1440-172X.2012.02045.x.

20. Soh KL; Soh KG; Japar S et al. A cross-sectional study on nurses' oral care practice for mechanically ventilated patients in Malaysia. J Clin Nurs. 2011;20(5-6):733-42. Disponível em: http://doi.org/10.1111/j.1365-2702.2010.03579.x.

21. Lin YS; Chang JC; Chang TH et al. Critical care nurses' knowledge; attitudes and practices of oral care for patients with oral endotracheal intubation: A questionnaire survey. J Clin Nurs. 2011;20(21-22):3204-14. Disponível em: http://doi.org/10.1111/j.1365-2702.2011.03819.x.

22. Chan EY; Hui-Ling Ng I. Oral care practices among critical care nurses in Singapore: A questionnaire survey. Appl Nurs Res. 2012;25(3):197-204. Disponível em: http://dx.doi.org/10.1016/j.apnr.2010.12.002.

23. Batiha AMM; Bashaireh I; Albashtawy M et al. Exploring the competency of the Jordanian intensive care nurses towards endotracheal tube and oral care practices for mechanically ventilated patients: an observational study. Glob J Health Sci. 2013;5(1):203-13. Disponível em: http://dx.doi.org/10.5539/gjhs.v5n1p203.

24. Silva Nogueira JW; Costa de Jesus CA. Higiene bucal no paciente internado em unidade de terapia intensiva: revisão integrativa. Rev eletrônica enferm. 2017;19:1-16. Disponível em: https://doi.org/10.5216/ree.v19.41480.

25. Valkenburg C; Van der Weijden FA; Slot DE. Plaque control and reduction of gingivitis: The evidence for dentifrices. Periodontol 2000 [Internet]. 2019;79(1):221-32. DOI: 10.1111/prd.12257.

26. Cheng HC; Hu HT; Chang YC. Effectiveness of enzyme dentifrices on oral health in orthodontic patients: A randomized controlled trial. Int J Environ Res Public Health. 2019;16(12). DOI: 10.3390/ijerph16122243.

27. Yang SJ; Han SH; Lee AR et al. Evaluation of antimicrobial effects of commercial mouthwashes utilized in South Korea. BMB Rep. 2015;48(1):42-7. Disponível em: http://dx.doi.org/10.5483/BMBRep.2015.48.1.090.

28. Karadas M; Hatipoglu O. Efficacy of mouthwashes containing hydrogen peroxide on tooth whitening. Sci World J. 2015. Disponível em: http://dx.doi.org/10.1155/2015/961403.

29. Scannapieco FA; Yu J; Raghavendran K et al. A randomized trial of chlorhexidine gluconate on oral bacterial pathogens in mechanically ventilated patients. Crit Care. 2009;13(4):1-12. DOI: 10.1186/cc7967.

30. Beraldo CC; Andrade D. Higiene bucal com clorexidine. J Bras Pneumol. 2008;34(9):707-14. Disponível em: https://doi.org/10.1590/S1806-37132008000900012.

31. Maia IS; Maria M; Silva DM et al. Diretrizes brasileiras para tratamento das pneumonias adquiridas no hospital e das associadas à ventilação mecânica – 2007. J Bras Pneumol. 2007;(79):1-30. Disponível em: https://doi.org/10.1590/S1806-37132007000700001.

32. Teng F; He T; Huang S et al. Cetylpyridinium Chloride Mouth Rinses Alleviate Experimental Gingivitis by Inhibiting Dental Plaque Maturation. Int J Oral Sci. 2016;8(3):182-90. Disponível em: http://dx.doi.org/10.1038/ijos.2016.18.

33. Lorente L; Lecuona M; Jiménez A et al. Ventilator-associated pneumonia with or without toothbrushing: A randomized controlled trial. Eur J Clin Microbiol Infect Dis. 2012;31(10):2621-9. DOI 10.1007/s10096-012-1605-y.
34. Nasiriani K; Torki F; Jarahzadeh MH et al. The effect of brushing with a soft toothbrush and distilled water on the incidence of ventilator-associated pneumonia in the intensive care unit. Tanaffos. 2016;15(2):101-7. Disponível em: https://www.ncbi.nlm.nih.gov/pmc/articles/PMC5127611/.
35. McNeill H. Biting back at poor oral hygiene. Intensive Crit Care Nurs. 2000;16(6):367-72. Disponível em: https://doi.org/10.1054/iccn.2000.1531.
36. Caton J; Blieden C; Lowenguth R et al. Comparison between mechanical cleaning and an antimicrobial rinse for the treatment and prevention of interdental gingivitis. J Clin Periodontol. 1993;20:172-8. DOI: 10.1111/j.1600-051x.1993.tb00340.x.
37. Ames BNJ; Sulima P; Yates JM et al. Effects of systematic oral care in critically ill patients: a multicenter study. Am J Crit Care. 2011;20(5):103-14. Disponível em: http://dx.doi.org/10.4037/ajcc201135.
38. Ames NJ. Evidence to support tooth brushing in critically ill patients. Am J Crit Care. 2011;20(3):242-50. Disponível em: https://www.ncbi.nlm.nih.gov/pmc/articles/PMC3392035/.
39. Kusahara D; Pedreira M; Peterlini M. Protocolo para higiene oral de crianças submetidas à ventilação pulmonar mecânica. Rev Soc Bras Enferm Ped. 2008;8:37-44. DOI: 10.31508/1676-3793200800006.
40. Cutler LR; Sluman P. Reducing ventilator associated pneumonia in adult patients through high standards of oral care: A historical control study. Intensive Crit Care Nurs. 2014;30(2):61-8. Disponível em: http://dx.doi.org/10.1016/j.iccn.2013.08.005.
41. Oliveira MS; Borges AH; Mattos FZ et al. Evaluation of different methods for removing oral biofilm in patients admitted to the intensive care unit. J Int oral Heal JIOH. 2014;6(3):61-4. Disponível em: https://www.ncbi.nlm.nih.gov/pmc/articles/PMC4109235/.
42. Vilela MCN; Ferreira GZ; Santos PS da S et al. Oral care and nosocomial pneumonia: a systematic review. Einstein (São Paulo). 2015;13(2):290-6. DOI: 10.1590/S1679450 82015RW2980.
43. Associação de Medicina Intensiva Brasileira (Amib). POP higiene bucal (HB) em pacientes internados em UTI adulto. Dep Odontol E Enferm. 2021. Versão HB 3.0. Disponível em: https://www.amib.org.br/fileadmin/user_upload/amib/2019/novembro/29/2019_POP-HB_em_papel-carta_AMIB.pdf.

11

Gestão Clínica de Enfermagem na Posição Prona e Pronação Consciente

Amanda Gabrielle Silva Queiroz
Fernando Augusto Pinheiro
Márcia Guerino de Lima
Renata Andréa Pietro Pereira Viana

Destaques

- Existem muitos benefícios na implementação da posição prona ao paciente com a síndrome do desconforto respiratório agudo (SDRA).
- Paciente que apresenta uma relação PaO_2/FiO_2 menor do que 150 mmHg deve ser posicionado em prona o mais precocemente possível.
- O tempo mínimo de permanência em prona são de 16 horas, podendo ser estendido até 20 horas.
- A pronação consciente, chamada pelos profissionais da saúde de autopronação, consiste em utilizar o decúbito ventral a fim de melhorar a relação ventilação perfusão no paciente que não está sob ventilação mecânica.

Introdução

A síndrome do desconforto respiratório do adulto foi descrita pela primeira vez durante a Guerra do Vietnã como uma nova entidade clínica distinta da insuficiência respiratória hipoxêmica, afetando ambos os pulmões.[1] Este termo posteriormente foi modificado para síndrome do desconforto respiratório agudo (SDRA), caracterizada por uma condição inflamatória difusa dos pulmões, diminuição da complacência pulmonar, com a presença de infiltrados pulmonares bilaterais e o início rápido de insuficiência respiratória.[1]

Consequentemente, a SDRA é uma manifestação clínica que pode surgir de uma lesão direta no parênquima pulmonar ou de lesões sistêmicas indiretas (extrapulmonares) através da circulação.[1]

O uso da posição prona na SDRA foi descrito primeiramente no ano de 1976 por Margaret Piehl, que ao testar a cama *CircOlectric* (dispositivo que permitia uma ampla gama de posições), e gira-la até alcançar a pronação completa, percebeu que a PaO_2 nos pacientes aumentou aproximadamente 30 mmHg, fato atribuído a melhor distribuição da perfusão. Na época, o episódio parecia estar estritamente ligado a cama, o que acabou não impactando de forma imediata a comunidade de intensivistas.[2]

No ano seguinte, os efeitos benéficos da posição prona sem a cama *CicOlectric*, foram analisados por Douglas et al.,[3] sendo relatado que o posicionamento dos pacientes em prona proporcionou um aumento médio de 69 mmHg na PaO_2 dos doentes com SDRA, e melhora na oxigenação após o retorno a posição supina.[2]

As atuais evidências[4-6] sobre a utilização da posição prona apontam uma mortalidade significativamente reduzida nos pacientes com SDRA, diminuindo os efeitos do colabamento pulmonar e facilitando a ventilação alveolar, proporcionando uma perfusão ventilatória mais adequada e uma melhor oxigenação.[7]

Os cuidados e a participação da enfermagem são essenciais para o sucesso no procedimento. Por isso, este capítulo pretende apresentar a importância da prona ao paciente crítico sob a ótica do enfermeiro.

Síndrome do desconforto respiratório agudo (SDRA) e benefícios da posição prona

Por definição, a SDRA é um evento agudo que se instala num período entre 6 e 48 horas, persistindo por dias a semanas.[1]

A doença é habitualmente progressiva e caracterizada por estágios variáveis, com manifestações clínicas, histopatológicas e radiográficas específicas. Para o diagnóstico, fatores de risco devem ser identificados e doenças pulmonares parenquimatosas, difusas, de curso subagudo ou crônico (como sarcoidose ou fibrose pulmonar idiopática) devem ser excluídas.[8]

Na síndrome do desconforto respiratório agudo ocorre lesão do epitélio alveolar e do endotélio capilar, promovidas por diferentes mediadores pró-inflamatórios, particularmente pelas citocinas, tais como o fator de necrose tumoral-α (TNF-α), a interleucina 1 e a interleucina 8, que são liberadas em resposta a grande variedade de precipitantes (lesão pulmonar direta ou indireta).[5,7]

Merece destaque o fato de os pulmões serem particularmente vulneráveis a lesões inflamatórias, pois os mediadores são liberados na circulação e os pulmões recebem a totalidade do débito cardíaco.[8]

Como consequência, os neutrófilos são atraídos e ativados, liberando mediadores inflamatórios, como oxidantes e proteases, que lesam diretamente o epitélio alveolar e o endotélio vascular, propagando o processo inflamatório e as barreiras habitualmente responsáveis por impedir o edema alveolar são perdidas, ocorrendo o escape de proteínas (do espaço intravascular em direção ao espaço intersticial), edema intersticial e alveolar.[8]

O influxo de líquido rico em proteínas para o interior dos alvéolos, altera a integridade do surfactante pulmonar com lesão adicional ao tecido pulmonar e colapso alveolar.[8] Como resposta a agressão pulmonar, frente a instalação de edema e de microatelectasias, inúmeras alterações fisiopatológicas se estabelecem e expressivas reduções da complacência pulmonar levam ao aumento do trabalho muscular respiratório e contribuem para a dispnéia.[4,8]

Neste cenário, alterações da relação ventilação/perfusão e extensas áreas de *shunt* direito/esquerdo são responsáveis pela hipoxemia acentuada. Já a hipertensão pulmonar ocorre secundariamente a hipoxemia e provavelmente devido a ação dos mediadores inflamatórios circulante, alteração que costuma se agravar nos doentes sob ventilação mecânica com pressão positiva.[3,8]

Frente as inúmeras alterações que se estabelecem, quando o paciente está em posição supina, ocorre perda de volume pulmonar funcional, que pode ser o resultado da compressão cardíaca e abdominal e do preenchimento de alvéolos e ductos alveolares pelo líquido edematoso.[6]

Já na posição prona, o coração repousa sob o esterno, fazendo com que a força compressiva do coração na região dorsal do pulmão seja eliminada,[1] conforme evidenciado nas imagens comparativas da tomografia computadorizada de um pulmão com o paciente em posição supina e na posição prona (Figura 11.1).

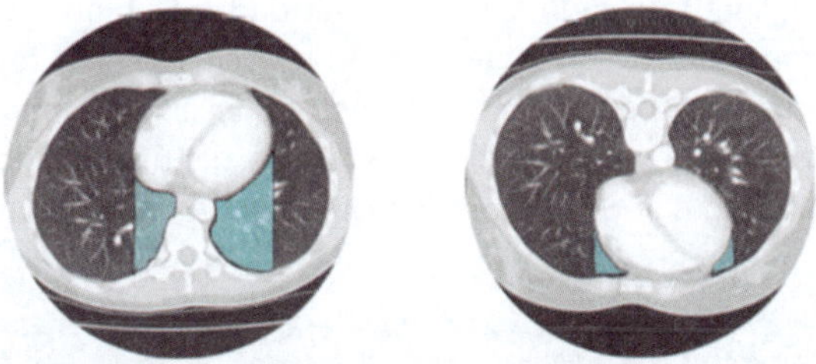

Figura 11.1 – Comparativo da tomografia computadorizada de um pulmão com o paciente em posição supina e na posição prona.
Fonte: Kolouras et al., 2016.

Para compreender melhor os efeitos do posicionamento dos pacientes com SDRA, uma metanálise[6] envolvendo quatrocentos e cinquenta e seis doentes recrutados de vinte e seis unidades de terapia intensiva na França e uma unidade na Espanha, as quais utilizavam a posição prona como uma prática diária por mais de cinco anos, apontou que a sobrevida após a SDRA foi significativamente maior no grupo de doentes pronados do que nos indivíduos mantidos em posição supina, sendo esse achado condizente com outros estudos semelhantes.[5,9]

A posição prona é uma manobra utilizada para combater a hipoxemia nos pacientes com síndrome do desconforto respiratório agudo (SDRA). Os mecanismos fisiológicos que levam à melhora da função respiratória nos doentes nos quais a manobra é realizada, ainda não estão completamente esclarecidos e seguem sendo pesquisados.

Classificação da síndrome do desconforto respiratório agudo (SDRA)

Vimos anteriormente que a SDRA é determinada por uma insuficiência respiratória de início agudo, apresentando hipoxemia e um dano alveolar difuso bilateral. Esses achados podem ser identificados através da radiografia de tórax pela presença de opacidades.

Na tentativa de aprimorar o entendimento frente a SDRA, a European Society of Intensive Care Medicine (ESICM), a Society Critical Care Medicine (SCCM) e a American Thoracic Society (ATS) elaboraram os novos critérios para a SDRA, conhecida como a definição de Berlim.[10]

A definição de Berlim (Quadro 11.1) trouxe critérios mais específicos, como restringir a sete dias o tempo entre o insulto e o desenvolvimento de SDRA; especificar melhor a natureza dos infiltrados na radiografia de tórax; solicitar uma pressão expiratória final positiva (PEEP) mínima de 5 cmH_2O para utilizar os valores da relação da pressão arterial parcial de oxigênio e fração inspirada de oxigênio (PaO_2/FiO_2) na definição de severidade da hipoxemia; minimizar a necessidade de medidas invasivas de pressão de oclusão da artéria pulmonar na ausência de fatores de risco cardíacos e integrar a lesão pulmonar alveolar como um subgrupo de SDRA leve, baseado no grau do distúrbio da oxigenação, que pode ser caracterizado como leve, moderado ou grave.[10]

Quadro 11.1 – Definição de Berlim para a síndrome do desconforto respiratório agudo (SDRA).

Critério	Leve	Moderada	Grave
Tempo	Dentro de uma semana de um evento clínico conhecido, ou novo evento, ou piora dos sintomas respiratórios		
Imagem do tórax*	Opacidade bilaterais – não completamente explicadas por derrames pleurais, colapso lombar ou pulmonar ou nódulos		
Origem do edema	Insuficiência respiratória não totalmente explicativa por falência cardíaca ou sobrecarga de volume		
Oxigenação: PaO_2/FIO_2 PEEP/CPAP**	 201 a 300 mmHg ≥ 5 cm H_2O	 101 a 200 mmHg ≥ 5 cm H_2O	 ≤ 100 mmHg ≥ 5 cm H_2O

*Radiografia de tórax ou tomografia de tórax; **CPAP somente para SDRA leve.
Fonte: ARDS et al., 2012.

Corroborando com os apontamentos da definição de Berlim, as Diretrizes Brasileira de Ventilação Mecânica, afirmam que a posição prona deve ser iniciada o mais precocemente possível e pode ser implementada quando a relação PaO_2/FiO_2 (P/F) for inferior a 150 mmHg,[11] conforme apresentado no *Scores* (P/F)[12] da Figura 11.2.

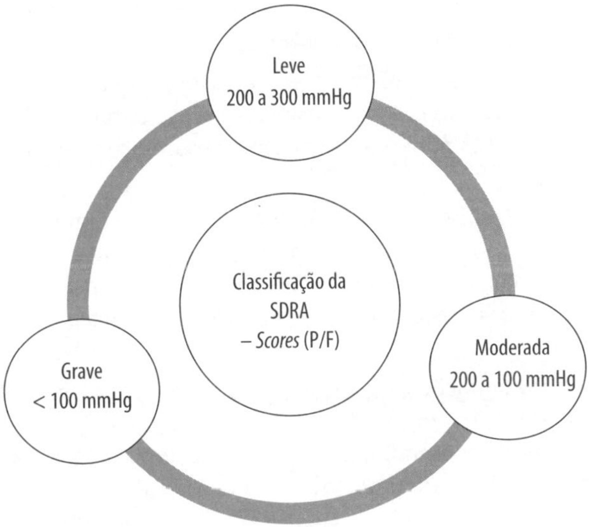

Figura 11.2 – *Scores* e a classificação da SDRA de acordo com a relação P/F.
Fonte: Adaptada de Force et al., 2012.

O objetivo da subdivisão é melhorar o índice prognóstico e o tratamento, tornando possível comparações entre os três grupos, como, por exemplo, quanto a mortalidade, os dias livres de ventilação mecânica e a duração do tempo de ventilação.

Na análise dos dados de 4.188 pacientes, 22% preencheram os critérios para SDRA leve, 50% para moderada e 28% para SDRA grave. A mortalidade foi elevada com o estágio da doença, sendo de 27% entre os doentes classificados como leve, 32% nos considerados com moderada e 45% em SDRA grave. A duração do tempo de ventilação mecânica também se elevou de acordo com o número de dias, sendo de cinco dias na SDRA leve, sete dias para moderada e nove dias em SDRA severa. Utilizando a definição de Berlin, 29% dos pacientes com SDRA leve inicialmente evoluíram para moderada e 4% para grave em sete dias, sendo que 13% daqueles com moderada evoluíram para grave no período de sete dias.[10]

Várias estratégias vem sendo empregadas na tentativa de melhorar a SDRA, entre essas, a utilização da posição prona, que tem se tornado um método importante de recrutamento pulmonar e aumento da pressão parcial de oxigênio (PaO_2),[6] alcançando uma melhora da oxigenação em mais de 70% dos casos, além da melhora da heterogeneidade parenquimatosa, da complacência pulmonar, da relação ventilação perfusão (V/Q), da diminuição do *shunt* intrapulmonar, com melhora da vasoconstrição pulmonar, do recrutamento alveolar de áreas anteriormente dependentes da gravidade e também apresentando redução da lesão pulmonar induzida pela ventilação mecânica.[7]

De maneira resumida, a posição prona está indicada ao paciente que necessita de elevados valores de pressão positiva expiratória final (PEEP) e fração inspirada de oxigênio (FiO_2) para manter adequada saturação ou ainda ao paciente com SDRA.[3]

No doente em decúbito dorsal, a perda de volume pulmonar é dependente da gravidade, sendo a parte posterior do pulmão geralmente melhor perfundida, sendo contraindicada ao paciente que apresente alto risco para consequências adversas da mudança de postura ou que esteja evoluindo com melhora rapidamente.[5]

Para a operacionalização da posição prona, deve ser assegurado os cuidados com a equipe de saúde quanto a paramentação apropriada (gorro, protetor facial ou óculos com proteção lateral, máscara, avental com mangas compridas, luvas e protetores de calçados para todos os executantes), além do número adequado de profissionais (um enfermeiro, um médico, um fisioterapeuta e dois técnicos de enfermagem), sendo preciso também a avaliação da condição clínica do paciente frente a necessidade da prescrição medicamentosa de analgosedação ou de curare para a execução da técnica.

Ao retomar a posição supina, o paciente deve permanecer com a PaO_2/FiO_2 maior que 150 mmHg, caso contrário, a possibilidade de novamente retornar a posição prona deve ser considerada pela equipe multiprofissional.[13]

Posicionamento dos profissionais de saúde para a realização da posição prona

Após a avaliação sistemática do paciente e a definição quanto a necessidade da prona, a equipe composta pelo enfermeiro, pelo médico, pelo fisioterapeuta e por dois técnicos de enfermagem, deve se reunir para a execução do procedimento, onde o correto posicionamento de cada profissional faz toda a diferença para a prestação do cuidado seguro.

Neste cenário, na cabeceira do leito deve estar posicionado o profissional responsável pelo giro da cabeça e proteção do tubo orotraqueal,[13-14] conforme sugerido na Figura 11.3.

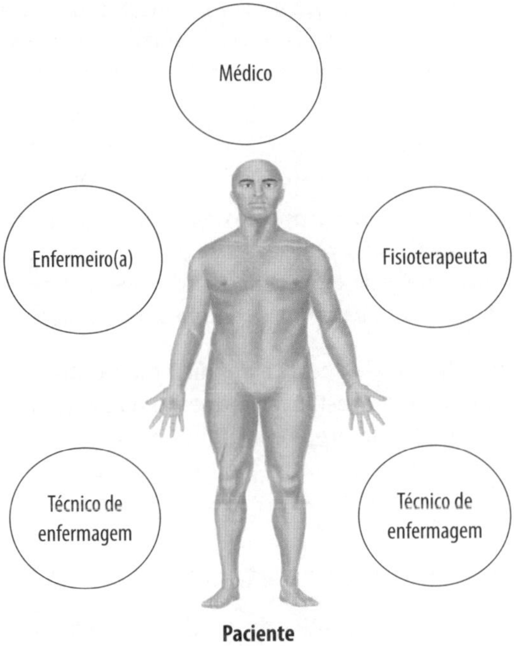

Figura 11.3 – Posicionamento dos profissionais de saúde para a realização da posição prona com segurança.
Fonte: Adaptada de Oliveira et al., 2017.

Na proposta que apresentamos quanto ao posicionamento de cada profissional da saúde, o médico aparece na localização superior do corpo do paciente, pois, caso ocorra uma extubação acidental, o profissional já se encontra no local adequado para uma nova intubação.

O enfermeiro e fisioterapeuta estão posicionados nas laterais superiores, onde habitualmente encontramos os dispositivos invasivos de maior importância como o acesso central e o tubo orotraqueal, enquanto os técnicos de enfermagem, se posicionam nas laterais inferiores para a completa e segura rotação do paciente.

Sugerimos ainda que a instituição elabore um protocolo assistencial e defina a atribuição de cada profissional no procedimento de prona onde:

- **Médico:** avalia a necessidade e a indicação do procedimento de acordo com a condição do paciente. Além disso, estima se é preciso otimizar a sedação e demais medicamentos, e também avalia a estabilidade hemodinâmica do doente antes do início da manobra.
- **Enfermeiro:** realiza a verificação de todos as informações e as recomendações para que a manobra ocorra de forma segura, auxiliando e orientando toda a equipe multiprofissional ainda na preparação do ambiente. Organiza

o procedimento e disponibiliza a caixa de intubação orotraqueal, o carro de emergência, os coxins, os aliviadores de pressão (para prevenção da lesão por pressão) e oferta cuidados específicos com os drenos, as sondas, os cateteres, entre outros dispositivos que o paciente faça uso.

- **Fisioterapeuta:** oferece os cuidados e a manutenção da ventilação mecânica, reforçando as conexões e auxiliando na manobra de rotação.
- **Técnicos de enfermagem:** presentes nas laterais inferiores, são os profissionais responsáveis pela realização segura da rotação do paciente. Pela visão privilegiada de todo o procedimento, devem observar qualquer intercorrência e reportarem os demais membros da equipe.

A equipe multiprofissional necessita definir o momento de colocar o paciente em prona, bem como quando recolocar o doente na posição supina, sendo que esta decisão deve ser realizada preferencialmente durante o dia, quando a equipe está completa,[6] respeitando o intervalo de pelo menos 16 horas de posição prona, podendo atingir até 20 horas caso seja necessário.[15]

Pronação consciente – uma importante estratégia terapêutica

A posição prona durante a ventilação mecânica invasiva demonstra melhora na oxigenação e reduz a mortalidade dos pacientes com SDRA.[6]

Recentemente, uma estratégia terapêutica denominada pronação consciente conhecida também como autopronação (Figura 11.4) tem sido utilizada com boa resposta nos índices de oxigenação em pacientes com sintomas moderados que necessitam de internação hospitalar.

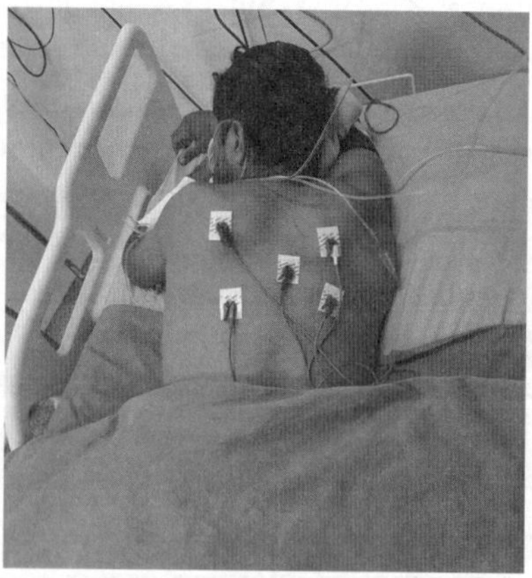

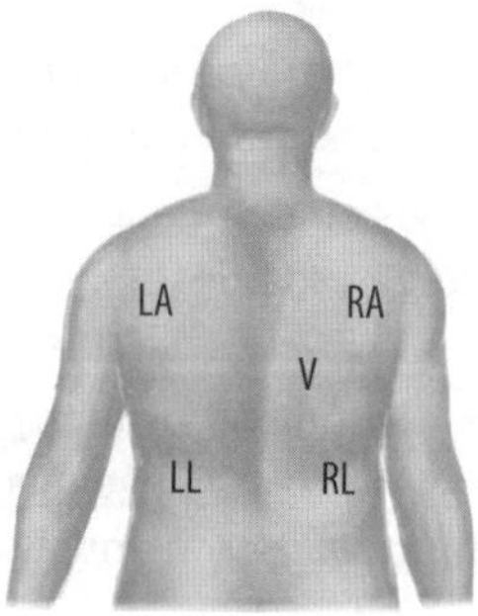

Figura 11.4 – Paciente posicionado em pronação consciente (autopronação).
Fonte: Acervo da autoria do capítulo, 2020.

A pronação consciente, chamada pelos profissionais da saúde de autopronação, consiste em utilizar o decúbito ventral a fim de melhorar a relação ventilação perfusão (V/Q) no paciente que não está sob ventilação mecânica. Embora seus resultados sejam promissores, ainda existem poucos estudos publicados. De maneira resumida, nada mais é do que o posicionamento do paciente voluntariamente em posição prona, melhorando a oxigenação, retardando ou até mesmo evitando a necessidade de intubação.[13]

Tanto a pronação como a pronação consciente, foram amplamente discutidas como estratégias no manejo do paciente com a Covid-19. De acordo com as atuais evidências, a pronação consciente tem mostrado melhora da frequência respiratória e da saturação de oxigênio quando o paciente a tolera pelo máximo de tempo possível.[16-18]

Na pronação consciente, o impacto na mortalidade e/ou evolução para a necessidade de ventilação mecânica invasiva ainda não estão bem estabelecidos. Desse modo, não existe substrato para a recomendação de sua aplicação de maneira rotineira, mas deve ser considerada como uma importante medida precoce e promissora, sobretudo quando há escassez de recursos disponíveis.[17]

Critérios de falha e contraindicações para a posição prona

Apesar dos resultados positivos com a adoção da posição prona, alguns pacientes podem apresentar instabilidade hemodinâmica ou piora das trocas gasosas (evidenciada pela queda na oximetria de pulso), condições que não devem persistirem, sendo a estabilidade retomada rapidamente.

Passados trinta minutos sem melhora na oxigenação, o procedimento é considerado falho, sendo importante destacar o fato de que caso o paciente tenha apresentado uma falha prévia, não o impede de responder a uma segunda tentativa.[15]

Na ausência de sinais de melhora, a orientação é para a retomada do paciente à posição supina e a ventilação em decúbito ventral deve ser interrompida nos seguintes casos:[22]

- Extubação não programada.
- Obstrução do tubo endotraqueal.
- Hemoptise.
- Parada cardiorrespiratória.
- Saturação periférica de oxigênio (SpO_2 menor que 85% ou PaO_2 menor que 55 mmHg) por mais de cinco minutos.
- Frequência cardíaca inferior a 30 bpm e/ou pressão arterial sistólica inferior a 60 mmHg por mais de 5 minutos.

Desta maneira, os cuidados e o acompanhamento contínuo do paciente são necessários, além de uma equipe experiente, treinada e equipamentos que facilitem a realização do procedimento.[21-24]

Apesar de muito indicada, a posição prona possui algumas contraindicações, que dividimos em relativas e absolutas (Quadro 11.2) para que ao exame físico, o enfermeiro possa avaliar o paciente e juntamente com a equipe multiprofissional definir a melhor estratégia de cuidado.

Quadro 11.2 – Contraindicações relativas e absolutas para a realização da posição prona em paciente com SDRA.

Relativas	Absolutas
Fraturas faciais graves	Instabilidade da coluna vertebral
Diálise contínua	Tórax aberto após cirurgia cardíaca / ou trauma torácico
Convulsões frequentes	Pós-operatório de cirurgia cardíaca (menos de 24 horas)
Traqueostomia recente (menos de 24 horas do procedimento)	Arritmias graves agudas
Peso corpóreo superior a 135 kg	Hipertensão intracraniana (HIC)
Gravidez no 2º ou 3º trimestre	Fratura pélvica
Pressão intra-abdominal (PIA) maior que 20 mmHg	Peritoneostomia
Critério de exclusão para prona: instabilidade hemodinâmica (com uso elevado e progressivo de vasopressor)	

Fonte: Borges et al., 2020; Intensive Care Society, 2019.

A fim de evitar possíveis complicações decorrentes do procedimento de mudança de posição do paciente, devemos sempre lembrar que existe uma série de recomendações e regras que devem ser seguidas para que a manobra possa ser realizada com sucesso.

Além do mais, merece destaque, o fato de que os melhores resultados são alcançados quando a equipe de saúde trabalha em conjunto e de maneira sincronizada, permitindo uma assistência segura ao paciente crítico.[24,25]

Gestão de enfermagem na posição prona e na pronação consciente

A incidência de complicações nos pacientes pronado é baixa, em torno de três por mil pacientes/dias, mas quando ocorrem, podem ser fatais, como, por exemplo, em casos de extubação e na avulsão de cateteres ou drenos.

No Quadro 11.3, estão descritos importantes recomendações para que a equipe de enfermagem implemente uma assistência segura, minimizando possíveis iatrogenias.

Quadro 11.3 – Recomendações para a alta *performance* nos cuidados de enfermagem ao paciente submetido a posição prona.
▪ Cuidados realizados pré-manobra
▪ Pausar a dieta e abrir a sonda nasoenteral (SNE) duas horas antes do procedimento
▪ Providenciar materiais como: coxins; carro de emergência, caixa de intubação e a bolsa-válvula-máscara (ambú) Testar todo material, inclusive o equipamento de aspiração
▪ Revisar a fixação dos dispositivos invasivos como: drenos, sondas, cateteres e todos os curativos
▪ Pausar a hemodiálise contínua (recircular e salinizar o cateter)
▪ Realizar cuidados com a via aérea: aspirar as vias aéreas; verificar a fixação do tubo orotraqueal; registrar a comissura labial e verificar a pressão do balonete do tubo endotraqueal (*cuff*)
▪ Cuidados durante a execução da manobra
▪ Checar os sinais vitais: posicionar eletrodos e dômus de pressão arterial invasiva nos membros superiores e alinhar os cabos de monitorização e oximetria de pulso
▪ Desconectar o extensor de aspiração e a SNE do frasco e a manter fechada
▪ Clampear sondas e drenos (exceto dreno de tórax) e os posicionar entre as pernas ou os braços do paciente
▪ Alinhar os membros e colocar a cabeceira da cama em posição plana
▪ Colocar os coxins de pelve e tórax (Figura 11.5)
▪ Pausar e desconectar as infusões (exceto as drogas vasoativas)
▪ Cuidados pós-manobra
▪ Checar o posicionamento do tubo endotraqueal através da comissura labial e por meio da ausculta pulmonar
▪ Confirmar o valor da pressão do balonete do tubo endotraqueal (*cuff*)
▪ Checar a posição dos coxins da pelve e do tórax anterior, garantindo que o abdômen esteja livre
▪ Posicionar os demais coxins: de face (prevenindo a formação de lesão ocular e do pavilhão da orelha, além da quebra do tubo endotraqueal); das mãos e da região anterior das pernas
▪ Checar a posição da cabeceira da cama (Trendelemburg reverso), reduzindo ao paciente o risco de aspiração
▪ Realizar o reposicionamento do manguito de pressão arterial, do oxímetro de pulso e dos eletrodos cardíacos
▪ Elevar os membros superiores em posição de nadador (Figura 11.7), mantendo a alternância a cada 2 horas e prevenindo lesão do plexo braquial
▪ Reiniciar as drogas de infusão parenteral e a hemodiálise, se presentes
▪ Ofertar nutrição enteral em bomba de infusão após uma hora da manobra e manter a dieta de maneira contínua até uma hora antes do retorno a posição supina
▪ Aliviar os pontos de pressão, principalmente em cristas ilíacas e joelhos
▪ Registrar os sinais vitais e reavaliar o reinício da dieta enteral na segunda hora da posição prona, se não houver complicações
▪ Proceder o registro de todos os cuidados no prontuário do paciente

SNE: Sonda nasoenteral.
Fonte: Oliveira et al., 2017; Campos et al., 2020.

A adequada disposição dos coxins é importante para a prevenção de lesões. A Figura 11.5 apresenta o posicionamento dos coxins sobre o tórax e a pelve do paciente, enquanto a Figura 11.6, demonstra a correta disposição dos eletrodos cardíacos na região dorsal. Finalmente, na Figura 11.7 encontramos o paciente pronado em posição de nadador com a instalação dos eletrodos na região dorsal para a monitorização cardíaca.

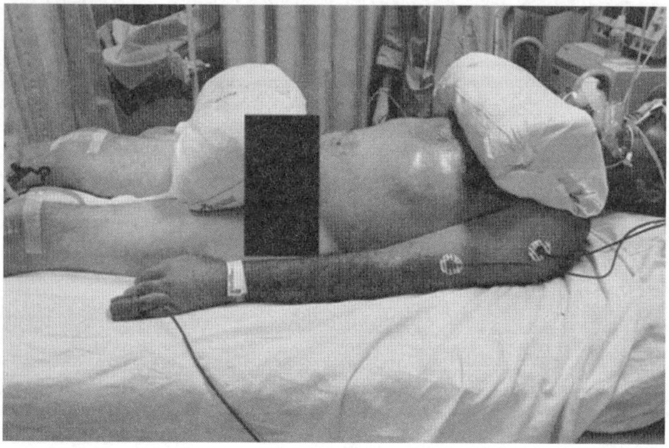

Figura 11.5 – Posicionamento dos coxins sobre o tórax e a pelve do paciente para o alívio de proeminências ósseas durante a prona.
Fonte: Oliveira et al., 2017.

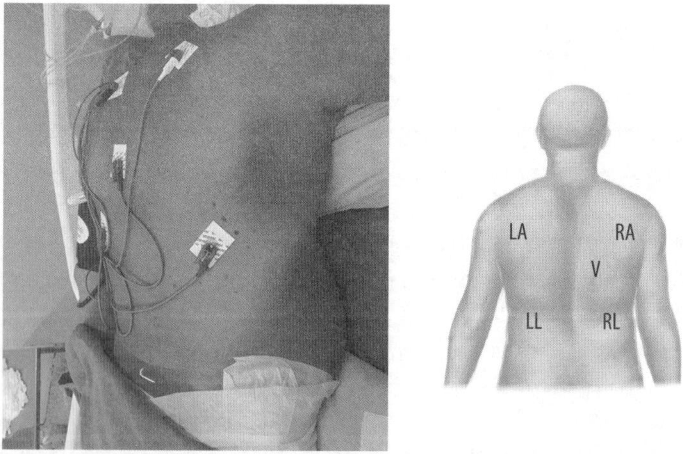

Figura 11.6 – Posicionamento dos eletrodos cardíacos na região dorsal do paciente em posição prona.
Fonte: Acervo da autoria do capítulo, 2020.

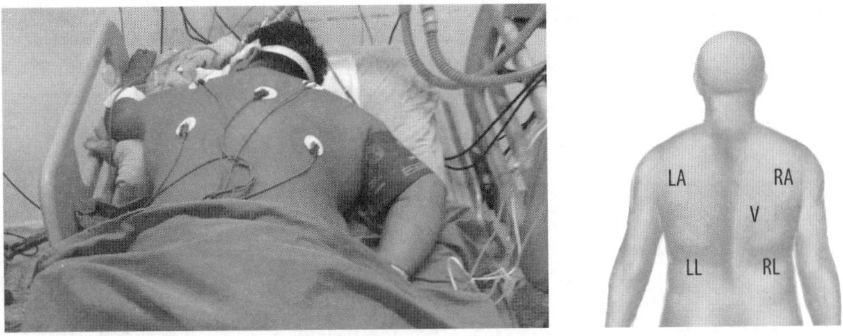

Figura 11.7 – Paciente pronado em posição de nadador com monitorização cardíaca na região dorsal.
Fonte: Acervo da autoria do capítulo, 2021.

Ainda para o sucesso da técnica, a equipe necessita movimentar o paciente de maneira segura. Para isso, a manobra do envelope pode ser uma excelente estratégia e deve ser realizada de maneira sincronizada por todos os profissionais presentes no procedimento. Na tentativa de facilitar o aprendizado, apresentaremos a manobra do envelope em cinco passos, cada passo com a sua descrição e a imagem correspondente no Quadro 11.4.

Quadro 11.4 – Sequência de ações para a movimentação do paciente através da manobra do envelope. (*Continua*)

Passo	Descrição	Imagem
1	Posicionar um lençol inferior entre a cama e o paciente e um lençol superior acima do doente. Colocar os drenos e as sondas (se houverem) entre os lençóis	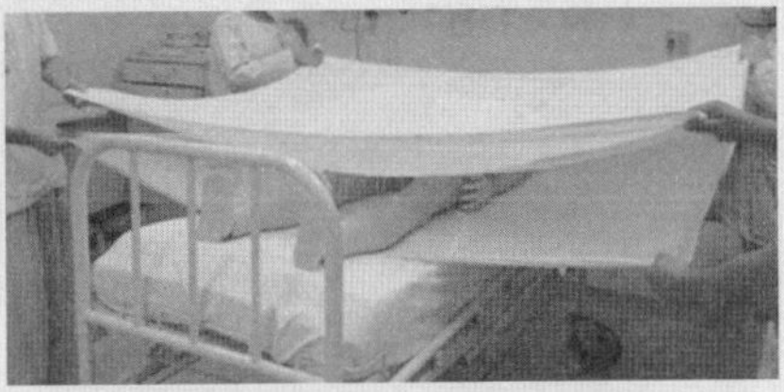
2	Unir e enrolar o lençol superior e inferior o mais próximo possível do corpo do paciente	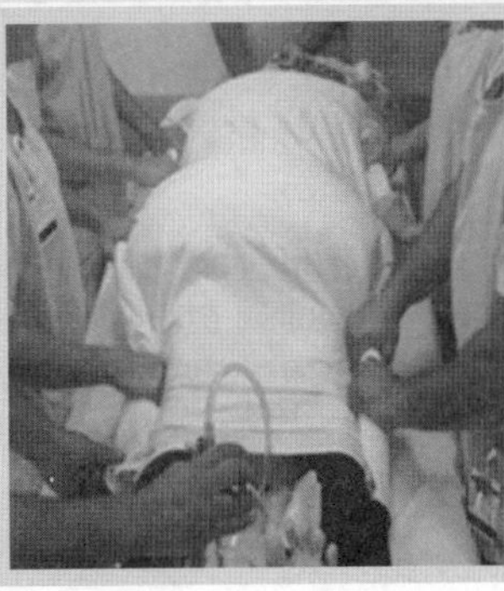

Quadro 11.4 – Sequência de ações para a movimentação do paciente através da manobra do envelope. (*Continuação*)

3	Iniciar o giro comandado pelo médico ou enfermeiro Deslocar o paciente para a lateral da cama contrária ao ventilador mecânico	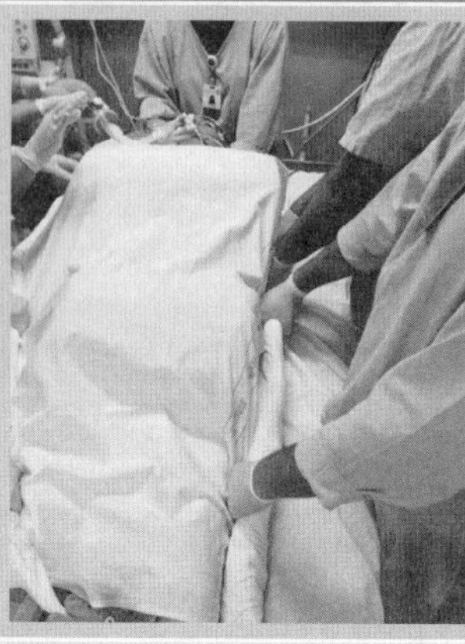
4	Girar o paciente em posição lateral e realizar a manobra da troca das mãos entre a equipe, colocando uma mão na lateral esquerda e outra na lateral direita do paciente	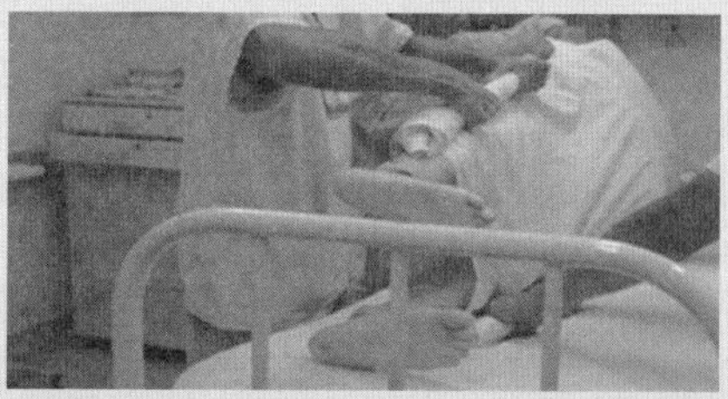
5	Finalizar o giro e iniciar os cuidados pós-manobra	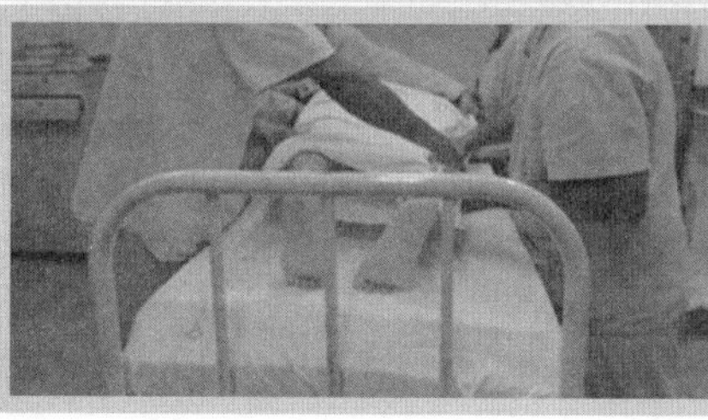

Fonte: Oliveira; Piekala; Deponti et al., 2017.

Na tentativa de auxiliar e facilitar o procedimento aos profissionais executores da manobra de prona, já existe disponíveis no mercado diferentes equipamentos (Figura 11.8).

Quanto as complicações, a mais comum da posição prona é o edema facial, que nada mais é do que um inchaço resultante da pressão colocada na face e que, se não tratado, pode levar à uma lesão facial. Mesmo ocorrendo com frequência, o tratamento dessa complicação também é bastante simples, e na maioria das vezes, o retorno do paciente à posição supina é o suficiente para regredir totalmente o edema.[22]

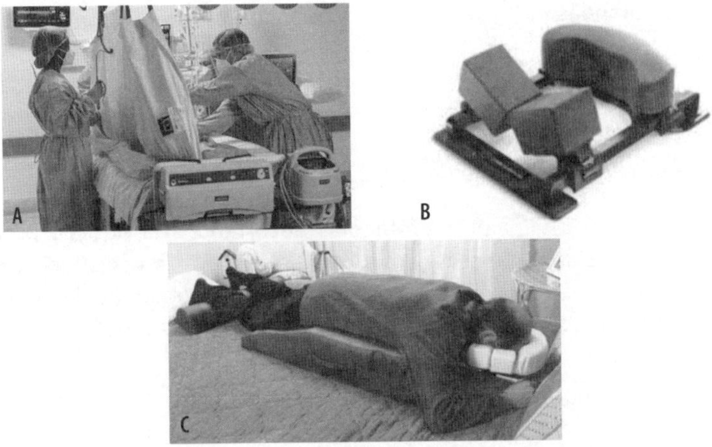

Figura 11.8 – Equipamentos que podem auxiliar os profissionais para a realização da manobra de prona e pronação consciente.
A e **B.** Equipamentos para o posicionamento da prona; **C.** Equipamento para pronação consciente (autopronação).
Fonte: Acervo da autoria do capítulo, 2022.

As lesões por pressão no queixo, nas orelhas, na região anterior do tórax, nas cristas ilíacas e nos joelhos, também entram para a lista de complicações possíveis da prona, contudo, nem sempre o problema se torna grave, pois o grau das lesões possui relação direta com a idade do paciente e com o tempo em que o doente é mantido pronado.[24]

Ademais, identificando o início da formação dessas lesões, o enfermeiro pode agir para prevenir o seu agravamento, aplicando cuidados e curativos específicos para evitar a piora das lesões.

Pode também ocorrer edema nos membros superiores, inferiores e no tórax; lesão de plexo braquial; deiscência de ferida operatória; intolerância à dieta; deslocamento e obstrução do tubo endotraqueal; dificuldade de fluxo no cateter de hemodiálise e outros cateteres, além da remoção de dispositivos como a sonda enteral e a sonda vesical.[14]

Outras complicações como a necrose mamária (em pacientes com prótese de silicone), a obstrução de vias aéreas pelo acúmulo de secreções, o deslocamento do cateter venoso central e o barotrauma, por intubação traqueal seletiva, também podem acontecer,[23] sendo complicações raras e contornáveis frente a avaliação criteriosa e olhar atendo do enfermeiro.

Sendo assim, podemos listar que as possíveis complicações da posição prona, são decorrentes de falhas na manobra ou da condição clínica específica de cada paciente, que são:

- edema facial;
- obstrução de vias aéreas;

- lesões cutâneas;
- perda de acessos venosos, sondas e drenos;
- extubação acidental;
- queda transitória da saturação;
- aumento da necessidade de sedação.

E, por fim, um dos maiores problemas decorrentes da posição prona é o aumento da necessidade de sedação, o que pode elevar a ocorrência de paresias neuromusculares,[24] ou seja, a perda de parte da motricidade de um ou mais músculos corporal, que é uma condição comumente apresentada pelo paciente crítico na unidade de terapia intensiva.

Consequentemente, o enfermeiro necessita estar atento a complicações decorrentes do uso da técnica, entre elas os edemas, as hemorragias conjuntivas e a compressão de nervos, além da obstrução de drenos torácicos e eventos cardíacos. Deve também realizar uma nova gasometria após uma hora do paciente em posição prona, a fim de avaliar a resposta ao tratamento. Por tudo isso, é fundamental a gestão de cuidados de enfermagem, para que o procedimento seja bem-sucedido.

Considerações finais

Atualmente, a posição prona é utilizada como uma terapia adjuvante para melhorar a oxigenação em pacientes com SDRA, seja ele em uso de ventilação mecânica ou não.

Devemos reconhecer que os aspectos técnicos do posicionamento não são simples, sendo necessários treinamentos e um esforço coordenado da equipe multiprofissional.

A incidência de eventos adversos é significativamente reduzida na presença de uma equipe treinada e experiente, tornando a manobra segura e o paciente bem assistido, bem cuidado e bem ventilado.

Dessa forma, cuidar do paciente crítico, em especial o internado na terapia intensiva, requer um conjunto de conhecimentos, habilidades e atitudes do enfermeiro para que as práticas de enfermagem sejam seguras.

Referências

1. Koulouras V; Papathanakos G; Papathanasiou A et al. Efficacy of prone position in acute respiratory distress syndrome patients: A pathophysiology-based review. World journal of critical care medicine, 2016. 5(2), 121.
2. Gattinoni L; Busana M; Giosa L et al. Prone positioning in acute respiratory distress syndrome. In Seminars in respiratory and critical care medicine, 2019. v. 40, n. 1, p. 94-100.

3. Douglas WW; Rehder K; Beynen FM et al. Improved oxygenation in patients with acute respiratory failure: the prone position. Am Rev Respir Dis 1977;115(04): 559-566.
4. Abroug F; Ouanes-Besbes L; Elatrous S et al. The effect of prone positioning in acute respiratory distress syndrome or acute lung injury: a meta-analysis: areas of uncertainty and recommendations for research. Intensive Care Med 2008;34:1002-1011.
5. Sud S; Friedrich JO; Taccone P et al. Prone ventilation reduces mortality in patients with acute respiratory failure and severe hypoxemia: systematic review and meta-analysis. Intensive Care Med 2010;36:585-599.
6. Guérin C; Reignier J; Richard J-C et al. Prone positioning in severe acute respiratory distress syndrome. N Engl J Med 2013; 368:2159-68.
7. Lu SJ; Wang SP; Hu Li Za Zhi. Prone Position and Nursing Care. 2018;65(3):96-102. doi:10.6224/JN.201806_65(3).13.
8. Galhardo FPL; Martinez JAB. Síndrome do desconforto respiratório agudo. Medicina (Ribeirao Preto Online), 2003. 36(2/4), 248-256.
9. Gattinoni L; Carlesso E; Taccone P et al. Prone positioning improves survival in severe ARDS: a pathophysiologic review and individual patient meta-analysis. Minerva anestesiologica, 2010. 76(6), 448-454.
10. ARDS Definition Task Force; Ranieri VM; Rubenfeld GD et al. Acute respiratory distress syndrome: the Berlin Definition. JAMA. 2012;307(23):2526-33.
11. Barbas CS; Ísola AM; Farias AM et al. Diretrizes Brasileira de Ventilação Mecânica 2013. [Acesso em 25 Ago 2020] Disponível em: https://www.amib.org.br/fileadmin/user_upload/amib/2018/junho/15/Diretrizes_Brasileiras_de_Ventilacao_Mecanica_2013_AMIB_SBPT_Arquivo_Eletronico_Oficial.pdf.
12. Force ADT; Ranieri VM; Rubenfeld GD et al. Acute respiratory distress syndrome. Jama, 307, 2526-2533. 2012.
13. Brasil. Ministério da Saúde. Secretaria de Atenção Especializada à Saúde. Departamento de Atenção Hospitalar, Domiciliar e de Urgência. Protocolo de manejo clínico da Covid-19 na Atenção Especializada [recurso eletrônico] – 1. ed. rev. Brasília. 2020.
14. Oliveira VM; Piekala DM; Deponti GN et al. Checklist da prona segura: construção e implementação de uma ferramenta para realização da manobra de prona. Revista Brasileira de Terapia Intensiva, 2017. 29(2), 131-141.
15. Borges DL; Rapello GVG; Deponti GN et al. Posição prona no tratamento da insuficiência respiratória aguda na Covid-19. 2020. Assobrafir Ciência, 11, 111-120.
16. Scaravilli V; Grasselli G; Castagna L et al. Prone positioning improves oxygenation in spontaneously breathing nonintubated patients with hypoxemic acute respiratory failure: A retrospective study. Journal of Critical Care, 2015. 30(6), 1390-1394.
17. Guimarães HP; Schubert DUC; Rodrigues RR et al. Recomendações sobre Oxigenioterapia no Departamento de Emergência para Pacientes Suspeitos ou Confirmados de Covid-19. Associação Brasileira de Medicina de Emergência (ABRAMEDE). Versão 3; atualizada em 01/06/2020.
18. Sun Q; Qiu H,; Huang M et al. Lower mortality of Covid-19 by early recognition and intervention: experience from Jiangsu Province. Annals of intensive care, 2020. 10(1), 1-4.
19. Chatte G; Sab JM; Dubois JM et al. Prone position in mechanically ventilated patients with sever acute respiratory failure. Am J Respir Crit Care Med 1997;155(2):473-8.
20. Paiva KCA; Beppu OS. Posição prona. J Bras Pneumol 2005;31(4):332-4.
21. Sarmento GJV. Fisioterapia respiratória no paciente crítico: rotinas clínicas. 3. ed. Barueri, São Paulo: Manole, 2010.

22. Viana RAPP. Síndrome do desconforto respiratório agudo (SDRA): Estratégias e cuidados na ventilação e na realização da manobra de posição prona. *In:* Viana RAPP; Torre M. Enfermagem em Terapia Intensiva: Práticas Integrativas. São Paulo: Manole, 2017. p. 657-662.
23. Bamford P; Denmade C; Newmarch C et al. Guidance For: Prone Positioning in Adult Critical Care. Intensive Care Soc 2019; 1-39.
24. Benjamin MF; Santos AC; Salvador AC et al. Posição prona em unidade de terapia intensiva. Revista UNILUS Ensino e Pesquisa. 2018. 15(40), 77-83.
25. Campos LF; Barreto PA; Ceniccola GD et al. Parecer Braspen/Amib para o enfrentamento do Covid-19 em pacientes hospitalizados. Braspen J. 2020. 35(1), 3-5.

12

Gestão Clínica de Enfermagem diante dos Dispositivos Extraglóticos (DEGs)

Shirley Junqueira Barbosa
Laurindo Pereira de Souza
Renata Andréa Pietro Pereira Viana

Destaques

- A Resolução n. 641/2020 do Conselho Federal de Enfermagem (Cofen) legitimou as competências do enfermeiro(a) frente ao uso dos dispositivos extraglóticos (DEGs).
- Para a utilização dos DEGs, todo enfermeiro deve estar capacitado, por meio de curso presencial teórico e com práticas simuladas.
- Diante da falha da intubação orotraqueal (IOT), os dispositivos extraglóticos são uma opção salvadora e devem ser manipulados por profissionais médicos e enfermeiros.
- É imperativo a existência a beira leito de material para o acesso da via aérea difícil e também de DEGs, que deverão fazer parte do *checklist* das unidades.

Introdução

O manejo de vias aéreas é um fator imprescindível no fornecimento de oxigênio para órgãos sensíveis, prevenindo desta maneira a hipoperfusão e a hipoventilação, condições que podem gerar lesões secundárias graves ao paciente. Neste cenário, para promover a prevenção de riscos, é necessária a estabilização rápida das vias aéreas por meio de materiais específicos e sempre em consonância com habilidade técnico/científica do profissional.[1,2] Consequentemente, caso ocorra falha no processo de intubação, uma via deve ser obtida para garantirmos a oxigenação urgente do doente, podendo esta ocorrer através dos dispositivos extraglóticos.[3,4]

No ano de 2020, a Sociedade Brasileira de Cardiologia[5] em seu posicionamento para ressuscitação cardiopulmonar de pacientes com diagnóstico ou suspeita de Covid-19, recomendou para os casos de impossibilidade ou falha na IOT, a utilização de DEGs como meio de propiciar vias aéreas que permitam a ventilação de emergência até que haja a possibilidade de um acesso definitivo. O documento ainda contempla que o procedimento poderá ser realizado por médicos ou enfermeiros com qualificação e treinamento.

Com relação à nomenclatura, muitos estudos apontam estes dispositivos como extraglóticos, periglóticos e até supralaríngeos, citados na maioria das literaturas como dispositivos supraglóticos. Embora tenham diversas nomenclaturas e cada uma possua significados distintos, todos se referem ao mesmo grupo de artefatos utilizados no manejo de vias aéreas, desde que sejam inseridos pela boca e que não ultrapassem a laringe.[6]

Um estudo realizado por Metterlein e colaboradores em 2017,[3] identificou que os dispositivos se mostraram apropriados para oxigenar e ventilar os pacientes de forma adequada, confirmando sua efetividade no manejo de vias aéreas em uma situação de emergência.

Por tudo isso, este capítulo tem como objetivo principal discorrer sobre a relevância dos DEGs na obtenção de via aérea, apresentando os principais tipos de dispositivos e a gestão de enfermagem no manejo de via aérea ao utilizarmos dispositivos extraglóticos.

Conceitos e evolução dos dispositivos extraglóticos

Em 1981, a máscara laríngea (ML) foi o primeiro DEG criado para manter a via aérea pérvia em pacientes submetidos à procedimentos anestésicos.[7] Chegou na prática clínica em 1988, anteriormente as opções de manejo de vias aéreas limitavam-se entre a máscara facial ou a intubação orotraqueal.[8] Neste tempo, em caso de intubação difícil ou falha de intubação, o meio mais comum para fornecer suporte ventilatório rápido ao paciente não intubado era a bolsa válvula máscara.

Ao longo dos anos, vários estudos evidenciaram as desvantagens na ventilação bolsa válvula máscara, como exemplo, podemos citar a perda de volume através de ventilação no espaço morto, o vazamento do ar pela máscara e ainda a inflação gástrica, elevando os riscos de aspiração do conteúdo estomacal.[9,10]

Consequentemente, o manejo de vias aéreas bem-sucedido é o objetivo durante a anestesia geral e principalmente as emergências clínicas, sendo a IOT ainda hoje considerado como o "padrão ouro", porém, este procedimento requerer proficiência e existe um alto índice de intubação difícil, que varia de 0,05% a 18%.[3] Neste cenário, a máscara laríngea se tornou uma opção durante anos para o acesso de via aérea difícil e com o passar do tempo, novos utensílios foram desenvolvidos, como por exemplo, os modelos contendo tubo de drenagem gástrica, dispositivos com maior pressão de selo e até máscaras próprias para intubação, como o tubo laríngeo, introduzido na prática clínica no ano de 1999[7,3] (Figura 12.1).

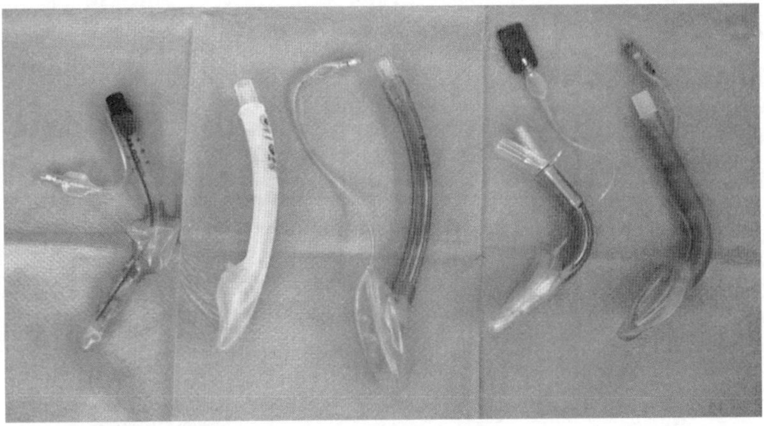

Figura 12.1 – Diferentes dispositivos extraglóticos (DEGs).
Fonte: Metterlein, 2017.

Quanto a eficácia e segurança, mais de 2500 documentos trataram desta temática e apontaram que seu uso gira em torno de 270 milhões de unidades ano, sendo atribuído apenas um óbito relacionado ao dispositivo.[5-7] Durante sua inserção, que ocorre a cegas, todos os dispositivos são capazes de fornecer uma via aérea segura ainda na primeira tentativa, sendo a única preocupação o risco de aspiração.[8,3]

Frente a representação, os DEGs foram divididos entre a primeira e a segunda geração (Figura 12.2). Os de primeira geração incluem as máscaras laríngeas, o tubo laríngeo e outros considerados dispositivos que não protegem contra a aspiração ou a regurgitação, pois não possuem recursos em sua estrutura para reduzir tais riscos. Já os dispositivos de segunda geração, são representados pelos mesmos dispositivos, porém projetados com recursos capazes de reduzir o risco de aspiração.[8]

É importante destacar que o DEG inserido anteriormente à IOT serve apenas como uma ponte para a intubação definitiva, sendo necessário cuidado durante a substituição do dispositivo por um tubo orotraqueal, a fim de não comprometer a oxigenação do paciente.[3]

De acordo com o Cofen (2020)[11] os DEGs podem ser classificados em duas categorias:

- **Dispositivos supraglóticos (DSG):** máscara laríngea e via aérea perilaríngea que se situam acima e envolvem a glote.
- **Dispositivos infraglóticos (DIG) ou retroglóticos (DRG):** tubo combinado traqueo-esofágico (Combitube) e o tubo laríngeo, que passam atrás e além da laringe para penetrar na porção superior do esôfago.

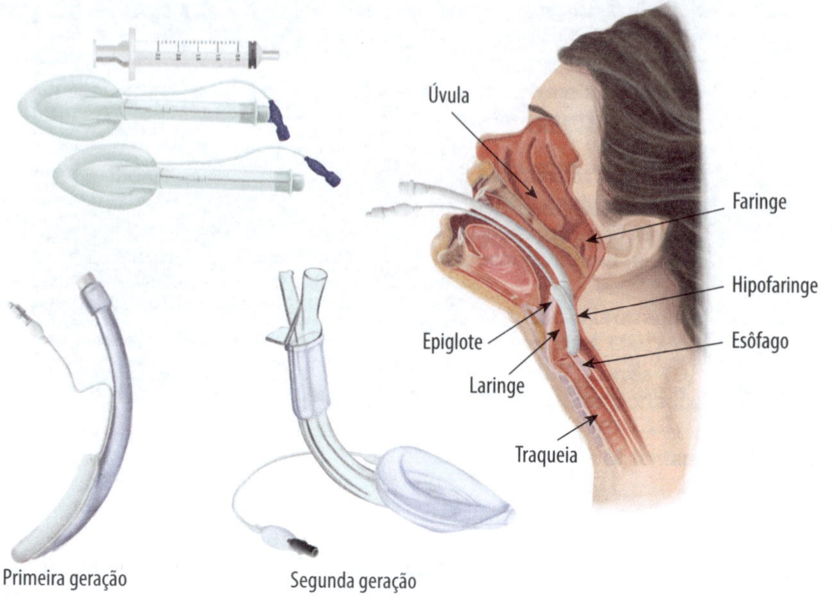

Figura 12.2 – Dispositivo supraglótico (DSG) – Máscara laríngea de primeira e segunda geração.
Fonte: Adaptada de Gonzales, 2013; Somiti, 2017.

Principais tipos de dispositivos extraglóticos

Máscara laríngea

A máscara laríngea é um tubo semelhante ao endotraqueal com uma anteface inflável distal própria para ser posicionada de forma a selar a faringe, facilitando a abertura laríngea, muito utilizada no manejo de vias aéreas de difícil acesso.[12] Quando comparada à IOT, a ML oferece ventilação equivalente, sendo o tempo ideal de permanência de 2 horas, porém caso seja necessário, poderá ser mantida de 4 a 8 horas até que se consiga uma via aérea definitiva[7] e a escolha do tamanho da ML depende do peso e da altura do paciente, conforme apontado no Quadro 12.1.

Quadro 12. 1 – Distribuição do número da ML conforme o peso e a altura. (*Continua*)
▪ Número 1: recém-nascidos a lactentes de 5 kg
▪ Número 1,5: lactentes de 6 a 10 kg
▪ Número 2: lactentes de 11 kg a pré-escolares de 20 kg
▪ Número 2,5: crianças de 21 a 30 kg

Quadro 12. 1 – Distribuição do número da ML conforme o peso e a altura. (*Continuação*)
▪ Número 3: crianças e adolescentes de 30 a 50 kg
▪ Número 4: adultos de 51 a 70 kg
▪ Número 5: adultos de 71 a 100 kg
▪ Número 6: Adultos maiores que 1,95 m

Fonte: Adaptado de Somiti, 2017.

Um estudo realizado por Gruber[13] et al. evidenciou que apenas 1 em cada 120 intubações com ML falharam, indicando que o gerenciamento de vias aéreas com este dispositivo é bem-sucedido, mesmo para profissionais com experiência mínima.

Tubo laríngeo

O tubo laríngeo consiste em um tubo de silicone com dois balões denominados distal e proximal cuja função é bloquear a entrada do esôfago e o espaço faríngeo acima da laringe. São identificados por tamanhos e cores distintas (Figura 12.3), existindo orifícios entre os balões que permitem a passagem de oxigênio para a ventilação.[15]

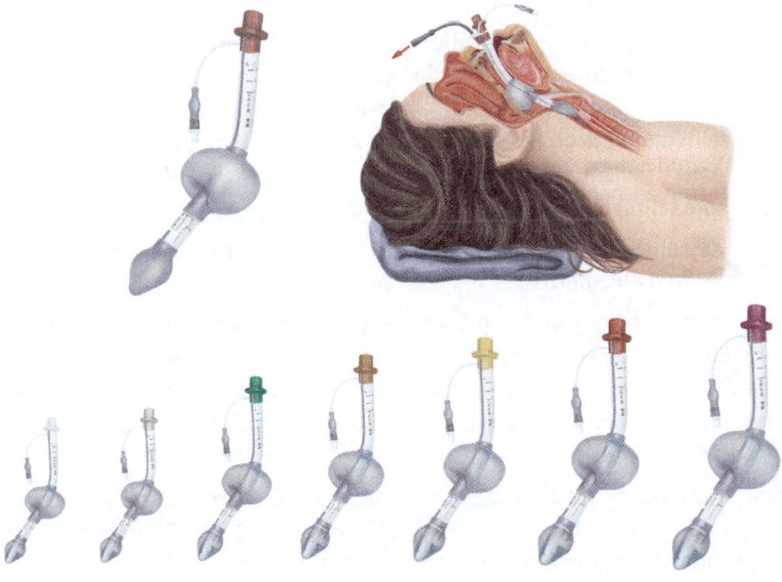

Figura 12.3 – Distribuição por tamanho e cores do dispositivo infraglótico (DIG) – Tubo laríngeo.
Fonte: Adaptada de Gonzalez, 2013; Somiti, 2017.

Este tipo de dispositivo, quando comparado a IOT, tem como vantagem a inserção rápida, norteada pelo peso e altura do paciente (Quadro12.2), apresentando uma maior taxa de assertividade no posicionamento, porém limitado a condição de um artefato provisório, utilizado predominantemente em situações de emergências clínicas como uma parada cardiorrespiratória (PCR).[16]

Quadro 12.2 – Distribuição do tubo laríngeo conforme o peso e a altura.

Tamanho	Paciente	Peso/Altura
0	Neonatal	< 5 kg
1	Bebê	5 a 12 kg
2	Pediátrico	12 a 25 kg
2,5	Pediátrico	125 a 150 cm
3	Adulto	< 155 cm
4	Adulto	155 a 180 cm
5	Adulto	> 180 cm

Fonte: Adaptado de Somiti, 2017.

Tubo esofágico traqueal

O tubo esôfago traqueal, também chamado de Combitube, é utilizado principalmente no ambiente pré-hospitalar. O dispositivo é confeccionado a partir de um duplo lúmen com dois balonetes, contendo o *cuff* proximal ou orofaríngeo e o *cuff* distal (Figura 12.4). É importante destacar que este dispositivo se trata de uma via aérea provisória, utilizada como ponte para a IOT definitiva.

Também é utilizado no manejo de vias aéreas, pois oferece vantagens similares à IOT convencional, como a redução de risco de aspiração, a ventilação segura e o isolamento de via aérea.

Após a intubação, insufla-se o primeiro *cuff* (proximal) com 85 mL de ar e o segundo *cuff* (distal) com 12 mL de ar, em seguida, conecta-se o dispositivo bolsa-válvula-máscara ao tubo número 1 e realiza-se a ventilação dos pulmões, sendo necessário observar se ocorre a expansão torácica, indicando o posicionamento correto do dispositivo.[14]

O Combitube é escolhido de acordo com a altura do paciente, sendo ele fabricado em dois tamanhos, 37 F para pacientes de 1,40 a 1,80 metros de altura e 41F, para indivíduos com altura superior a 1,80 metros.[7]

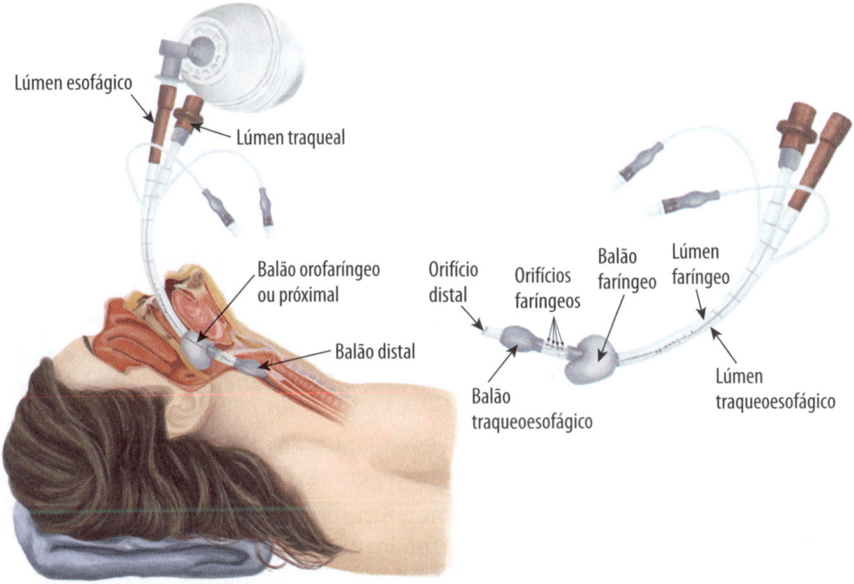

Figura 12.4 –Tubo traqueoesofágico – Combitube.
Fonte: Adaptada de Vézina, 1998; Gonzalez, 2013.

Cobra perilaringeal

Seu nome decorre de a extremidade do dispositivo ter o formato da cabeça de uma cobra, apresentando uma grade que permite a passagem de ar e consequentemente a ventilação (Figura 12.5).

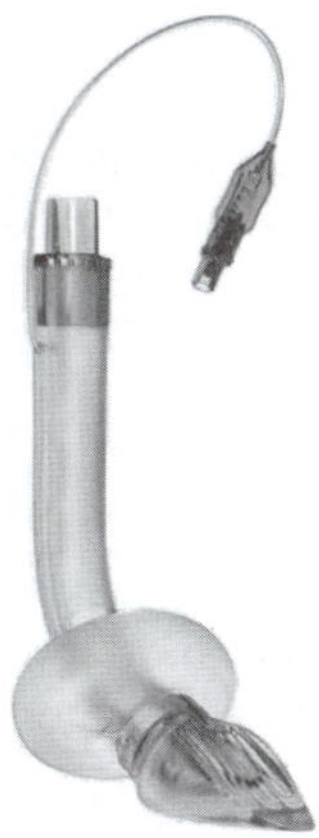

Figura 12.5 – Dispositivo extraglótico cobra perilaringeal.
Fonte: Almeida; Costa; Machado, 2016.

A cobra perilaringeal apresenta volume faríngeo de baixa pressão e grande volume próximo a ponta, sendo sua eficácia comparada à ML em termos de facilidade de inserção e vedação.[6]

Cuidados de enfermagem com dispositivos extraglóticos

A inserção dos DEGs no Brasil, pode ser realizada por profissionais médicos e enfermeiros, sendo considerada uma alternativa no acesso de vias aéreas de emergência em unidades de suporte intermediário e pré-hospitalar.[5]

O Conselho Federal de Enfermagem publicou uma nova Resolução n. 641/20,[11] determinando ser privativo do enfermeiro, no âmbito da equipe de enfermagem, a utilização dos DEGs para acesso à via aérea, exclusivamente, em situação de iminente risco de morte. Esta Resolução também traz outras competências do profissional enfermeiro no âmbito da equipe de enfermagem, como a averiguação quanto ao correto posicionamento e as técnicas de manutenção das pressões internas dos manguitos e/ou balonetes dos DEGs e tubos traqueais.

Diante do pressuposto, o Cofen também determina mediante a Lei n. 7.498[18] em seu artigo 11, que compete ao enfermeiro a execução dos cuidados a pacientes graves com risco de vida, frente a complexidade técnica que exige conhecimentos de base científica e a capacidade de tomada de decisões imediatas.

A assistência de enfermagem ao paciente crítico é muito importante na percepção precoce de fatores de riscos que possam comprometer a vida do doente. Por isso, durante emergências clínicas e situações que coloquem a vida do indivíduo em risco, podem ser incluídos enfermeiros como resposta rápida no gerenciamento de vias aéreas, sendo importante que tais profissionais tenham experiência no gerenciamento dessas vias.[19]

Para a execução do manejo de via aérea por enfermeiros, o mesmo deve estar devidamente capacitado, por meio de curso presencial com conteúdo que inclua teoria e prática simulada.

No caso de enfermeiros instrutores de curso de capacitação na utilização de DEGs, os mesmos devem possuir especialização na área de urgência e emergência ou outras que contemplem na matriz curricular o conteúdo relacionado.[11]

Considerações finais

Nos dias atuais, o Enfermeiro apresenta um papel de protagonista frente ao uso de DEGs. Por isso, observa-se a necessidade do desenvolvimento de competências e habilidades, além da criação de protocolos institucionais e treinamentos voltados para o manejo de vias aéreas por DEGs.

Finalmente, conhecer os diferentes dispositivos bem como a resolução que ampara os profissionais é fundamental para o enfermeiro, possibilitando a capacitação para a inserção correta dos dispositivos durante emergências clínicas e promovendo a segurança do paciente.

Referências

1. Mártin-Pereira JM; Salgado JG; Iglesias JJG et al. Comparación entre los diferentes dispositivos supraglóticos para el manejo de la vía aérea en la asistencia extrahospitalaria: revisión sistemática. Emergencias. 2019; 31:417-428. [Acesso 21 Jun 2020]. Disponível em: https://www.scielo.br/pdf/rba/v67n2/pt_0034-7094-rba-67-02-0166.pdf.
2. Brasil. Lei n. 12.842, de 10 de julho de 2013. Dispõe sobre o exercício da Medicina [Internet].2013. [Acesso em 25 Jun 2020]. Disponível em: http://www.planalto.gov.br/CCIVIL_03/_Ato2011-2014/2013/Lei/L12842.htm.
3. Metterlein T; Dintenfelder A; Plank C et al. Uma comparação de vários dispositivos supraglóticos para intubação traqueal guiada por fibra óptica. Rev Bras Anestesiol. 2017; 67(2):166-171. [Acesso em 22 Jun 2020]. Disponível em: https://www.scielo.br/pdf/rba/v67n2/pt_0034-7094-rba-67-02-0166.pdf.
4. Viana RAPP, Whitaker IY. Org. Enfermagem em terapia intensiva: práticas e vivências. Porto Alegre: Artmed, 2011.
5. Guimarães HP; Timerman S; Rodrigues RR et al. Posicionamento para Ressuscitação Cardiopulmonar de Pacientes com Diagnóstico ou Suspeita de Covid-19. Arq Bras Cardiol. 2020; 114(6):1078-1087. Doi: https://doi.org/10.36660/abc.20200548.
6. Almeida G; Costa AC; Machado H. Supraglottic Airway Devices: A Review in a New Era of Airway Management. J Anesth Clin Res. 2016, 7:7. Doi: 10.4172/2155-6148.1000647.
7. Vieira LP; Urbano HCA; Silva JB et al. Manejo de vias aéreas e intubação traqueal: Dispositivos supraglóticos. SOMITI, Segunda Edição – 2017. [Acesso em 24 Jun 2020]. Disponível em: http://blog.somiti.org.br/wp-content/uploads/2017/10/MAVIT-11-CAP.pdf.
8. Cook T; Howes B. Supraglottic airway devices: recent advances. Continuing Education in Anaesthesia, Critical Care & Pain j Volume 11 Number 2, 2011. Doi:10.1093/bjaceaccp/mkq058.
9. Weiler N; Heinrichs W; Dick W. Assessment of pulmonary mechanics and gastric Inflation pressure during mask ventilation. Prehosp Disaster Med 1995, 10:101-105. Doi: 10.1017/s1049023x00041807.
10. Wenzel V; Idris AH; Lindner KH. Ventilation with an unprotected airway during cardiac arrest. *In:* Yearbook of Intensive Care and Emergency Medicine. Vincent JL (ed.). Berlin, Heidelberg: Springer; 1997:483-492 [Acesso em 25 Jun 2020]. Disponível em: https://link.springer.com/chapter/10.1007/978-3-662-13450-4_40.
11. Brasil. Resolução Cofen n. 641/2020. Utilização de Dispositivos Extraglóticos (DEG) e outros procedimentos para acesso à via aérea, por Enfermeiros, nas situações de urgência e emergência, nos ambientes intra e pré-hospitalares [Internet].2020. [Acesso em 12 Jul 2020]. Disponível em: http://www.cofen.gov.br/resolucao-cofen-no-641-2020_80392.html.
12. Pedersoli CE; Dalri MCB; Silveira RCPC et al. Nursing use of laryngeal masks in cardiopulmonary resuscitation: an integrative literature review. Texto Contexto Enferm, Florianópolis, 2011 Abr-Jun; 20(2): 376-83. [Acesso em 22 Jun 2020]. Disponível em: https://www.scielo.br/pdf/tce/v20n2/a21v20n2.pdf.
13. Gruber C; Nabecker S; Wohlfarth P et al. Evaluation of airway management associated hands-off time during cardiopulmonary resuscitation: a randomised manikin follow-up study. Scandinavian Journal of Trauma, Resuscitation and Emergency Medicine 2013, 21:10. Doi: 10.1186/1757-7241-21-10.
14. Gonzalez MM; Timerman S; Gianotto-Oliveira R et al. I Diretriz de Ressuscitação Cardiopulmonar e Cuidados Cardiovasculares de Emergência da Sociedade Brasileira de Cardiologia. Arq Bras Cardiol: 2013; 101, (2 Supl. 3): 18-21. [Acesso em 22 Jun 2020]. Disponível em: http://publicacoes.cardiol.br/consenso/2013/Diretriz_Emergencia.pdf.

15. Amini A; Zand F; Maghbooli M. Disposable Versus Reusable Laryngeal Tube Suction for Ventilation in Patients Undergoing Laparoscopic Cholecystectomy. Rev Bras Anestesiol, 2010; 60: 1: 32-41. [Acesso em 29 Jun 2020]. Disponível em: https://www.scielo.br/pdf/rba/v60n1/v60n1a04.pdf.
16. Thomaz RR; Whitaker IY. Laryngeal mask utilization in patients with cardiopulmonary arrest: a systematic review. Rev. Eletr. Enf. [Internet]. 2013 jul/set;15(3):810-8. Doi: 10.5216/ree.v15i3.20453.
17. Vézina D; Lessard M; Bussières J et al. Complications associated with the use of the Esophageal-Tracheal Combitube. Canadian Journal of Anaesthesia, 1998. 45:1 / pp 76-80. [Acesso em 22 Jun 2020]. Disponível em: https://www.researchgate.net/figure/The-Esophageal-Tracheal-Combitube-A-the-oesophageal-lumen-B-the-tracheal-lumen_fig1_13764915.
18. Brasil. Lei n. 7.498, de 25 de junho de 1986. Dispõe sobre a regulamentação do exercício da enfermagem, e dá outras providências [Internet].1986. [Acesso 24 Jun 2020]. Disponível em: http://www.planalto.gov.br/ccivil_03/LEIS/L7498.htm.
19. Dörges V; Wenzel V; Neubert E et al. Emergency airway management by intensive care unit nurses with the intubating laryngeal mask airway and the laryngeal tube. Critical Care 2000, 4:369-376. Doi: 10.1186/cc720.

13

Gestão Clínica de Enfermagem na Intubação Orotraqueal do Paciente com Infecção Respiratória Transmissível

Amanda Gabrielle Silva Queiroz
Laurindo Pereira de Souza
Fernando Augusto Pinheiro
Renata Andréa Pietro Pereira Viana

Destaques

- O reconhecimento prévio da insuficiência respiratória é de suma importância, pois em situações em que a hipoxemia não é corrigida pela oferta de oxigênio (O_2), está indicada a intubação orotraqueal.
- As infeções respiratórias transmissíveis variam de infecções, como os resfriados comuns e as pneumonias, até as infecções mais graves, como a tuberculose e a Covid-19.
- O planejamento das ações ante a intubação do paciente com infecção respiratória transmissível minimiza possíveis intercorrências e a exposição aos riscos de contaminação dos profissionais.
- Durante a prestação de cuidados potencialmente geradores de aerossóis (como a intubação e a aspiração de secreções), é recomendado ao profissional de saúde o uso de equipamentos de proteção individual (EPIs).

Introdução

A função do sistema respiratório é facultar ao organismo a troca de gases com o ar atmosférico, a fim de assegurar permanente e adequada concentração de oxigênio (O_2) no sangue.[1]

O reconhecimento prévio da insuficiência respiratória é de suma importância e, quanto antes detectados os sinais de desconforto e quanto mais precoce o início da terapia apropriada, maiores as chances de sobrevivência do paciente.[2]

Caso o doente seja incapaz de ventilar de maneira suficiente, ou não atinja uma oxigenação ideal, está indicada a intubação traqueal, condição que pode ser agravada por infecções respiratórias transmissíveis.

De maneira simples, a infeção pode ser descrita como a penetração e o desenvolvimento ou multiplicação do agente infeccioso, o qual pode ser um vírus, uma bactéria, um protozoário ou algum tipo de fungo.

Nesse cenário, as infecções virais são consideradas importantes causas de doença do trato respiratório, e o resfriado comum a síndrome infecciosa mais frequentemente encontrada em seres humanos, cuja influenza continua a ser uma causa maior de mortalidade e de importante morbidade mundial.[3]

As infecções respiratórias frequentemente complicam o curso clínico do paciente com doença pulmonar obstrutiva crônica (DPOC) e asma.[4] Já os indivíduos imunocomprometidos apresentam maior morbidade e mortalidade após infecções respiratórias virais.[5] Além disso, nos anos recentes, presenciou-se a emergência de novos patógenos virais respiratórios como o hantavírus, o metapneumovírus humano, o vírus da influenza aviária e um novo coronavírus associado à síndrome respiratória aguda grave.[6]

Consideradas doenças de alto contágio, devido ao elevado potencial de propagação, principalmente por meio de gotículas contaminadas e liberadas pelo espirro, bocejo ou pela fala,[7] as infeções respiratórias variam de infecções, como os resfriados comuns e as pneumonias, até as infecções mais graves, como a tuberculose[3] e a Síndrome Respiratória Aguda Grave (Sars-CoV-2) denominada Doença do Novo Coronavírus (Covid-19), declarada pela Organização Mundial da Saúde como pandemia em março de 2020.[8]

Desta forma, o atual capítulo tem como objetivo descrever os cuidados necessários durante a intubação do paciente com infecção respiratória transmissível, de modo que o enfermeiro execute as melhores práticas, de modo a adotar rigorosas precauções de autoproteção.

Oxigenoterapia no paciente com infecção respiratória transmissível

Pacientes diagnosticados com infecções respiratórias transmissíveis necessitam ser cuidados em locais designados, pois uma proporção significativa de infectados requer oxigenoterapia por meio de suporte ventilatório.[9]

O suporte ventilatório alivia o esforço dos músculos respiratórios, a fim de evitar fadiga e diminuir o consumo de O_2, cujo fluxo deve ser ajustado conforme a condição do paciente, e pode ser administrado de forma invasiva ou não invasiva e, assim que possível, deve-se evitar o suporte invasivo.[10,11]

A aplicação da oxigenoterapia não invasiva ocorre por meio de máscara facial ou cânula nasal, cujos fatores como a tolerância do sistema de aplicação e a delimitação no fluxo de oxigênio (geralmente 15 L/min) são considerados fatores limitantes nesta modalidade.[12]

Ao entendermos que a hipoxemia é uma condição ameaçadora a vida, em situações em que a baixa concentração de oxigênio no sangue não pode ser corrigida por meio da oxigenoterapia não invasiva, está indicada a intubação orotraqueal (IOT).[10]

A IOT é uma técnica que consiste na passagem de um tubo flexível até a traqueia, com o propósito de manter a via aérea permeável durante o processo de ventilação,[9] e que deve ser conduzida e cuidada por profissionais treinados e experientes, uma vez que esse procedimento pode produzir um grande número de aerossóis contagiosos.[10]

Consequentemente, a equipe multiprofissional deve atuar para que o procedimento de intubação orotraqueal seja realizado com calma e em momento seguro, no qual o planejamento das ações minimize possíveis intercorrências, bem como a exposição aos riscos de contaminação dos profissionais.[11,12]

Medidas de segurança para a prestação de cuidados de enfermagem

Aos pacientes com manifestações graves da doença, o cuidado crítico no ambiente hospitalar requer o uso de recursos e intervenções que auxiliem na manutenção da vida e diminuam a morbidade, e também se fazem necessárias medidas de proteção padrão e específicas para os profissionais.

Neste contexto, os equipamentos de proteção individual (EPIs) e os cuidados ambientais compreendem estratégias que minimizam a exposição dos profissionais a patógenos. O Centers for Disease Control and Prevention – CDC descreve quais as medidas de proteção padrão e especificas são necessárias ao ambiente hospitalar.[13]

Na terapia intensiva, é recomendado que todos os profissionais de saúde envolvidos na prestação de cuidados ao paciente com infecção respiratória transmissível apliquem precauções universais, precauções de contato e precauções de gotículas.[11] Estas medidas incluem a utilização de equipamento de proteção individual específico, de uso único e impermeável como avental, máscara cirúrgica, protetor ocular e luvas.[13,14]

Durante a prestação de cuidados potencialmente geradores de aerossóis (como a intubação e a aspiração de secreções), é recomendado ao profissional de saúde a aplicação de medidas para sua segurança pessoal, por meio do uso de EPIs como:

- Touca descartável.
- Protetor facial (*face shield*) ou óculos com proteção lateral.
- Máscara modelo N-95/PFF2 ou equivalentes com adequado ajuste facial.
- Avental impermeável e descartável, com mangas compridas e punhos (apertados ou com elásticos), que cubra até o meio das pernas ou na altura dos tornozelos.
- Luvas (que cubram os punhos do avental).
- Protetor de calçados, preferencialmente o profissional deve utilizar sapatos fechados e impermeáveis, de uso exclusivo para as áreas de isolamento e/ou coberturas de sapato impermeáveis[13,14] (Quadro 13.1).

Quadro 13.1 – Equipamentos de proteção individual recomendados ao profissional de saúde para a prestação de cuidados ao paciente potencialmente gerador de aerossóis e portador de infecção respiratória transmissível. (*Continua*)

Equipamentos de Proteção Individual (EPIs)	
Avental impermeável descartável com punho, mangas compridas e que cubram as pernas	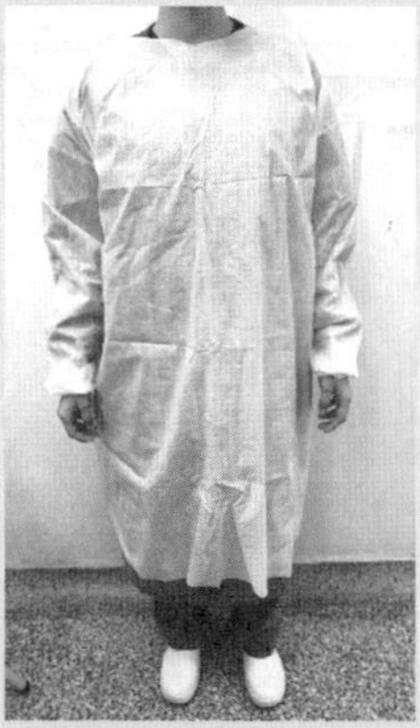
Touca descartável e máscara N-95	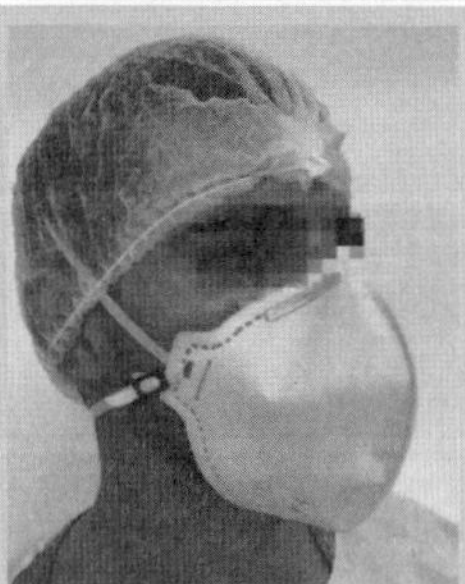

Quadro 13.1 – Equipamentos de proteção individual recomendados ao profissional de saúde para a prestação de cuidados ao paciente potencialmente gerador de aerossóis e portador de infecção respiratória transmissível. (*Continuação*)

Óculos com proteção lateral ou Protetor facial (*face shield*)	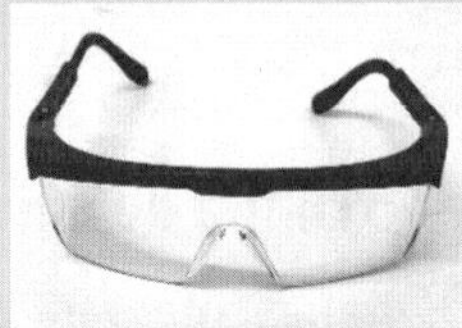 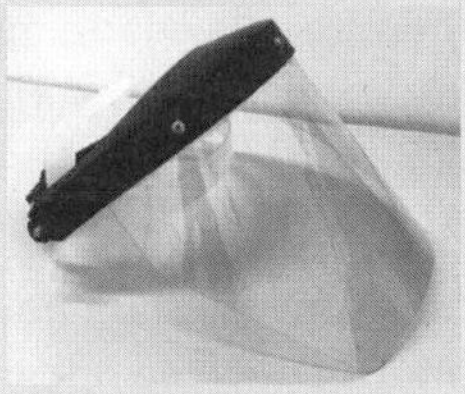
Luvas que cubram os punhos do avental	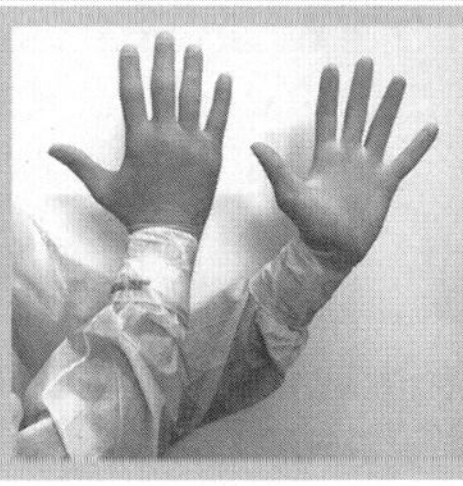

Fonte: Acervo da autoria do capítulo, 2021.

O fornecimento de EPI, em quantidade e qualidade, não é suficiente para que os profissionais estejam protegidos da contaminação. O Ministério da Saúde e as notas técnicas da Agência Nacional de Vigilância Sanitária (Anvisa) recomendam a promoção de educação por meio de treinamentos a todos os trabalhadores dos serviços de saúde (próprios, terceirizados e/ou temporários), com o intuito de atualizá-los sobre os fatores de risco, a fim de instruí-los sobre qual equipamento utilizar em cada situação, inclusive os dispositivos de proteção respiratória, sua correta colocação, a presença de sinais de danos ou avarias aos equipamentos (antes, durante e após o uso), a retirada e o descarte adequado e seguro de cada item.[14-16]

Sugerem, ainda, que o material de treinamento seja de fácil compreensão e disponível para a consulta de qualquer profissional a todo o momento. Destacam, também, a importância da realização de simulações realísticas de situações críticas para minimizar o estresse, com a possibilidade de reprodução de cenários possíveis, o que pode contribuir para aumentar a segurança da equipe e dos pacientes nos atendimentos reais.[14-16]

Para a segurança de todos, é fundamental a implantação de protocolos definidos pelo controle de infecção do hospital, em conjunto com as equipes assistenciais, que devem ser elaborados e disponibilizados por escrito, mantidos em locais acessíveis e com o estabelecimento de normas e rotinas, para orientar sobre a sequência dos equipamentos a serem colocados e retirados, o acondicionamento, a avaliação da integridade, o tempo de uso e os critérios para o correto descarte.[15,17]

Gestão clínica de enfermagem no procedimento de intubação

O tratamento para o paciente com infecção respiratória transmissível dependerá da gravidade apresentada por ele, pois algumas doenças possuem espectro clínico muito variado e, nos casos mais críticos, pode levar à insuficiência respiratória.[12]

Esgotadas as possibilidades e tentativas de terapias não invasivas (O_2 suplementar com máscara de Venturi a 50%; cateter nasal de O_2 com fluxo maior que 5 L/min, ventilação não invasiva com FiO_2 maior que 50% e delta PP maior que 10 cmH_2O) e o paciente não consegue manter a saturação arterial de oxi-hemoglobina (SpO_2) acima de 94% ou a frequência respiratória (FR) menor ou igual a 24 IPM, a possibilidade de IOT deve ser considerada.[9]

No caso de pacientes com Covid-19, a intubação orotraqueal precoce tem sido indicada, com o objetivo de diminuir a produção de aerossóis, e deve seguir a técnica da Sequência Rápida de Intubação (SRI), já que nos referimos à uma intubação de caráter emergencial.[15,18,19]

Toda a equipe multiprofissional deve estar treinada para atuar de maneira segura, assertiva e colaborativa com o profissional médico nos procedimentos como a pré-oxigenação e a sequência rápida de intubação (SRI),[20,21] conforme explicado a seguir.

Pré-oxigenação

A pré-oxigenação é essencial para o princípio de "não ventilar com bolsa-válvula-máscara (ambú)" na sequência rápida de intubação.[17] É também o estabelecimento de uma reserva de oxigênio aos pulmões, no sangue e nos tecidos, o que permite um período maior de apneia sem queda na saturação de oxigênio arterial.

Pode ser obtida uma pré-oxigenação mais rápida quando o paciente realiza oito respirações com a capacidade vital máxima (a respiração de maior volume que conseguir) enquanto recebe oxigênio a 100%.[12]

Os doentes obesos são mais bem pré-oxigenados quando colocados em posição ereta e a queda na saturação de hemoglobina é significativamente mais lenta se continuamente for administrado oxigênio de 5 a 15 L/min por cânula nasal durante a sequência rápida de intubação.[1]

Sequência rápida de intubação (SRI)

Para assegurar uma via aérea em um paciente instável, é recomendada a sequência rápida de intubação.[17] Essa técnica consiste em usar um sedativo de ação rápida, analgesia, e um agente bloqueador neuromuscular para criar condições que permitam um rápido controle das vias aéreas.[12]

A SRI pressupõe que o paciente está em risco de broncoaspiração do conteúdo gástrico e incorpora medicações e técnicas que minimizem esses riscos.[17] É de extrema importância o posicionamento correto da equipe para o sucesso no procedimento (Figura 13.1).

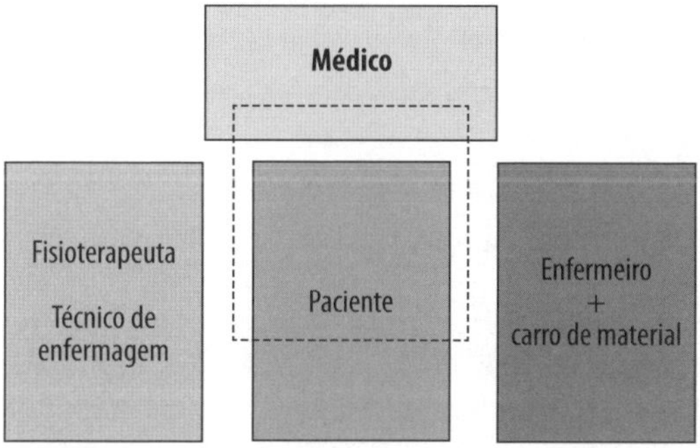

Figura 13.1 – Posicionamento da equipe multiprofissional durante a SRI.
Fonte: Desenvolvida pela autoria do capítulo, 2021.

- ### Equipe necessária para o procedimento de SRI

Médico, enfermeiro, fisioterapeuta e técnico de enfermagem.

O profissional médico utiliza como base para a realização da sequência rápida de intubação os nove passos descritos a seguir,[9,10] e é de extrema importância ao enfermeiro o conhecimento de cada etapa, pois o sucesso da manobra depende também de sua participação.

- ### Preparação

Prover a checagem dos sinais que indiquem intubação difícil, e realizar um plano de intubação, inclusive de vias alternativas para assegurar a via aérea. Realizar a conferência dos equipamentos e medicações necessárias para o procedimento.

- ### Pré-oxigenação

É recomendado que todo paciente que necessite de intubação endotraqueal receba oxigênio em alto fluxo imediatamente antes da intubação.

▪ Pré-tratamento

A depender das circunstâncias clínicas, podem ser utilizados medicamentos antes da indução, como a atropina (em casos de bradicardia), a noradrenalina e a dopamina (nos casos de choque), o fentanil e/ou a lidocaína.

▪ Indução

Diferentes tipos de indução podem ser utilizadas pelo médico, a depender das circunstâncias clínicas do paciente[23-27] (Tabela 13.1).

Tabela 13.1 – Principais drogas utilizadas para a indução na SRI.

Drogas	Observações
Midazolam ▪ dose de 0,1 a 0,2 mg/kg	▪ Contraindicação: depressão miocárdica, dose-dependente que resulta em hipotensão ▪ Vantagem: potente amnésico
Lidocaína intravenosa ▪ dose de 1,5 mg/kg	▪ Eficaz na supressão da tosse durante a intubação endotraqueal
Etomidato ▪ dose de 0,2 a 0,3 mg/kg	▪ Contraindicação: suprime a produção adrenal de cortisol ▪ Vantagem: excelente sedação com pouca hipotensão
Propofol ▪ dose de 1,0 a 3 mg/kg	▪ Não há contraindicação absoluta, porém, produz hipotensão dose-dependente ▪ Vantagem: promove broncodilatação
Succinilcolina ▪ dose de 1,0 mg/kg	▪ Possui início de ação em 30 a 60 segundos e a duração da ação inferior a 10 minutos, ideal para a SRI
Fentanil ▪ dose de 50 a 100 mcg Sufentanil ▪ dose de 10 a 20 mcg ou Remifentanil ▪ dose de 2,5 mcg/kg	▪ Pode ser usado para suprimir os reflexos da laringe e otimizar a condição de intubação
Cetamina ▪ dose de 1,5 mg/kg	▪ Contraindicação: é controverso o uso em pacientes com elevada pressão intracraniana e hipertensão arterial ▪ Vantagem: estimula a liberação de catecolaminas e faz broncodilatação

Fonte: Zuo et al., 2020; Meng et al., 2020; Yukioka et al., 1993; Demirkaya et al., 2012; Tallo et al., 2011.

Alguns autores ressaltam que a lidocaína e o fentanil são medicações passíveis de uso como parte da otimização pré-intubação orotraqueal, mas a sua utilização não é um passo essencial, pois diretrizes de manejo de via aérea apontam que o fragmento farmacológico mais importante para minimizar o risco de contaminação é o bloqueio neuromuscular efetivo.[2,7,28]

Vale ressaltar que o enfermeiro precisa manter próximo ao leito o carro de parada, caso seja necessária a ressuscitação cardiopulmonar imediata.

▪ Bloqueio neuromuscular

Os bloqueadores neuromusculares são divididos de acordo com o seu mecanismo de ação em despolarizante e não despolarizante.[26] O único agente despolarizante na prática clínica é a succinilcolina, uma vez que é a primeira escolha como bloqueador neuromuscular na prática da emergência clínica pela sua superioridade em relação aos bloqueadores não despolarizantes.[26]

Na SRI, a dose de succinilcolina deve ser de 1,5 mg/kg endovenosa, com a paralisia a ocorrer em 45 a 60 segundos após a infusão, e com duração aproximada de 6 a 10 minutos.[26] Possui duas contraindicações absolutas: história pessoal e familiar de hipertermia maligna e paciente com alto risco de desenvolver hipercalemia. É recomendado o uso de agentes bloqueadores musculares não despolarizantes no lugar da succinilcolina nos casos de:[7,26]

- **Hipercalemia:** é sugerido confirmar as alterações características no traçado do eletrocardiograma.
- História pessoal de disfunção renal.
- História pessoal e familiar de hipertermia maligna.
- Doenças neuromusculares que envolvem denervação (succinilcolina é segura na miastenia *gravis*).
- Distrofia muscular.
- Acidente vascular cerebral com mais de 72 horas de evolução.
- Queimaduras com mais de 72 horas de evolução.
- Rabdomiólise.

Na prática clínica, é orientado o uso de bloqueadores neuromusculares para médicos com alguma experiência em intubação, pois após o seu uso, a ventilação com ambú se torna mais difícil, o que amplia as chances de complicações caso a intubação não seja realizada.[26]

▪ Posicionamento

Posicionar o paciente em *sniffing position* (posição de "cheirador"), com coxim suboccipital de modo a alinhar o meato acústico com o esterno, a fim de promover a extensão do pescoço (Figura 13.2) e facilitar o procedimento.[26] No caso de pacientes obesos, pode ser utilizada a *ramp position* ou posição de rampa[26] (Figura 13.3).

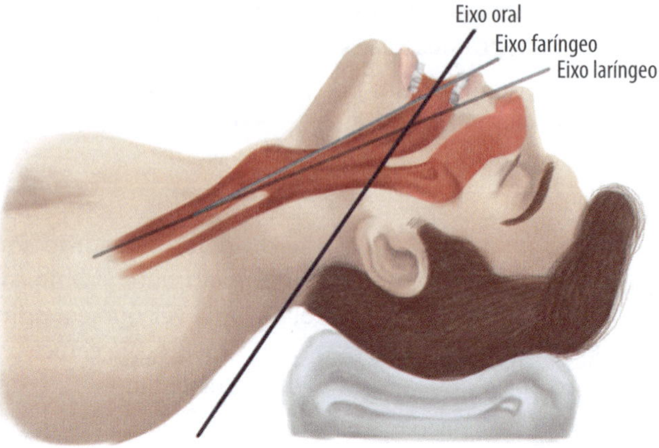

Figura 13.2 – *Sniffing position* ou posição de cheirador.
Fonte: Davies et al., 2014.

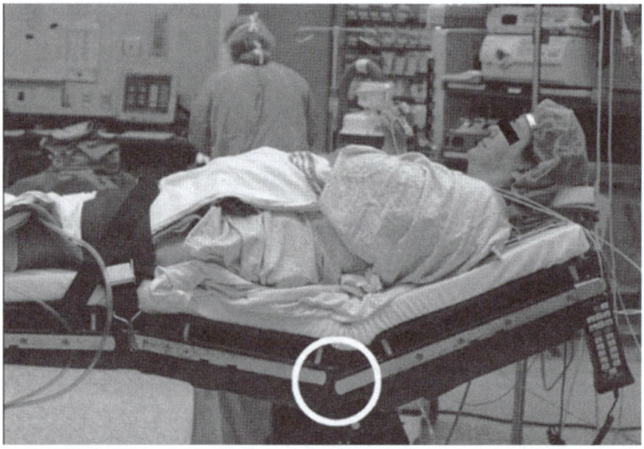

Figura 13.3 – *Ramp position* ou posição de rampa.
Fonte: Rao et al., 2008.

- Procedimento

Intubação orotraqueal propriamente dita.

- Confirmar o posicionamento do tubo

Na prática da emergência brasileira, a confirmação do correto posicionamento do tubo endotraqueal é realizada por meio da ausculta dos campos pulmonares e do estômago. É recomendado iniciar com a ausculta do epigástrio, caso positiva, é de imediato conhecimento do mau posicionamento do tubo. Caso negativa, é feita a ausculta dos campos pulmonares, com o intuito de buscar uma simetria entre os dois lados.[26]

É considerado padrão-ouro para a confirmação do posicionamento do tubo endotraqueal a aferição de dióxido de carbono (CO_2) excretado, oferecida pela tecnologia da Capnografia, que será detalhada ainda neste capítulo (Figuras 13.4 e 13.5).

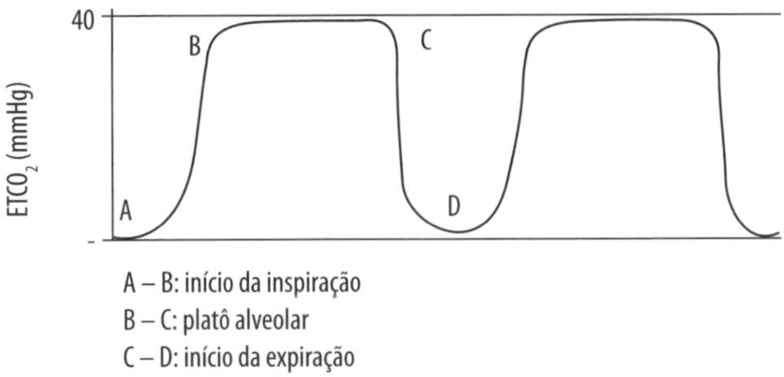

Figura 13.4 – Curvas capnográficas que mostram o correto posicionamento do tubo devido o surgimento de CO_2.
Fonte: Amaral et al., 1992.

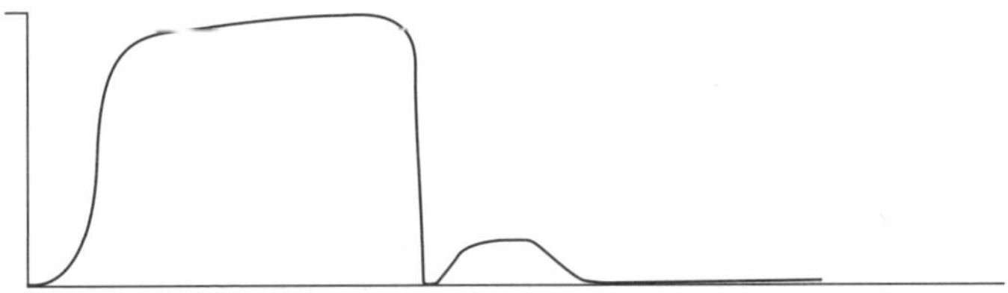

Figura 13.5 – Curvas capnográficas que apontam intubação esofágica acidental ou "lavagem" do CO_2 gástrico.
Fonte: Amaral et al., 1992.

▪ Cuidados pós-intubação

Após a confirmação do posicionamento do tubo endotraqueal, este equipamento deve ser fixado e um raio X de tórax realizado, para determinar se houve intubação seletiva para o brônquio fonte direito,[29] a fim de buscar possíveis complicações e o ajuste da ventilação mecânica.

Os medicamentos utilizados para SRI são normalmente de curta ação, assim o profissional médico deve prescrever uma sedação de longo prazo, analgesia e eventualmente paralisia, se necessário. Em alguns casos, o paciente pode ser mantido sem sedação, por isso, cada caso deve ser discutido individualmente.[29]

Na tentativa de facilitar o aprendizado e todo o conteúdo descrito, o Fluxograma 13.1 esquematiza os importantes passos na SRI.

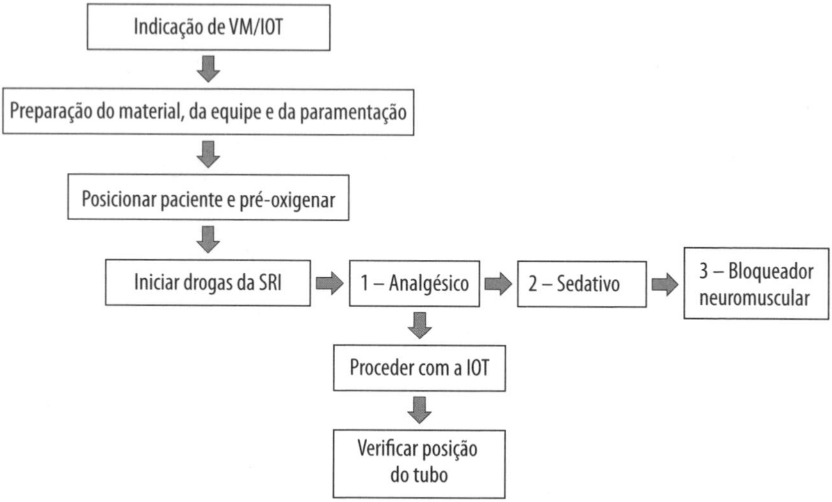

Fluxograma 13.1 – Passo a passo na sequência rápida de intubação (SRI).
IOT: intubação orotraqueal; VM: ventilação mecânica; SRI: sequência rápida de intubação.
Fonte: Adaptado de Ministério da Saúde, 2021.

Preparo do tubo orotraqueal

Após a indução e completo bloqueio neuromuscular, deve ocorrer o posicionamento do paciente com a colocação do coxim. Em seguida, o profissional médico realiza a intubação e, de acordo com as atuais recomendações,[29] o tubo deve ser previamente preparado, e para evitar a disseminação de aerossóis durante o procedimento, esse dispositivo deve ser ocluído, por exemplo, com o êmbolo de uma seringa de 20 mL (Figura 13.6).

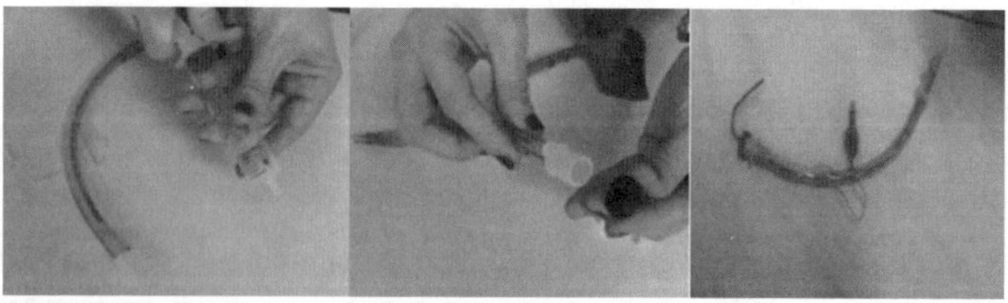

Figura 13.6 – Preparo do tubo orotraqueal adaptado para a redução de aerossóis durante a entubação.
Fonte: Guimarães et al., 2020.

Ocorrida a intubação com sucesso, o balonete precisa ser insuflado imediatamente e na sequência é realizada a tração do fio-guia, sem desconectar a borracha do tubo. Antes de remover por completo o fio, proceder com o pinçamento do tubo seguido da retirada total do fio-guia e da borracha de vedação (Figura 13.7).

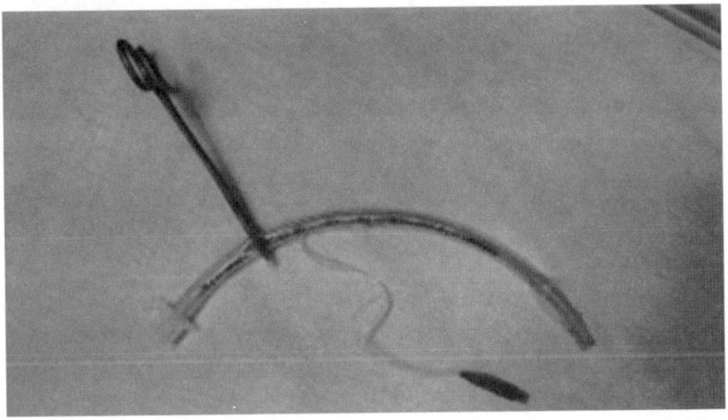

Figura 13.7 – Tubo orotraqueal ocluído com uma pinça reta.
Fonte: Guimarães et al., 2020.

Na sequência, conectar o ventilador mecânico (que deve ser previamente configurado) e com o sistema de aspiração fechado conectado à rede de gases do leito hospitalar.

Ao considerar o protagonismo do enfermeiro diante da intubação no paciente com infecção respiratória transmissível, o Fluxograma 13.2 apresenta os principais cuidados e a justificativa para cada ação ante a intubação traqueal ao paciente com infecção respiratória transmissível.

Posicionar adequadamente o paciente é um outro cuidado importante, e a posição de "cheirador" (Figura 13.2) é definida como uma posição supina com flexão do pescoço e a extensão da cabeça na articulação atlanto-occipital, independentemente do tipo de apoio empregado para a cabeça.

A posição em rampa (Figura 13.3) é o posicionamento em que ocorre o alinhamento horizontal entre a fúrcula esternal e o meato auditivo externo, obtida com a colocação de travesseiros e cobertores, o que garante a elevação da cabeceira da cama. Devido a proporcionar uma melhor visualização laríngea, a posição de rampa *(ramp position)* está indicada para os pacientes obesos.

Quando ao posicionamento correto do tubo orotraqueal (Figura 13.8), o ideal é manter a posição no meio da traqueia, para permitir ao paciente uma margem de segurança durante o movimento da cabeça e do pescoço.

Passo 1: Orientar o paciente sobre o procedimento a ser feito, mesmo sob coma ou sedação contínua

↓

Passo 2: Posicionar adequadamente o paciente em *sniffing position* – posição de cheirador (Figura 13.2) ou em *ramp position* – posição de rampa (Figura 13.3)

↓

Passo 3: Manter cabeceira elevada (30 a 45 graus) para ganhar "capacidade residual funcional" nos pacientes sabidamente com pouca reserva respiratória

↓

Passo 4: Alterar a fixação e os pontos de apoio do tubo periodicamente. A posição ideal do tubo orotraqueal é no centro da cavidade oral, reduzindo a incidência de lesões nas comissuras bucal (Figura 13.8)

↓

Passo 5: Identificar no tubo (com um marcador), o número que se encontra no nível da arcada dentária, pois durante os movimentos de flexo extensão da cabeça o tubo endotraqueal se desloca, podendo se alojar no brônquio fonte direito

↓

Passo 6: Manter a pressão do *cuff* (P*cuff*) entre 18 e 22 mmHg. Quando a P*cuff* permanece entre 18 e 22 mmHg, os danos à parede traqueal tendem a ser minimizados ou evitados

↓

Passo 7: Aspirar secreções quando necessário. A necessidade de aspiração pode ser observada por meio da curva de fluxo/tempo no painel do ventilador mecânico, onde a curva começa a nivelar, perdendo sua característica convexa habitual

↓

Passo 8: Monitorar os sinais vitais do paciente com o intuito de identificar qualquer alteração hemodinâmica, arritmias ou sinais de hipóxia como taquicardia, dispneia e cianose

↓

Passo 9: Registrar os cuidados realizados no prontuário do paciente

Fluxograma 13.2 – Principais cuidados de enfermagem e a justificativa para cada ação ante a intubação traqueal ao paciente com infecção respiratória transmissível.
Fonte: Viana, 2017; Guimarães et al., 2020; Godoy et al., 2008.

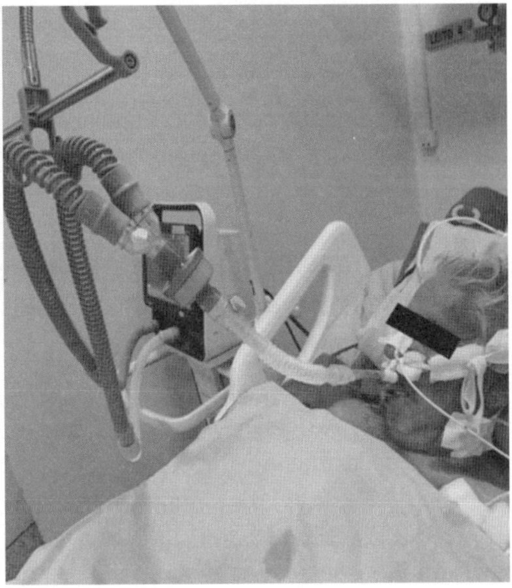

Figura 13.8 – Posicionamento ideal do tubo orotraqueal.
Fonte: Acervo da autoria do capítulo, 2022.

O mau posicionamento do tubo e sua profundidade, estão associados a possíveis complicações, inclusive a hipoxemia, a atelectasia, a intubação seletiva, o barotrauma, o pneumotórax, a ventilação insuficiente, a lesão de cordas vocais, a síndrome do escape de ar, a extubação acidental e até mesmo a morte.[30,31]

Avaliação da posição do tubo orotraqueal após intubação

Conforme mencionado anteriormente, para garantir o êxito da intubação orotraqueal é recomendado o uso da capnografia.[33] O capnógrafo detecta a concentração de dióxido de carbono (CO_2) no ar exalado e envia essas informações (em tempo real) para o monitor, com uma importante frente no contexto da via aérea difícil ou ainda, devido à visualização dificultada pelo uso dos EPIs, como os óculos e o protetor fácil (*face shield*).[19]

Com a progressão do tubo orotraqueal aparecem duas possibilidades: a presença de dióxido de carbono, de modo a apontar que o tubo está posicionado corretamente (Figura 13.4) ou a ausência do CO_2, que ocorre quando o tubo é introduzido acidentalmente no esôfago, o que promove uma redução abrupta da pressão parcial de gás carbônico no final de expiração ($PETCO_2$), que aponta para uma intubação esofágica acidental ou "lavagem" do CO_2 gástrico (Figura 13.5).

Caso o capnógrafo esteja indisponível, o posicionamento correto do tubo deve ser avaliado por meio da expansibilidade torácica, e considerar a realização do exame de raio X para a verificação do posicionamento do tubo em casos duvidosos.[10]

Vale lembrar que o uso de estetoscópio e da ventilação com o ambú aumentam o risco de contaminação para a equipe, por isso, não é indicado pela maioria das diretrizes.[11,13,29]

Aplicabilidade da técnica mnemônica "OCM-AVAID" na intubação de paciente com infecções respiratórias transmissíveis, especialmente no doente com covid-19

O uso de estratégias que facilitem o trabalho da equipe na terapia intensiva é crucial, principalmente em meio ao surto da Covid-19, cujas chances de contaminação podem ser facilmente aumentadas durante o processo de uma intubação complicada.

Neste contexto, Meng et al.[23] elaboraram o mnemônico OCM-AVAID*:* Oxigênio, Circulante, Monitor, Aspirador, Ventilador, Intravenoso-acesso e Drogas para facilitar a sequência de ações dos profissionais de saúde na intubação de pacientes com infecções respiratórias transmissíveis, especialmente no doente com Covid-19 (Quadro 13.2).

Quadro 13.2 – Técnica mnemônica OCM-AVAID como estratégia facilitadora para a gestão segura da via aérea do paciente com infecção respiratória transmissível. (*Continua*)

Variáveis		Ação	Plano de contingência
O	Oxigênio	▪ Garantir adequado suprimento de oxigênio	▪ Garantir que um cilindro/torpedo cheio de oxigênio esteja disponível
C	Circulante	▪ Identificar e garantir que os materiais estejam prontamente disponíveis	▪ Identificar o momento de pedir ajuda e como obtê-la
M	Monitor	▪ Garantir monitor multipamétrico funcionante com oximetria de pulso, eletrocardiograma contínuo, pressão arterial não invasiva e capnografia	▪ Manter monitor reserva disponível
A	Aspirador	▪ Assegurar que o sistema de aspiração/sucção esteja funcional e prontamente disponível	▪ Garantir um aspirador portátil como equipamento reserva
V	Ventilador	▪ Garantir que um ventilador esteja montado, testado, funcionando e pronto para ventilar o paciente imediatamente após o procedimento de intubação	▪ Garantir que uma máscara com reservatório capaz de ventilar com pressão positiva esteja prontamente disponível

Quadro 13.2 – Técnica mnemônica OCM-AVAID como estratégia facilitadora para a gestão segura da via aérea do paciente com infecção respiratória transmissível. (*Continuação*)

	Variáveis	Ação	Plano de contingência
A	Via aérea (*air way*)	▪ Garantir a presença de um médico experiente ou a disponibilidade de um vídeo laringoscópio. Selecionar a cânula adequada e sempre deixar uma de reserva, que deve ser preparada ▪ conforme a Figura 13.6	▪ Manter próximo ao leito material de via aérea difícil (VAD) com dispositivos extraglóticos e de cricotireoidostomia percutânea e cirúrgica
I	Acesso intravenoso (*intravenous access*)	▪ Lavar com solução salina o acesso intravenoso, e checar se está pérvio e/ou providenciar novo acesso venoso em caráter de urgência	▪ Garantir materiais para um novo acesso, caso necessário, e pode ser material para acesso intraósseo
D	Drogas	▪ Manter todas as drogas necessárias disponíveis para a sedação, a analgesia, a indução e o relaxamento muscular, conforme o Quadro 13.2	▪ Garantir medicamentos extras com base nos padrões da UTI

Fonte: Adaptado de Meng et al., 2020.

Ainda, para que a equipe multiprofissional obtenha êxito no procedimento de intubação do paciente com Covid-19, a elaboração de protocolos de segurança e treinamentos contínuos (que deve abranger toda a equipe de saúde) é essencial, e o atendimento no leito deve sempre ser realizado com:

- Equipe reduzida para minimizar a exposição e os riscos de contaminação, com, no máximo, três profissionais presentes: o médico, o enfermeiro e o fisioterapeuta.
- Condução do procedimento pelo profissional médico mais experiente, com objetivo de diminuir o tempo da intubação e ampliar as chances de sucesso.
- Utilização de EPIs (gorro, protetor facial ou óculos com proteção lateral, máscara N-95/PFF2 ou equivalentes, e com adequado ajuste facial, avental com mangas compridas, luvas e protetores de calçados) considerados itens obrigatórios para todos os profissionais presentes no procedimento de intubação.
- Utilização de capnógrafo considerado um importante coadjuvante, o que evita uma maior exposição à contaminação por conta da ausculta após intubação orotraqueal.

É recomendável que os procedimentos geradores de aerossóis em pacientes com Covid-19 sejam realizados em áreas designadas para esse fim, e tenham as melhores medidas disponíveis para limitar a contaminação de outros pacientes ou profissionais de saúde. Se não houver disponibilidade de uma sala com pressão negativa, sugere-se reservar um espaço com ventilação natural em todas as áreas de atendimento ao paciente.[22,29]

Todos esses cuidados são essenciais para um procedimento seguro, de modo a trazer benefícios ao paciente e para toda a equipe multiprofissional da terapia intensiva.

Considerações finais

O sucesso da intubação traqueal depende do adequado preparo do ambiente, do paciente e dos profissionais envolvidos em todo o processo.

É recomendada a implantação de protocolos institucionais para a triagem do paciente com suspeita ou confirmação de infecção respiratória transmissível, a fim de classificar adequadamente os pacientes que necessitam dos cuidados intensivos.

O trabalho em unidade de terapia intensiva é complexo e intenso. O enfermeiro deve estar preparado para a atuação em qualquer momento, no intuito de ofertar cuidados ao doente com insuficiência respiratória transmissível, condição que requer conhecimento específico e grande habilidade ante a tomada de decisões, com a implementação de ações em tempo hábil e com segurança para o paciente e toda a equipe de saúde.

Referências

1. Brown CA; Sakles JC; Mick MW (org.). Manual de Walls para manejo de via aérea na emergência. 5. ed. Porto Alegre: Artmed, 2019.
2. Matsuno AK. Insuficiência respiratória aguda na criança. Medicina (Ribeirão Preto), 2012. 45(2), 168-184.
3. Treanor JJ; Hayden FG. Viral infections. *In:* Mason RJ et al. Murray and Nadel's Textbook of Respiratory Medicine. 4. ed. Philadelphia: Elsevier Saunders, p. 867-919, 2000.
4. Glezen WP et al. Impact of respiratory virus infections on persons with chronic underlying conditions. Jama, v. 83, p. 499-505, 2000.
5. Ghosh S et al. Rhinovirus infections in myelosuppressed adult blood and marrow transplant recipients. Clin Infect Dis, v. 29, p. 528-32, 1999.
6. Ghosh S et al. Respiratory syncytial virus upper respiratory tract illnesses in adult blood and marrow transplant recipients: combination therapy with aerosolized ribavirin and intravenous immunoglobulin. Bone Marrow Transplant., v.25, p.751-55, 2000.
7. Fouchier RA et al. Respiratory virus infections: human metapneumovirus, avian influenza virus, and human coronaviruses. Curr Opin Infect Dis. v. 18, p. 141-46, 2005.
8. Filho EBDS; Silva ALD; Santos ADOD et al. Infecções respiratórias de importância clínica: uma revisão sistemática. 2017. v. 45, n. 2, p. 168-184.
9. Li X; Liu M; Zhao Q et al. Preliminary Recommendations for Lung Surgery during 2019 Novel Coronavirus Disease (Covid-19) Epidemic PeriodZhongguo Fei Ai Za Zhi. 2020 Mar; 23(3): 133-135.

10. Wujtewicz M; Dylczyk-Sommer A; Aszkiełowicz A et al. Covid-19 – what should anaethesiologists and intensivists know about it? Anaesthesiology intensive therapy, 2020. 52(1), 34-41.
11. Pinheiro BV; Pinheiro GSM; Mendes MM. Entendendo melhor a Insuficiência Respiratória Aguda, Pulmão RJ 2015; 24 (3):3-8.
12. Jin YH; Cai L; Cheng ZS et al. A rapid advice guideline for the diagnosis and treatment of 2019 novel coronavirus (2019-nCoV) infected pneumonia (standard version). Military Medical Research, 2020. 7(1), 4.
13. Masclans JR; Pérez-Terán P; Roca O. Papel de la oxigenoterapia de alto flujo en la insuficiencia respiratoria aguda. Medicina Intensiva, 2015. 39(8), 505-515.
14. Siegel JD; Rhinehart E; Jackson M et al. Healthcare Infection Control Practices Advisory Committee. 2007 Guideline for Isolation Precautions: Preventing Transmission of Infectious Agents in Healthcare Settings [Internet]. Atlanta: Centers for Disease Control and Prevention [Acesso em: 03 ago.2022]. Disponível em: https://www.cdc.gov/infecctioncontrol/guidelines/isolation/index.html.
15. Agência Nacional de Vigilância Sanitária. Nota Técnica GVIMS/GGTES/Anvisa 04/2020. Orientações para serviços de saúde: medidas de prevenção e controle que devem ser adotadas durante a assistência aos casos suspeitos ou confirmados de infecção pelo Novo Coronavírus (SARS-CoV-2) – atualizada em 25/02/2021 [Internet]. Brasília: Anvisa; 2021 [acesso em: 02 ago. 2022]. Disponível em: https://www.gov.br/anvisa/pt-br/centraisdeconteudo/publicacoes/servicosdesaude/notas-tecnicas/nota-tecnica-gvims_ggtes_anvisa-04_2020-25-02-para-o-site.pdf.
16. Agência Nacional de Vigilância Sanitária. Nota Técnica GVIMS/GGTES/Anvisa 06/2020. Orientações para a prevenção e o controle das infecções pelo Novo Coronavírus (SARS-CoV-2) em procedimentos cirúrgicos – Revisão: 30/03/2021. (Complementar à Nota Técnica GVIMS/GGTES/Anvisa Nº 04/2020) [Internet]. Brasília: Anvisa; 2021 [acesso em: 02 ago. 2022]. Disponível em: https://www.gov.br/anvisa/pt-br/centraisdeconteudo/publicacoes/servicosdesaude/notas-tecnicas/nota-tecnica-06-2020-gvims-ggtes-anvisa.pdf.
17. Ministério da Saúde. Recomendações de proteção aos trabalhadores dos serviços de saúde no atendimento de Covid-19 e outras síndromes gripais [Internet]. Brasília: Ministério da Saúde; 2020. [acesso em: 02 ago. 2022]. Disponível em: https://www.gov.br/saude/pt-br/coronavirus/publicacoes-tecnicas/recomendacoes/recomendacoes-de-protecao-aos-trabalhadores-do-servico-de-saude.pdf.
18. Bejarano AM. Recomendações para o cuidado do paciente em ventilação mecânica. *In:* VianaRAPP & TorreM. Enfermagem em Terapia Intensiva: Práticas Integrativas. São Paulo: Manole, 2017. p. 602.
19. Jin YH; Cai L; Cheng ZS et al. A rapid advice guideline for the diagnosis and treatment of 2019 novel coronavirus (2019-nCoV) infected pneumonia (standard version). Military Medical Research, 2020. 7(1), 4.
20. Pereira MC. Protocolo institucional Manejo do paciente internado na enfermaria com Covid-19. Universidade Estadual de Campinas. São Paulo. 2020.
21. Viana RAPP. Síndrome do desconforto respiratório agudo (SDRA): Estratégias e cuidados na ventilação e na realização da manobra de posição prona. *In:* Viana RAPP & Torre M. Enfermagem em Terapia Intensiva: Práticas Integrativas. São Paulo: Manole, 2017. p. 663-666.
22. Mendes JJ; Mergulhão P; Froes F et al. Recomendações da Sociedade Portuguesa de Cuidados Intensivos e Grupo de Infeção e Sepsis para a abordagem do Covid-19 em medicina intensiva. Revista Brasileira de Terapia Intensiva, 2020. 32(1), 2-10.

23. Zuo M; Huang Y; Ma W et al. Expert Recommendations for Tracheal Intubation in Critically Ill Patients with Noval Coronavirus Disease 2019. Chinese Medical Sciences Journal, 2020. 35(2), 105-109. DOI: 10.24920/003724.

24. Meng L; Qiu H ; Wan L et al. Intubação e ventilação em meio à experiência do Covid-19 Outbreak Wuhan. Anestesiologia: The Journal of the American Society of Anesthesiologists, 2020. 132 (6), 1317-1332.

25. Yukioka H; Hayashi M; Terai T et al. Intravenous lidocaine as a suppressant of coughing during tracheal intubation in elderly patients. Anesth Analg. 1993; 77:309-12.

26. Demirkaya M; Kelsaka E; Sarihasan B et al. The optimal dose of remifentanil for acceptable intubating conditions during propofol induction without neuromuscular blockade. J Clin Anesth. 2012; 24:392-7.

27. Tallo FS, Guimarães HPG, Lopes RD & Lopes AC. Intubação orotraqueal e a técnica da sequência rápida: uma revisão para o clínico. Rev. Soc. Bras. Clín. Méd. 2011.

28. Guimarães HP, Schubert DUC, Reis R, Rodrigues APDRF, Corrêa TD, Araujo K et al. Recomendações para Intubação Orotraqueal em pacientes portadores de Covid-19 Versão N. 3/2020. Atualizada de 10/04/2020.

29. Böhrer H. Fleischer F. Werning P. Tussive effect of a bolus of fentanyl administered through a central venous catheter. Anestesia. 1990; 45: 18-21.

30. Ministério da Saúde (BR). Comissão nacional de incorporação de tecnologias no SUS. Diretrizes brasileiras para tratamento hospitalar do paciente com Covid-19. Capítulo 1: Uso de oxigênio, intubação orotraqueal e ventilação mecânica. Publicado em Junho de 2021.

31. Godoy ACF; Vieira RJ; Capitani EM. Alteração da pressão intra-cuff do tubo endotraqueal após mudança da posição em pacientes sob ventilação mecânica. Jornal Brasileiro de Pneumologia, 2008. 34(5), 294-297.

32. Davies JD; Costa BK; Asciutto AJ. Approaches to Manual Ventilation Discussion. Respiratory Care, 2014. 59(6), 810-824

33. Rao SL; Kunselman AR; Schuler HG et al. Laryngoscopy and tracheal intubation in the head-up position in obese patients: a randomized, controlled and equivalence study, Anesthesia and analgesia. Dec. 2008 – Vol. 107 – Ed 6 – p 1912-1918 doi: 10.1213/ane.0b013e31818556ed

34. Amaral JLG, Fereira ACP, Ferez D, Geretto P. Monitorização da respiração: oximetria e capnografia. Revista Brasileira de Anestesiologia, 1992. 42(1), 51-58.

14

Suporte Nutricional ao Paciente Crítico em Ventilação Mecânica

Patrícia de Souza Chagas
Emanuelle Nogueira Negreiros
Heliane Formagio Silva
Fernando Augusto Pinheiro

Destaques

- A Terapia Nutricional (TN) é um fator essencial para uma satisfatória evolução clínica do paciente sob ventilação mecânica (VM).
- A oferta precoce do suporte nutricional é vista como um recurso terapêutico, contribuindo de forma benéfica no desfecho do paciente.
- É fundamental o monitoramento do paciente, uma vez que a terapia nutricional (enteral ou parenteral) não estão isentas de complicações.
- Durante a permanência do paciente em posição prona (PP), é recomendado a oferta de nutrição plena, desde que haja condições clínicas e tolerância gastrointestinal.
- Uma terapia nutricional adequada preserva a força muscular e colabora para o desmame do ventilador mecânico, reduzindo o tempo de internamento e os riscos de mortalidade.

Introdução

A desnutrição é definida como uma condição resultante da deficiência de nutrientes, causada pelo consumo ou absorção insuficiente dos mesmos, podendo cursar com alterações na composição corporal e funções fisiológicas, levando a um desfecho clínico negativo.[1]

Estudo multicêntrico, transversal e epidemiológico realizado em 12 estados brasileiros e no Distrito Federal, abrangendo 4 mil pacientes internados em instituições públicas, o Ibranutri, mostrou uma prevalência de 48,1% de desnutrição hospitalar, sendo que a frequência da desnutrição piorou significativamente com a progressão do tempo de internação.[2]

Um outro trabalho realizado 20 anos após o Ibranutri, o Estudo Nutricional da América Latina (Elan), avaliou o estado nutricional de 9.348 pacientes internados em hospitais distribuídos pela América Latina (incluindo o Brasil), e mostrou um quadro de desnutrição em 50,2% dos pacientes, revelando que não houve melhora no cenário nutricional hospitalar.[3]

Sabe-se que é frequente a depleção nutricional em pacientes hospitalizados em Unidade de Terapia Intensiva (UTI), geralmente associada a um aumento da resposta inflamatória sistêmica e a um elevado estado de estresse catabólico, o que promove uma perda da massa muscular e do tecido adiposo, podendo causar um quadro de desnutrição, sarcopenia, atrofia de fibras musculares e também cardíacas.[1,4,5]

Os danos são muitos, e a preocupação também ocorre devido a desnutrição apresentar algumas complicações como a resposta imunológica reduzida, o comprometimento no processo de cicatrização, as alterações na função dos órgãos, assim como uma maior vulnerabilidade às infecções, resultando no aumento da morbimortalidade e no tempo de internação.[5]

Pacientes em estado grave frequentemente progridem com dano pulmonar agudo e consequentemente quadro de insuficiência respiratória (IR), sendo necessário o uso de ventilação mecânica.[6] Por isso, doentes em estado crítico, devem receber um adequado aporte nutricional, caso contrário, os aminoácidos procedentes da reserva dos músculos esqueléticos e respiratórios acabam sendo usados como fonte energética pelo corpo, colocando o paciente em risco nutricional e com maior suscetibilidade a complicações pulmonares.[7]

Consequentemente, a terapia nutricional é parte integrante da assistência prestada aos pacientes hospitalizados, sendo de suma importância para a recuperação do paciente crítico, visto que auxilia na preservação da massa corporal magra, assim como refreia complicações metabólicas, contribuindo com a redução do estresse fisiológico e modulando a resposta imunológica.[8-10]

Benefícios da terapia nutricional precoce no paciente crítico

É consenso que a terapia nutricional possui influência direta na recuperação do paciente crítico, onde a oferta precoce do suporte nutricional, sobretudo em relação à via enteral, é vista como um recurso que pode contribuir com a redução da gravidade da doença, com a diminuição das complicações e com um menor tempo de internação.[11]

A Terapia Nutricional Enteral (TNE), quando iniciada precocemente tem como finalidade manter o trofismo do trato gastrointestinal (TGI), assim como sua integridade funcional, impedindo a quebra de barreira intestinal e o aumento da permeabilidade das células epiteliais. Além disso, tem como intuito amenizar o hipermetabolismo e o catabolismo relacionados à resposta inflamatória sistêmica atenuando a gravidade da doença crítica.[12]

A principal condição para o início da terapia nutricional no paciente crítico é a estabilização hemodinâmica, visto que não é recomendado em pacientes com pressão arterial média menor que 60 mmHg (PAM < 60 mmHg).[13] Também deverá ser postergada em pacientes com hemorragia digestiva alta não controlada, presença de resíduo gástrico > 500 mL em 6 horas, síndrome compartimental abdominal, isquemia, obstrução intestinal e fístula de alto débito.[14]

Conforme a Diretriz Brasileira de Terapia Nutricional no paciente grave, o início precoce da TNE, deve ocorrer dentro das primeiras 24 a 48 horas em pacientes que não conseguirem se alimentar por via oral, desde que hemodinamicamente estável, mesmo utilizando droga vasoativa.[12]

A nutrição enteral é uma terapia que atenua a resposta metabólica do organismo ao estresse e modula favoravelmente o sistema imunológico, sendo mais acessível do que a nutrição parenteral e apresentando uma menor taxa de infecção.[15]

No Quadro 14.1, observamos as atuais recomendações preconizadas pelas principais sociedades quanto ao suporte nutricional ao paciente crítico adulto.[11,12,16]

Quadro14.1 – Diretrizes das principais sociedades para o início, meta calórica e meta proteica na terapia nutricional.

Diretriz/ano	Tempo para início	Meta calórica	Meta proteica
Diten 2018	Entre 24 e 48 horas iniciais do tratamento	Na ausência de calorimetria indireta utilizar fórmula de bolso iniciando com 15 a 20 kcal/kg/dia e progredir para 25 a 30 kcal/kg/dia após o 4º dia dos pacientes em recuperação	1,5 g a 2,0 g/kg/dia
Aspen 2016	Entre 24 e 48 horas após cirurgia ou lesão	Na ausência de calorimetria indireta utilizar fórmula de bolso de 25 a 30 kcal/kg/dia	1,2 g a 2,0 g/kg/dia
Espen 2018	Antes de 24 horas da admissão na UTI	Deve ser determinado por calorimetria indireta	1,3 g/kg/dia

Fonte: McClave et al., 2016; Campos et al., 2018; Singer et al., 2018.

Gerenciamento das complicações na terapia nutricional

É sabido que durante o período de administração da nutrição enteral e parenteral, algumas intercorrências podem ocorrer, no entanto, as mesmas, podem ser prevenidas ou tratadas se houver um adequado monitoramento.

O manejo adequado da nutrição é primordial, por isso, o enfermeiro conhecer e reconhecer as complicações que podem estar relacionadas à terapia nutricional enteral (Quadro 14.2) e a parenteral (Quadro 14.3).[17-19]

Quadro 14.2 – Manejo das complicações, sintomas e causas para pacientes em uso de terapia nutricional enteral.

Complicações	Sintomas	Causas	Manejo das complicações
Constipação	▪ Ausência de evacuação por mais de três dias	▪ Uso de medicamentos (p. ex.: opioides) ▪ Desidratação ▪ Ingestão inadequada de fibras	▪ Registrar em prontuário aspecto e quantidade das evacuações ▪ Avaliar a fórmula enteral e o seu teor de fibra ▪ Avaliar a ingesta hídrica
Diarreia	▪ Evacuação líquida de três ou mais vezes em 24 horas	▪ Uso de determinados medicamentos. Infusão rápida da dieta ▪ Colite por *C.difficile* ▪ Hipoalbuminemia ▪ Hiperosmolaridade da dieta ▪ Temperatura da dieta ▪ Ingesta inadequada de fibras	▪ Avaliar as medicações prescritas ▪ Verificar o gotejamento da dieta ▪ Obter pesquisa para *C. difficile* ▪ Utilizar fórmulas isosmolares ▪ Administrar a dieta em temperatura ambiente ▪ Considerar o uso de fibras
Náuseas e vômitos		▪ Uso de determinados medicamentos ▪ Posicionamento da sonda ▪ Gastroparesia ▪ Gotejamento inadequado	▪ Evitar medicamentos que atrapalhem a motilidade gástrica ▪ Iniciar o uso de agente procinético ▪ Avaliar a troca da fórmula para uma isotônica, hipolipídica e sem fibras ▪ Verificar a posição da sonda enteral ▪ Considerar o uso de bomba de infusão contínua ▪ Manter cabeceira elevada 30° a 45° graus
Resíduo gástrico		▪ Gastroparesia	▪ Mensurar o volume residual gástrico (VRG), não deve ser utilizado como rotina em pacientes críticos ▪ Manter nutrição enteral em caso de VRG < 500 mL na ausência de outros sinais de intolerância ▪ Manter cabeceira elevada 30° a 45° graus
Obstrução da sonda		▪ Lavagem incorreta da sonda, após a administração da dieta ou de medicamentos ▪ Diluição inadequada da fórmula enteral	▪ Lavar adequadamente a sonda com água antes e após a interrupção da dieta ou a administração de medicações ▪ Usar medicamentos líquidos quando possível ▪ Observar a viscosidade da dieta e o calibre da sonda

Fonte: Ribeiro et al., 2015; Fernandes et al., 2018; Marinho et al., 2017.

Quadro14.3 – Manejo das complicações, sintomas e causas para pacientes em uso de terapia nutricional parenteral.

Complicações	Sintomas	Causas	Manejo das complicações
Síndrome de realimentação		▪ Alterações hidroeletrolíticas graves com a reintrodução da nutrição enteral no paciente em jejum prolongado ou gravemente desnutridos	▪ Monitorar e corrigir as alterações eletrolíticas ▪ Iniciar a terapia nutricional com cautela ▪ Prescrever tiamina para os doentes com risco de síndrome de realimentação antes de iniciar a terapia nutricional
Pneumotórax	▪ Taquicardia, sudorese e tosse, estase de jugular, hipertimpanismo a percussão torácica e ausculta diminuída ou abolida	▪ Perfuração da veia acometendo a região pleural e formando coleções de ar ou sangue	▪ Auxiliar na punção guiada por ultrassonografia ▪ Solicitar radiográfica torácica imediata
Trombose relacionado ao cateter		▪ Revestimento interno do cateter por fibrina ▪ Formação de um trombo com obstrução total ou parcial do cateter	▪ Utilizar cateter mais flexível (poliuretano ou silicone) ▪ Lavar o cateter com solução salina após o uso ▪ Posicionar a ponta do cateter na junção cavoatrial ▪ Evitar a coleta de sangue para análises laboratoriais nos cateteres de curta permanência ▪ Utilizar anticoagulação plena por três a seis meses em caso de trombose venosa
Flebite	▪ Rubor, edema e dor no local da punção	▪ Osmolaridade das soluções ▪ Aditivos como heparina e lipídios ▪ Duração da administração da nutrição parenteral periférica ▪ Tipos de cateteres e agulhas utilizados	▪ Utilizar a nutrição parenteral periférica por períodos que não ultrapassem dez dias ▪ Evitar medicamentos ou nutrição parenteral com osmolaridade maior que 900 mOsm/L
Infecção de cateter	▪ Febre, dor, tremores, calafrios, taquicardia, dispneia, náuseas e vômitos	▪ Não utilização do trato gastrointestinal (translocação bacteriana) ▪ Higienização inadequada ▪ Inserção do cateter em circunstâncias emergenciais ▪ Tempo de permanência do cateter	▪ Realizar sempre a assepsia adequada no momento de inserção e manipulação do cateter (lavagem das mãos, paramentação completa e uso de clorexidina) ▪ Promover a observação diária do sítio de inserção e região ao redor, identificando sinais flogísticos ▪ Utilizar curativos estéreis para cobrir orifícios ▪ Coletar culturas de cateter e veia periférica e a introdução de antibioticoterapia sistêmica

Fonte: Ribeiro et al., 2015; Fernandes et al., 2018; Marinho et al., 2017.

Terapia nutricional na posição prona

A síndrome da angústia respiratória aguda (SARA) é um tipo de lesão inflamatória causada pelo aumento da permeabilidade vascular pulmonar, provocando hipoxemia e edema pulmonar não cardiogênico. Neste contexto, a posição prona é definida como uma manobra de rotação do paciente da posição supina para o decúbito ventral, que proporciona uma maior expansão das regiões dorsais do pulmão resultando em uma melhora da oxigenação.[20]

A insuficiência respiratória aguda é umas das comorbidades provocadas pelo vírus SARS-CoV-2 que causa a *Corona Virus Disease* (Covid-19). Como uma das medidas para o tratamento, está a posição prona, que se tornou uma prática amplamente difundida para suprimir a hipoxemia.

Durante a permanência do paciente em prona é recomendado manter a nutrição plena, desde que haja condições clínicas e tolerância gastrintestinal. Também é recomendada a otimização e o uso de prócinético e que a dieta seja ofertada de forma continua em bomba de infusão.[21] Na Figura 14.1, apresentamos a sugestão de um fluxograma para a infusão de dieta enteral ao paciente em posição prona.

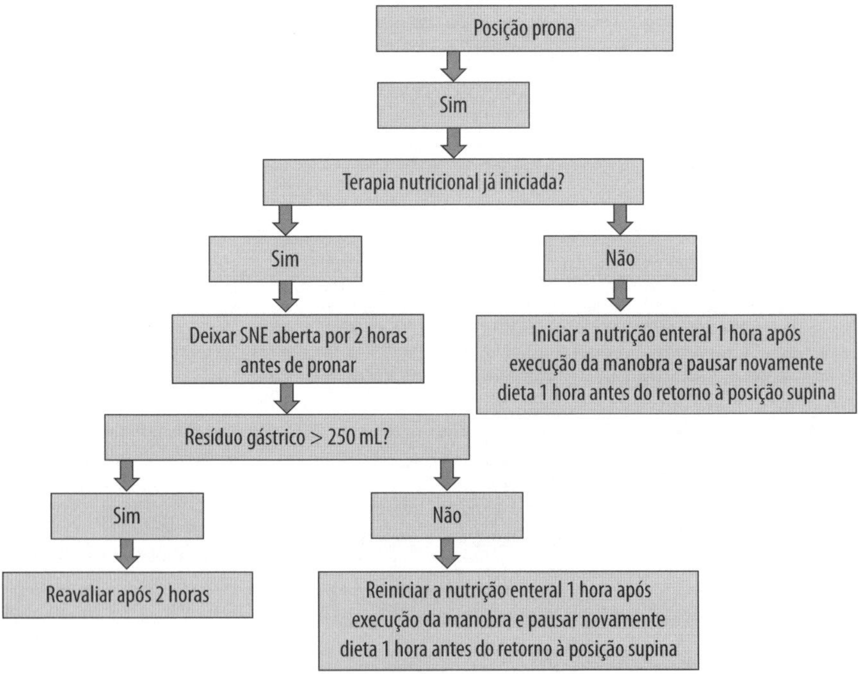

Figura 14.1 – Fluxograma para a infusão de dieta enteral ao paciente em posição prona.
SNE: Sonda nasoenteral.
Fonte: Adaptada de Campos et al., 2020.

Impacto da fraqueza muscular no desmame da ventilação mecânica

Com a evolução da tecnologia, houve um aumento na expectativa de vida do paciente crítico. Em contrapartida, o doente acaba permanecendo por um período maior na UTI, fator que colabora para instauração de comorbidades (em decorrência da imobilidade), assim como acelera a perda de massa muscular e da densidade mineral óssea.

Tais condições podem ser evidenciadas na primeira semana do repouso, colaborando para a decaída funcional, impactando na qualidade de vida do paciente, circunstâncias que podem levar à desnutrição, ao aumento do risco de infecção hospitalar e consequentemente ampliar o tempo de internação.[2]

A perda de força muscular leva em consideração a causa e o tempo do internamento. Estudos mostram que 11% dos pacientes em VM expuseram algum nível de fraqueza muscular após 24 horas de tratamento, sendo que a permanência por 7 a 10 dias na VM elevou este número para 24% chegando a 55%, lembrando que após sete dias, ocorre a diminuição de força muscular respiratória.[22]

Ainda merece destaque o fato de que a ventilação mecânica prolongada traz complicações além da fraqueza muscular, como o estresse pós-traumático, a ansiedade e a depressão, condições que propiciam a perda da funcionalidade e a redução da qualidade de vida do paciente.[22]

Logo, a desnutrição causa um desfecho nefasto na morbimortalidade do paciente crítico em VM, podendo gerar demora no desmame, pois, a função respiratória e o estado nutricional estão correlacionados, assim como a perda de massa muscular e a insuficiência respiratória.

A degradação da musculatura respiratória pode resultar em fadiga muscular gerando dispneia, diminuição da ventilação eficaz, ocorrência de atelectasia, acúmulo de secreções respiratórias e finalmente o comprometimento da perfusão do tecido, levando a necessidade de ventilação mecânica.[23]

Destarte, ofertar os nutrientes de forma adequada irá colaborar para que o aminoácido vindo da reserva muscular esquelética e respiratória seja utilizado na gliconeogênese, prevenindo riscos nutricionais e desordens pulmonares, condições que não reverterão o catabolismo, mas podem diminuir o seu efeito e melhorar o quadro clínico do doente crítico.

Os pacientes desnutridos e subnutridos estão propícios a permanecerem por mais tempo na ventilação mecânica invasiva. Proporcionar uma terapia nutricional adequada preservará a força muscular e colaborará para o desmame ventilatório precoce.[6]

Competências do enfermeiro na equipe multidisciplinar de terapia nutricional

A terapia nutricional vem cada vez mais ganhando evidência, por isso, a Resolução da Diretoria Colegiada da Agência Nacional de Vigilância Sanitária RDC

Anvisa 503, de 27 de maio de 2021, dispõe sobre as atribuições da equipe multidisciplinar na terapia nutricional (EMTN), norteando os profissionais de saúde quanto as atribuições necessárias.[24] Neste contexto, o enfermeiro se destaca devido suas importantes contribuições, apresentadas no Quadro 14.4.[25]

Quadro14.4 – Distribuição das competências do enfermeiro na EMTN.	
1. Orientar o paciente, a família ou o responsável legal quanto à utilização e controle da TNE	▪ Detectar, registrar e comunicar à EMTN e/ou médico responsável pelo paciente, quanto as intercorrências de qualquer ordem técnica e/ou administrativa
2. Preparar o paciente, o material e o local para o acesso enteral	▪ Garantir o registro claro e preciso de informações relacionadas à administração e à evolução do paciente quanto ao peso, os sinais vitais, a tolerância digestiva e outros que se fizerem necessárias
3. Prescrever os cuidados de enfermagem na TNE, em nível hospitalar, ambulatorial e domiciliar	▪ Garantir a troca do curativo e/ou fixação da sonda enteral, com base em procedimentos pré-estabelecidos
4. Proceder ou assegurar a colocação da sonda oro/nasogástrica ou transpilórica	▪ Participar e promover atividades de treinamento operacional e de educação continuada, garantindo a atualização de seus colaboradores
5. Assegurar a manutenção da via de administração	▪ Elaborar e padronizar os procedimentos de enfermagem relacionadas à TNE
6. Receber a NE e assegurar a sua conservação até a completa administração	▪ Participar do processo de seleção, padronização, licitação e aquisição de equipamentos e materiais utilizados na administração e controle da TNE
7. Realizar a inspeção visual da NE antes de sua administração	▪ Zelar pelo perfeito funcionamento da infusão da dieta e das bombas de infusão
8. Avaliar e assegurar a administração da NE observando as informações contidas no rótulo, confrontando-as com a prescrição médica	▪ Assegurar que qualquer droga e/ou nutriente prescrito, não seja administrado na via da NE, conforme procedimentos pré-estabelecidos
9. Avaliar e assegurar a administração da NE, observando os princípios de assepsia, de acordo com as BPANE	▪ Garantir práticas seguras para a administração da nutrição enteral

TNE: terapia nutricional enteral. NE: nutrição enteral; BPANE: boas práticas de administração da nutrição enteral; EMTN: equipe multidisciplinar de terapia nutricional.
Fonte: Brasil. Anvisa, RDC 503, 2021.

Considerações finais

A Terapia Nutricional é fator essencial para uma satisfatória evolução clínica do paciente sob ventilação mecânica, uma vez que diminui a desnutrição e otimiza a oferta de nutrientes.

Embora não possa reverter o catabolismo proteico exacerbado associado ao estresse metabólico, a oferta adequada de nutrientes pode reduzir danos, assim como contribuir para o aumento da força muscular, fatores estes que irão favorecer o desmame precoce da ventilação mecânica, reduzindo mortalidade, tempo de internação e custos hospitalares.

O enfermeiro tem nos dias atuais um papel fundamental para que as boas práticas nutricionais beneficiem o paciente crítico.

Referências

1. Olinto EOS; Feitosa GAM; Costa IOLG et al. Estado nutricional e desfechos clínicos em pacientes críticos internados em hospital universitário. Braspen J. 2020;34(4):361-6. https://doi.10.37111/braspenj.2019344009.
2. Waitzberg DL; Caiaffa WT; Correia MITD. Hospital malnutrition: The Brazilian national survey (IBRANUTRI): A study of 4000 patients. Nutrition. 2001;17(7-8):573-80. https://doi.10.1016/S0899-9007(01)00573-1.
3. Correia MITD; Campos ACL. Prevalence of hospital malnutrition in Latin America: The multicenter ELAN study. Nutrition. 2003;19(10):823-5. https://doi.10.1016/S0899-9007(03)00168-0.
4. Walczewski MRM; Walczewski EAB; Wiggers CEW, et al. Fatores que impedem a adequação da oferta nutricional enteral em pacientes críticos. Braspen J. 2020;34(4):329-35. https://doi.10.37111/braspenj.2019344004.
5. Santos HVD; Araújo IS. Impact of protein intake and nutritional status on the clinical outcome of critically ill patients. Rev Bras Ter Intensiva. 2019;31(2):210-6. https://doi.10.5935/0103-507X.20190035.
6. Cirilo Santana MA; Nascimento N; Claudete Souza S et al. Impacto da Terapia Nutricional enteral precoce sob o tempo em uso de ventilação mecânica invasiva de pacientes críticos: Nutr. Clin. diet. hosp. 2018; 38(3):149-153. https://doi. org/10.12873/383marry.
7. Toledo DO; Giorelli G; Castro MG. World Journal of Advance Case Report. 2019;3(5):3-5.
8. Santos CA; Firmino H; Esmeraldo MLF et al. Perfil nutricional e fatores associados à desnutrição e ao óbito em pacientes com indicação de terapia nutricional.Braspen J [Internet]. 2017;32(1):30-5. Disponível em: http://www.braspen.com.br/home/wp-content/uploads/2017/04/06-AO-Perfil-nutricional.pdf.
9. Santana MMA; Vieira LL; Dias DAM. Inadequação calórica e proteica e fatores associados em pacientes graves. Revista de Nutrição de Campinas, 2016;29(5):645-54. https://doi.org/10.1590/1678-98652016000500003.
10. Allingstrup MJ; Kondrup J; Wiis J et al. Early goal-directed nutrition versus standard of care in adult intensive care patients: the single-centre, randomised, outcome assessor-blinded EAT-ICU trial. Intensive Care Med. 2017;43(11):1637-47. https://doi.10.1007/s00134-017-4880-3 SEVEN-DAY.
11. McClave SA; Taylor BE; Martindale RG et al. Guidelines for the Provision and Assessment of Nutrition Support Therapy in the Adult Critically Ill Patient: Society of Critical Care Medicine (SCCM) and American Society for Parenteral and Enteral Nutrition (ASPEN). J Parenter Enter Nutr. 2016;40(2):159-211.https://doi.10.1177/0148607115621863 jpen.sagepub.com.
12. Campos ACL; Matsuba CST; Aanholt DPJ et al. Diretrizes Brasileira de Terapia Nutricional no Paciente Grave. Braspen J. 2018;33(Supl 1):2-36.

13. Passos TSR; Brumatti CS. Terapia Nutricional Enteral Precoce. *In:* Toledo DO; Castro MG (ed.). Terapia Nutricional em UTI. 2. ed. Rio de Janeiro: Rubio, 2020. p. 84.
14. Reintam Blaser A; Starkopf J; Alhazzani W et al. Early enteral nutrition in critically ill patients: ESICM clinical practice guidelines. Intensive Care Med. 2017;43(3):380-98. http://dx.doi.10.1007/s00134-016-4665-0
15. Taylor R; Baker A. Enteral nutrition in critical illness: Part One. Pediatr Nurs. 1999;11(7):16-20. http://dx.doi.org/10.4021/jocmr1210w.
16. Singer P; Blaser AR; Berger MM et al. Espen guideline on clinical nutrition in the intensive care unit. Clin Nutr [Internet]. 2019;38(1):48-79. Disponível em: https://doi.org/10.1016/j.clnu.2018.08.037.
17. Ribeiro PC; Souza IAO. Complicações Relacionadas à Nutrição Enteral. Rio de Janeiro: Atheneu; 2015. p. 119-34.
18. Fernandes BC; Almeida EHP; Figueiredo EJA. Equipe Multiprofissional de Terapia Nutricional. Rio de Janeiro: Atheneu; 2018. p. 468-77.
19. Marinho R; Veloso M, Souza et al. Enfermagem em Terapia Intensiva práticas integrativas. Barueri: Manole 2017. p. 106-14 e 159-62.
20. Machado L; Rizzi P; Silva F. Administration of enteral nutrition in the prone position, gastric residual volume and other clinical outcomes in critically ill patients: A systematic review. Rev Bras Ter Intensiva. 2020;32(1):133-42. http://dx.doi.10.5935/0103-507X.20200019.
21. Campos LF; Barreto PA; Ceniccola GD et al. Revisão do parecer BRASPEN de terapia nutricional em paciente hospitalizado com Covid-19. Rev Braspen J 2021; 36(1): 122-6 doi: 10.37111/braspenj. Covid2021.
22. Fragas RFM, Oliveira MC. Risk factors associated with malnutrition in hospitalized patients. Rev Nutr. 2016;29(3):329-36. http://dx.doi.org/10.1590/1678-98652016000300003.
23. Diaz MMD; Pérez DOL; Muguercia HL et al. Estado nutricional del paciente sujeto a ventilación mecánica en una unidad de cuidados críticos. Rev. Cubana Aliment Nutr 2010;20(1):92-101. RNP: 221.
24. Agência Nacional de Vigilância Sanitária (Brasil). RDC 503, de maio de 2021. https://www.in.gov.br/web/dou/-/resolucao-rdc-n-503-de-27-de-maio-de-2021-322985331.

15

Especificidades da Ventilação Mecânica nos Pacientes Neonatais e Pediátricos

Sabrina dos Santos Pinheiro
Fernanda Rodrigues Girard Abdallah

Destaques

- Em torno de 40% a 70% dos pacientes internados em uma unidade de terapia intensiva (UTI) necessitam de assistência ventilatória.
- A mecânica pulmonar do neonato e da criança apresenta características que demandam um maior trabalho respiratório, com consequente elevação do gasto energético, das demandas de oxigênio e ventilatória.
- É considerado apneia um período de pausa respiratória maior que vinte segundos ou por um período mais curto, se o paciente neonatal ou pediátrico apresentar cianose, palidez ou houver variação da frequência cardíaca associada.
- O enfermeiro desempenha papel fundamental para o sucesso do tratamento ventilatório neonatal e pediátrico.

Considerações iniciais à fisiologia respiratória

Antes do nascimento, o pulmão é um órgão cheio de fluido que recebe de 10% a 15% do débito cardíaco total, e apresenta uma alta resistência vascular causada pela vasoconstrição da artéria pulmonar.

Em sequência ao parto, ocorre a vasodilatação da artéria pulmonar, com aumento de oxigênio, decréscimo de dióxido de carbono (CO_2), elevação no pH, alterações bioquímicas (como o aumento da prostaglandina) e como efeito mecânico da insuflação pulmonar, apresenta adequada capacidade residual funcional (CRF), em que uma grande porção de fluido é absorvida ou expelida e o pulmão se enche de ar, com fluxo sanguíneo apropriado.

No recém-nascido (RN) saudável a termo, as primeiras respirações são caracterizadas por inspirações profundas e curtas, além de expirações prolongadas (pela glote parcialmente fechada) para garantir a insuflação do pulmão.

Consequentemente, o aumento do fluxo sanguíneo é resultado da diminuição do tônus da artéria pulmonar e de outras mudanças fisiológicas que convertem a circulação passiva (materno-fetal) em uma circulação ativa, a fim de viabilizar as trocas gasosas, cuja complacência pulmonar e a capacidade vital aumentam rapidamente nas primeiras horas de vida, de modo a atingir valores proporcionais àqueles do adulto.[1]

Merece destaque o fato de que, no epitélio respiratório distal do recém-nascido, os pneumócitos tipo I cobrem a maior parte dos alvéolos, em estreita proximidade com as células endoteliais capilares. Já as células tipo II, tornam-se abundantes em 34 a 36 semanas de gestação, e contêm os corpos lamelares citoplasmáticos que são a fonte do surfactante pulmonar.[1]

O surfactante pulmonar é um complexo de lipoproteína rico em moléculas saturadas de fosfatidilcolina, que se liga à superfície interna do pulmão e diminui acentuadamente as forças de tensão superficial da interface ar-água, o que reduz a pressão que tende a colapsar os alvéolos. Ao igualar as forças da tensão superficial em unidades alveolares de tamanho variável, ocorre um potente fator anti-atelectasia, essencial para a respiração normal.

A síntese do surfactante é um processo complexo que requer uma grande quantidade de substratos precursores, tais como a glicose, os ácidos graxos, a colina, e uma série de passos enzimáticos essenciais que são regulados por vários hormônios, inclusive corticosteroides, que o recém-nascido prematuro não dispõe. Nesse sentido, faz-se necessária a suplementação de surfactante exógeno, administrado via endotraqueal, no intuito de contribuir para minimizar a tensão superficial pulmonar, aumentar a quantidade de surfactante disponível, para formar uma camada de revestimento alveolar altamente tensoativa, sem inibir a produção de surfactante endógeno.[2]

O sistema respiratório desempenha trocas gasosas entre a atmosfera e o sangue (hematose), que consiste em um processo de difusão entre o oxigênio (O_2) inspirado, ao nível dos alvéolos, de modo a passar pela corrente sanguínea para os tecidos, onde sofrerá uma segunda difusão. O dióxido de carbono sofre difusão ao nível dos capilares, de lá será transportado até os alvéolos, para que, por difusão, seja eliminado para a atmosfera na expiração.

Além do processo de absorção do oxigênio e eliminação do dióxido de carbono, este processo garante a regulação homeostática do pH corporal, cujos pulmões são capazes de reter ou excretar CO_2 seletivamente.[3,4]

O centro de controle de parâmetros funcionais recebe, via ramo aferente, informações por meio dos quimiorreceptores carotídeos, aórticos, laríngeos (O_2, CO_2, pH, temperatura etc.). O ramo eferente envia informação do centro de controle (bulbo) que as processa e determina a execução do débito respiratório pelos estímulos (aumentando ou diminuindo) dos movimentos respiratórios.

Os mecanismos de defesa do aparelho respiratório envolvem uma série de fatores que atuam na remoção de partículas inaladas e microrganismos. A barreira mecânica é o primeiro mecanismo de defesa e, junto com o sistema imunológico, atua com o objetivo de proteger os pulmões contra as infecções.

O sistema respiratório apresenta diversos mecanismos de defesa:

- Reflexo laríngeos (como o reflexo de tosse).
- Cílios e aparelho mucociliar (redução dos movimentos ciliares).
- Fechamento da glote, interrupção da respiração, espasmo.
- Defesas mecânicas (filtração partículas, aquecimento e umidificação do ar inspirado, não absorção de vapores e gases nocivos).
- Sistema imunológico (imunidade celular e humoral).[3]

Ante os mecanismos de defesa apresentados, os reflexos laríngeos são extremamente potentes na inibição da respiração no recém-nascido, que difere do adulto enquanto resposta a estímulos, como a hipoxemia, ao não manter uma hiperventilação por muito tempo, pois a ventilação diminui bruscamente para valores críticos.

Neste cenário, é considerado apneia um período de pausa respiratória maior que vinte segundos ou por um período mais curto, se a criança apresentar cianose e palidez, ou houver variação da frequência cardíaca associada. No lactente, comparativamente ao adulto, o consumo de O_2 por unidade de peso é maior e apresenta menores volumes pulmonares e reservas de O_2, por isso, pausas respiratórias curtas podem levar a repercussões negativas.[4]

Ao longo do seu desenvolvimento, a criança apresenta inúmeras transformações anatomofisiológicas, com repercussões na forma como deve ser assistida, e merece destaque:[2-4]

- Cabeça larga (em proporção ao corpo), com proeminência occipital e fraco suporte muscular, cuja flexão da via aérea em posição dorsal pode desencadear obstruções.
- Narinas com pouco suporte de cartilagem, onde o batimento de asa nasal é um importante sinal de esforço respiratório.
- Respiração nasal (menores de 4 meses), cuja atenção deve ser redobrada quanto à presença de secreções nasofaríngea ou ante a utilização de sondas, pois ambas podem gerar obstruções.
- Língua grande, cuja posição dorsal pode causar obstrução da via aérea.
- Epiglote em forma de "U", maior, menos flexível, mais anterior e afunilada, apresenta propensão para traumatismos e infecções, além de dificultar a intubação traqueal e permitir a deglutição e a respiração ao mesmo tempo.
- Laringe em posição mais anterior e cefálica, o que eleva o risco de aspiração.

- Costelas cartilaginosas, músculos intercostais imaturos e flácidos, condições que permitem o colapso da musculatura intercostal em vez da expansão (tiragem).
- Diafragma é o maior músculo respiratório, o que torna a ventilação afetada por pressão superior (asma) ou inferior (distensão gástrica), e a respiração abdominal torna-se comum.
- Via aérea com menor diâmetro e mais curta, o que amplia as chances de obstruções. Relativamente estreita (até os cinco anos) e responsável pela alta resistência periférica ao fluxo aéreo, com uma pequena redução no calibre da via aérea (por inflamação ou edema) que dificulta a passagem do ar.
- Mucosa da via aérea superior fina e facilmente traumatizável, em que aspirações frequentes e contínuas podem gerar edema e obstrução desta área.
- Traqueia neonatal apresenta diâmetro menor que 3 mm, que persiste no primeiro ano e cresce a partir de então, até atingir o lúmen adulto de 1,2 a 1,5 cm.
- Anéis cartilagíneos de suporte da traqueia e brônquios em forma de "C", e não em forma de "O", podem gerar o colapso da via aérea em movimento de flexão ou hiperextensão.
- Alvéolos com menor volume de tecido elástico de suporte, consequentemente menor capacidade de distensão, compensados com o aumento da frequência respiratória e com propensão para o colapso dos alvéolos no final da expiração (atelectasias).
- Volume pulmonar corrente cinco vezes menor (10 mL/kg na criança), o que demonstra baixa capacidade residual e de reserva de oxigênio.
- Taxa metabólica o dobro do adulto, e com o dobro do consumo de oxigênio, a hipóxia ocorre com mais rapidez, principalmente quando a criança apresenta dificuldade respiratória.

Ainda merece destaque a frequência respiratória na criança, que varia conforme a idade e será apresentada de maneira didática na Tabela 15.1.

Tabela 15.1 – Valores de frequência respiratória *versus* idade.

Idade	FR normal (variação)	FR alterada
Recém-nascido	30 a 50 IRPM	Acima de 60 IRPM
1 ano	26 a 40 IRPM	Acima de 50 IRPM
2 a 4 anos	20 a 30 IRPM	Acima de 40 IRPM
6 a 10 anos	18 a 24 IRPM	Acima de 30 IRPM

FR: frequência respiratória; IRPM: incursão respiratória por minuto.
Fonte: Andrade et al., 2017.

A respiração é um processo semiautomático com intervenção do sistema nervoso central, especificamente do bulbo, que é sensível às variações do pH sanguíneo, que controla a frequência, a amplitude respiratória e do diafragma, cuja conexão com o nervo frênico faz do controle respiratório um sistema de *feedback* negativo. Quanto ao movimento de inspiração e de expiração, são processos passivos dos pulmões, pois não se movimentam, e sim sofrem a ação do diafragma, dos músculos intercostais e da expansão da caixa torácica por meio da pleura parietal e da pleura visceral.

Por tudo isso, este capítulo aborda as especificidades da ventilação mecânica nos pacientes neonatais e pediátricos, com foco na assistência de enfermagem e no cuidado seguro.

Ventilação mecânica invasiva

A ventilação mecânica invasiva (VMI) consiste na utilização de um ventilador mecânico para auxiliar a dinâmica ventilatória da criança, por meio de um dispositivo invasivo endotraqueal, que garante a oxigenação, a ventilação e a relação ventilação/perfusão adequadas.

Em torno de 40% a 70% dos pacientes internados em uma unidade de terapia intensiva (UTI) fazem uso de ventilação mecânica,[3] cuja evolução tecnológica a transformou em uma das protagonistas no cuidado intensivo.

É sabido que a oxigenação é a passagem de moléculas de O_2 do espaço alveolar para o sangue, cruzando a membrana alvéolo-capilar, e que os principais determinantes da oxigenação são a fração inspirada de oxigênio (FiO_2) e a pressão média das vias aéreas (MAP). Já a ventilação é a troca de gases entre o espaço-alveolar e a atmosfera, com o volume minuto a cada ciclo determinante para a eliminação do CO_2. A relação ventilação/perfusão consiste na existência de ventilação e perfusão simultaneamente nas mesmas áreas dos pulmões.[6]

Em qualquer paciente, as principais indicações para o uso de VMI são:[5,6]

- Apneia.
- Hipoventilação.
- Falência respiratória: por doença pulmonar intrínseca (bronquiolite, asma, pneumonia).
- Perda da integridade mecânica do sistema respiratório devido a fraqueza muscular e paralisias.
- Auxílio na falência circulatória.
- Pós-operatório de cirurgias de grande porte com necessidade de sedoanalgesia intensa.
- Manejo de doenças extrapulmonares como hipertensão intracraniana, cardiopatias, choque séptico e choque cardiogênico.

Tabela 15.2 – Valores fisiológicos dos principais parâmetros ventilatórios.	
FR	12 a 20 irpm
VC	5 a 8 mL/kg
Volume minuto	5 a 6 L/min
PI	80 a 120 cmH_2O
PE	80 a 100 cmH_2O
Espaço morto	25% a 40%
$PaCO_2$	35 a 45 mmHg
PaO_2	> 75 mmHg
PaO_2/FiO_2	300 mmHg

FR: frequência respiratória; VC: volume corrente; PI: pressão inspiratória máxima; PE: pressão expiratória máxima; $PaCO_2$: pressão parcial de CO_2; PaO_2: pressão parcial de oxigênio no sangue arterial; FiO_2: fração inspirada de oxigênio; IRPM: incursão respiratória por minuto; MMHG: milímetros de mercúrio.
Fonte: Carvalho et al., 2007.

Ao estudar a ventilação mecânica (VM) nos pacientes pediátricos, adultos e neonatais, percebe-se que o ciclo respiratório, as fases deste ciclo, os modos ventilatórios e os cuidados são comuns independentemente da faixa etária. Entretanto, os parâmetros ventilatórios variam conforme a idade, o peso e a patologia, e é imprescindível conhecer os valores de normalidade (Tabela 15.2) e os ajustes iniciais destas variáveis (Tabela 15.3), uma vez que é necessário reconhecer o modo ventilatório utilizado para cada paciente.

Tabela 15.3 – Ajustes ventilatório iniciais segundo a idade.

Idade	PIP (cmH_2O)	VC (mL/kg)	PEEP (cmH_2O)	FR (IRPM)	TI (s)
Recém-nascidos/neonatos	15 a 20	6 a 8	5	30 a 40	0,4 a 0,6
1 mês até 2 anos	15 a 20	6 a 8	5	20 a 30	0,5 a 0,7
2 anos até 6 anos	15 a 20	6 a 8	5	15 a 25	0,7 a 0,9
6 anos até 10 anos	15 a 20	6 a 8	5	12 a 20	0,8 a 1,0
Adolescentes	15 a 25	6 a 8	5	10 a 15	1,0 a 1,3

PIP: pressão inspiratória; VC: volume corrente; PEEP: pressão expiratória final; FR: frequência respiratória; TI: tempo inspiratório; IRPM: incursões respiratórias por minuto; s: segundos.
Fonte: Carmona, 2012.

Apesar do avanço tecnológico e da introdução de ventiladores microprocessadores, que oferecem diferentes modalidades de suporte ventilatório, o modo controlado ciclado à pressão segue como um dos preferidos. Nesse modo, o ventilador cessa a fase inspiratória ao atingir a pressão final preestabelecida.

Para um melhor entendimento, descreveremos a seguir os principais modos ventilatórios utilizados nos pacientes neonatais e pediátricos (Quadro 15.1).[7-9]

Quadro 15.1 – Principais modos ventilatórios. (*Continua*)

Controlado	
▪ Todas as fases do ciclo respiratório são disparadas e/ou cicladas pelo respirador ▪ O disparo ocorre pelo tempo e independe do esforço do doente ▪ O paciente necessita de sedação intensa devido à assincronia respirador-paciente	
Pressão	▪ Assegura um nível de pressão inspiratória constante durante um tempo inspiratório pré-programado ▪ Ajusta a FR, o tempo inspiratório ou a relação I:E e o limite de PIP
Volume	▪ Faz com que o doente receba um determinado volume corrente pré-programado, de acordo com um fluxo e tempo inspiratório também pré-programados. Tem parâmetros ajustados e fixos de FR, VC e fluxo
Assistido	
▪ O disparo ocorre de acordo com a pressão negativa ou fluxo positivo realizados pelo paciente ▪ Os ciclos respiratórios são iniciados somente pelo esforço inspiratório, detectado pela redução da pressão ou pelo aumento do fluxo no circuito ▪ O paciente e o respirador se complementam, por isso, a sedação deve ser leve	
Assistido/controlado	
▪ O ventilador permite um mecanismo misto de disparo da fase inspiratória por tempo ou pressão. Enquanto o disparo por pressão é iniciado pelo esforço inspiratório (assistido), o disparo por tempo é deflagrado pelo aparelho (controlado), que funciona como um mecanismo de resgate, que é ativado apenas quando o ciclo assistido não ocorre ▪ Utilizado quando o paciente tem um esforço inspiratório normal, porém, a sua musculatura respiratória é incapaz de realizar todo o trabalho para manter uma ventilação adequada ▪ Indicado ao paciente com variação do nível de consciência, da força muscular e em desmame ventilatório	
Pressão	▪ Ajusta-se à frequência respiratória, à pressão inspiratória e ao tempo inspiratório, além do critério de sensibilidade para a ocorrência do disparo do ventilador pelo paciente
Volume	▪ É possível fixar a frequência respiratória, o volume corrente, o fluxo inspiratório, a relação ou o tempo inspiratório, além do critério de sensibilidade para a ocorrência do disparo do ventilador pelo paciente
Ventilação mandatória intermitente	
▪ É um tipo de ventilação assistido controlada, em que o aparelho libera uma respiração com uma pressão positiva e um VC pré-ajustado em uma determinada frequência por minuto ▪ Acontece somente com os parâmetros a volume, e as respirações excedentes podem ser ou não assistidas, com volume predeterminado ▪ Para que o doente possa respirar entre os ciclos, o ventilador pode gerar um fluxo contínuo de gás no circuito ou um fluxo intermitente liberado pela abertura de uma válvula em resposta ao esforço do paciente	

Quadro 15.1 – Principais modos ventilatórios. (*Continuação*)	
Ventilação mandatória intermitente sincronizada (SMIV)	
▪ Neste modo, as respirações ocorrem sempre após detectado algum esforço respiratório, e podem ter parâmetros a volume ou à pressão ▪ Os ciclos controlados são disparados de maneira sincronizada aos esforços respiratórios (disparo à pressão ou a fluxo). Caso o paciente não apresente esforço respiratório após um intervalo de tempo preestabelecido, o ventilador também irá disparar um ciclo (disparo a tempo) ▪ Esse modo proporciona melhor interação entre o paciente e a máquina, o que garante, por exemplo, conforto na transição da anestesia para o despertar ▪ Na neonatologia, está especialmente indicada para o RN com baixo peso ao nascer	
Pressão	▪ Parâmetros ajustados pelo operador: FR, tempo inspiratório, relação I:E, limite de pressão inspiratória e sensibilidade
Volume	▪ Pré-estabelecidos: FR, VC, fluxo inspiratório e sensibilidade ▪ Os ciclos mandatórios ocorrem na janela de tempo predeterminada, de forma sincronizada com o paciente. Se houver uma redução da FR, o próximo ciclo será disparado por tempo até que retornem as incursões inspiratórias do paciente
Espontâneo	
▪ Todos os ciclos ventilatórios são espontâneos, ou seja, disparados e ciclados pelo paciente. Entretanto, o respirador pode auxiliar para manter uma pressão predeterminada durante a inspiração, ou para manter uma pressão positiva constante durante todo o ciclo ventilatório	
Pressão de suporte	▪ O paciente recebe níveis de pressão positiva constantes durante a fase inspiratória ▪ Quanto maior a pressão de suporte, maior o trabalho do ventilador e menor o esforço físico do doente ▪ Permite que o paciente controle a frequência respiratória e o tempo inspiratório e dessa forma, o volume de ar inspirado ▪ Este modo funciona apenas quando o paciente apresenta *drive* respiratório

FR: frequência respiratória; PIP: pressão inspiratória; VC: volume corrente; NEO: neonatal; RN: recém-nascido.
Fonte: Carvalho et al., 2007; Carmona, 2012; Machado et al., 2014; De Carvalho et al., 2021.

Consequentemente, para garantir a qualidade e a segurança do cuidado de enfermagem, surge a necessidade do aprendizado, pois o enfermeiro tem um papel fundamental para o sucesso do tratamento ventilatório. A escolha e os ajustes dos modos e parâmetros ventilatórios são definidos e prescritos pelo médico, entretanto, os cuidados diretos com o paciente e com o aparelho são realizados pela equipe de enfermagem conforme recomenda a Resolução do Cofen n. 639, de 2020.

Entender a dinâmica ventilatória, identificar o motivo dos alarmes, reconhecer pelo visor do ventilador a existência de secreção traqueal, a presença de assincronia, bem como conhecer as variáveis e seus valores, garantem uma assistência segura ao paciente.

Um exemplo prático sobre a necessidade de conhecer e entender as variáveis do ciclo respiratório está no momento de avaliar o paciente para realizar ou não a aspiração traqueal em sistema aberto, em que uma PEEP elevada e a abertura do circuito provavelmente irão "desrecrutar" o pulmão do paciente, e pode ocasionar instabilidade hemodinâmica com queda abrupta da saturação.

Os pacientes com altos níveis pressóricos devem ter seus cuidados agrupados e realizados na presença da equipe multiprofissional, pois o risco de acontecer alguma intercorrência é elevado.

Ainda merecem destaques alguns pontos importantes, a saber:[5,7]

- As variáveis existentes durante o ciclo respiratório são: volume, pressão, tempo e fluxo, ou seja, podem ser ajustadas pelo operador.
- A cada modo ventilatório as variáveis acima citadas podem ser preestabelecidas e ajustadas conforme a necessidade do paciente.
- O modo controlado exige um doente sedado, pois a sedação leve-moderada causa assincronia entre paciente-respirador, o que promove instabilidade hemodinâmica e piora clínica.
- Paciente com modo espontâneo não deve ter sedação intensa, pois necessita do *drive* respiratório, e é imprescindível confirmar o ajuste da ventilação de reserva para o ventilador assistir o doente, caso não perceba dinâmica ventilatória.
- PIP igual ou maior que 30 cmH_2O pode acarretar barotrauma, com isso, alarmes permanentes de pressão de pico elevada devem ser comunicados e avaliados pelo médico.

Ventilação mecânica não invasiva

A ventilação mecânica não invasiva (VMNI) consiste na utilização de um ventilador mecânico para auxiliar na função ventilatória da criança por meio de um dispositivo não invasivo, ou seja, sem invasão da via aérea, como, por exemplo, utilização de máscaras e prongas nasais.

Esta modalidade ventilatória tem como objetivo principal manter a barreira fisiológica da glote e reduzir os riscos ocasionados pelo acesso à via aérea avançada.[5] Também podemos dizer que promover a ventilação adequada, diminuir o trabalho respiratório, prevenir a fadiga muscular respiratória, aumentar a ventilação alveolar e melhorar as trocas gasosas são propósitos da VMNI.

Em um trabalho realizado por Grande et al.,[10] para avaliar a eficácia da VMNI como forma de prevenir a necessidade de via aérea avançada em crianças de zero a dez anos internadas em UTI, os autores encontraram taxa de sucesso em 69,2% dos casos, e mostraram que a presença de taquipneia após a colocação desta terapia é um fator preditivo de falha na prevenção da entubação traqueal.

Um outro estudo identificou que a incidência de falha na VMNI ocorre em 33% dos casos e, como fatores preditores, encontraram o uso da modalidade ventilatória final SIMV, seguido pelo turno em que a VMNI foi finalizada, o que apontou que o turno da noite apresentou maior risco de falha.[11]

Os aparelhos específicos para VMNI fornecem uma pressão positiva inspiratória (IPAP), e uma pressão expiratória positiva na via aérea (EPAP). A diferença entre a IPAP e a EPAP representa o nível de suporte de pressão não invasiva, o que determinará o volume corrente (VC em mL/kg) do paciente.[12]

Os dois principais modos de VMNI utilizados em pacientes neonatais e pediátricos se diferenciam por proporcionarem uma ou as duas pressões ao paciente, conforme apresentado no Quadro 15.2.

Quadro 15.2 – Modos ventilatórios não invasivos.

CPAP	▪ A sigla significa Pressão Positiva Contínua nas vias Aéreas ▪ Uma pressão maior do que a pressão atmosférica é aplicada durante todo o ciclo ventilatório, sem aumento de pressão durante a fase inspiratória ▪ Entrega um nível de pressão: EPAP
BIPAP	▪ A sigla significa Pressão Positiva Bifásica nas vias Aéreas ▪ Envolve uma assistência inspiratória, na qual uma pressão maior do que a pressão expiratória é aplicada à via aérea ▪ Entrega 2 níveis de pressão: IPAP e EPAP. A diferença entre as duas pressões é chamada de Pressão de Suporte

EPAP: pressão expiratória positiva nas vias aéreas; IPAP: pressão positiva inspiratória nas vias respiratórias.
Fonte: AMIB, 2015.

A escolha pelo modo ventilatório e os parâmetros a serem aplicados dependerão da doença de base, do *drive* e do trabalho ventilatório do paciente, dos gases sanguíneos analisados e da tolerância ao modo ventilatório selecionado e, para o ajuste dos parâmetros, a idade e o peso são fundamentais.

Para utilizar a VMNI é necessária a cooperação da criança, em alguns casos, é inevitável uma sedoanalgesia leve, principalmente para manter a interface bem posicionada. São contraindicações absolutas ao uso de VMNI os traumas de face, vômitos incoercíveis, grande quantidade de secreção brônquica, presença de pneumotórax, arritmia cardíaca, entre outras complicações que devem ser identificadas pelo enfermeiro.

Paciente pouco colaborativo, com agitação psicomotora e com má adaptação à interface, pode ser submetido a esta terapia, porém, com observação constante devido ao risco de falha.[13]

Um dos maiores desafios para o sucesso está na escolha e no ajuste correto das interfaces nas crianças, pois existem diversos dispositivos, com diferentes modos de fixar, e a escolha deve ser realizada de forma individualizada e conforme a aceitação do paciente.

Neste cenário, os dispositivos mais utilizados são as máscaras nasais, as máscaras faciais (nasal-oral), de face total (*full face*) e as prongas nasais,[12] e a idade da criança interfere diretamente na escolha do dispositivo. Para o recém-nascido, normalmente devem ser utilizadas as prongas nasais fixadas com touca e cordão de velcro, para as crianças, as máscaras nasais, oronasais e faciais são mais efetivas e a fixação ocorre por meio de faixas ou cintas elásticas ou de silicone.

Todas as interfaces permitem perdas discretas de gás, inclusive esta é mais uma diferença deste modo ventilatório, o circuito não precisa estar selado para ter um funcionamento eficaz. Então, não é necessário prender o dispositivo no rosto da criança de modo que cause lesões por pressão.

Quanto aos parâmetros iniciais de VMNI para o paciente neonatal, é recomendado:[12]

- **IPAP:** <16 cm H_2O;
- **EPAP:** 4 a 6 cmH_2O;
- **CPAP:** 5 a 7 cmH_2O;
- **relação TI:TE:** 1:3 segundos;
- **sensibilidade a fluxo:** 0,5 a 1 L/min;
- **frequência de *backup*:** 8 a 12 cpm;
- **tempo inspiratório:** de acordo com a constante de tempo por idade e doença de base (segundos);
- **fluxo:** de acordo com a idade e doença de base (L/min).

Para o paciente pediátrico, recomenda-se:[12]

- **IPAP:** 8 a 12 cm H_2O;
- **EPAP:** 4 a 6 cmH_2O;
- **relação TI:TE:** 1:3 segundos;
- **sensibilidade a fluxo:** 0,5 a 1 L/min;
- **frequência de *backup*:** 8 a 12 cpm;
- **tempo inspiratório:** de acordo com a constante de tempo por idade e doença de base (segundos);
- **fluxo:** de acordo com a idade e doença de base (L/min).

Ventilação oscilatória de alta frequência

A ventilação de alta frequência (VOAF) é uma técnica que utiliza frequência respiratória suprafisiológica (2,5 a 15 Hz) e pequenos volumes correntes (0,5 a 5 mL/kg), o que aumenta as trocas gasosas e pode ser usada para melhorar os gases sanguíneos, pois, embora as amplitudes de pressão possam ser consideráveis no circuito respiratório, nos pulmões ocorrem apenas pequenas flutuações da pressão média.[2]

A VOAF é obtida pela aplicação de pequenos volumes oscilatórios em uma pressão média ajustável das vias aéreas (MAP),[14] cujos mecanismos que governam o fluxo de gás e as trocas gasosas são ligeiramente diferentes da ventilação mecânica convencional. Na VOAF, a ventilação se aproxima do produto da frequência respiratória e do volume corrente ao quadrado: ao aumentar a frequência ventilatória, diminuí o VC e ajuda a eliminar CO_2.

O uso da VOAF na neonatologia tem se apresentado como uma estratégia protetora em relação à diminuição da mortalidade, a redução da ocorrência de lesões pulmonares decorrentes da VM convencional, na redução da síndrome do escape de ar, na síndrome de aspiração de mecônio, na hipertensão pulmonar persistente do recém-nascido e na hipoplasia pulmonar.[15] Em pacientes pediátricos tem sido utilizada em casos de síndrome de desconforto respiratório agudo, síndrome de escape de ar e doença pulmonar obstrutiva.

A ventilação de alta frequência aborda com perfeição as principais metas da terapia ventilatória, que são:

- Estabilizar e recrutar alvéolos.
- Reduzir os esforços e as tensões no nível alveolar.
- Alcançar gasometria estável.

Ao iniciar a ventilação de alta frequência, devem ser considerado os seguintes parâmetros:

- **Neonatal:**[2]
  - FR: 10 a 15 Hz com relação tempo I:E 1:2.
  - FiO_2: a menor possível para Saturação de O_2 (SaO_2) = 90% a 95% (O_2 alvo).
  - MAP: 2 cmH_2O acima da VM convencional.
  - VC: 1,6 a 2,0 mL/kg.
- **Pediatria:**[14]
  - FiO_2 suficiente para manter a SaO_2 ≥ 90% (100% no momento da transição da VM convencional para a VOAF).
  - Tempo inspiratório de 33% do ciclo oscilatório.
  - Frequência de 10 Hz para lactentes e de 5 a 8 Hz para crianças maiores, ou de acordo com o peso do paciente: menor que 10 kg = 10 a 12 Hz; 11 a 20 kg = 8 a 10 Hz; 21 a 40 kg = 6 a 10 Hz e maior que 40 kg = 5 a 8 Hz.
  - O fluxo deve ficar entre 15 e 20 L/min, a depender do tamanho do paciente e da MAP requerida.

- MAP de 2 a 4 cmH_2O acima da empregada na VM convencional.
- A amplitude de pressão (ΔP) será aquela aplicada de maneira suficiente para tornar perceptível a movimentação da parede torácica (movimentação da raiz da coxa, a qual é mais facilmente visualizada), e pode ser modificada para ajustar os níveis de ventilação desejado, pela avaliação da $PaCO_2$.

Pontos importantes que o enfermeiro precisa saber sobre VOAF[14-16]

- Existem poucos ventiladores que fazem esta terapia, o principal equipamento utilizado é o ventilador 3100A da SensorMedics®, aprovado pelo Food and Drug Administration para ser utilizado em crianças de até 35 kg.
- A decisão da transferência da VM convencional para a VOAF é baseada no julgamento clínico, no índice de oxigenação, no pico de pressão necessário e na progressão da doença.
- Geralmente utilizada para frequência respiratória suprafisiológica, entre 60 e 900 respirações por minuto, com medida mensurada em Hz, onde 1 Hz = 60 IRPM.
- O paciente em VOAF deve ter uma monitorização hemodinâmica adequada, com oximetria de pulso, capnografia, relação PaO_2/FiO_2 e frequência cardíaca monitoradas. Devido aos valores suprafisiológicos, a FR não consegue ser mensurada e deve ser retirada do monitor, para evitar o disparo de alarmes.
- A montagem adequada do sistema, no intuito de assegurar sua vedação total, na maioria das UTI, é de responsabilidade do enfermeiro.
- Geralmente quando o respirador não funciona, este fato se deve a má adaptação das membranas, e é necessário o encaixe perfeito entre a membrana e o dispositivo que a protege.
- Quando for necessário aspirar o tubo endotraqueal, deve ser utilizado um sistema de aspiração fechado. Para o procedimento, é importante o envolvimento da equipe multiprofissional, que avalia a necessidade de sedação e curarização.
- Manter o umidificador com água destilada no nível indicado, para garantir a umidificação e o aquecimento do sistema.
- A sedação é de vital importância para o sucesso desta terapia e o conforto do paciente. Normalmente são utilizados benzodiazepínicos, opioides e bloqueadores musculares.
- O desmame da VOAF inicia-se após a resolução da lesão pulmonar, e o paciente apresentar saturação de oxigênio acima de 90% com FiO_2 abaixo de 0,6.

Ventilação modo NAVA

O modo ventilatório NAVA significa *neurally adjusted ventilatory assist* (assistência ventilatória ajustada neuralmente). Modalidade recente, ela é oferecida pelo ventilador Servo-I fabricado pela Maquet®, que permite controlar de forma assistida a ventilação por meio da atividade elétrica do diafragma (Aedi).

Composto por um sistema que permite converter o sinal Aedi em ventilação assistida e sincronizada, uma vez que o *drive* respiratório é do próprio paciente. O ventilador auxilia a respiração espontânea, a fim de fornecer pressão direta e constante proporcional a Aedi, para fazer com que a inspiração seja mantida até que a atividade elétrica diminua 70% do pico do Aedi, quando a respiração é finalizada.[17-20]

Entre os benefícios do NAVA aos pacientes neonatal e pediátrico, podemos citar:

- Aumento da sincronia paciente-ventilador, que não sofre influência de escapes de ar ao redor do tubo traqueal ou interface.
- Incorporação da variabilidade natural da respiração, para prevenir fadiga muscular.
- Utilização de menor nível de sedação.
- Monitorização da atividade elétrica do diafragma.
- Auxílio no desmame dos parâmetros ventilatórios.[18,21]
- Ainda, a assistência ventilatória fornecida (em pressão) é síncrona e proporcional à intensidade do sinal Aedi ao estímulo respiratório e às necessidades do doente. Com isso, o paciente controla a frequência respiratória, a pressão de pico inspiratório, o volume corrente, os tempos inspiratório e expiratório.[21] Os parâmetros ventilatórios regulados no modo NAVA são:[18,19]
  - Pressão positiva expiratória final (PEEP).
  - Fração inspirada de oxigênio (FiO_2).
  - Nível do NAVA: fator que converte o sinal de Aedi em uma pressão proporcional, regulado conforme o volume corrente, a frequência respiratória e a pressão nas vias aéreas. A pressão de pico inspiratória (PIP) atingida nas vias aéreas será conhecida por meio da multiplicação da Aedi (Aedi máxima – Aedi mínima) pelo nível NAVA somado ao da PEEP extrínseca entregue pelo ventilador para cada respiração, sendo a fórmula:[18-20]

$$\text{PIP} = \text{PEEP} + [\text{nível NAVA} \times \text{Aedi (máx} - \text{min)}]$$

Para utilizar o NAVA, é necessário a passagem de um cateter Aedi (Figura 15.1), que nada mais é do que uma sonda nasogástrica específica (com oito eletrodos em pares que devem ficar posicionados na porção inferior do esôfago), na altura do diafragma, o que permite que os sinais elétricos diafragmáticos sejam processados, digitalizados e filtrados, para que possíveis interferências provenientes do coração, esôfago e região toracoabdominal sejam eliminadas.

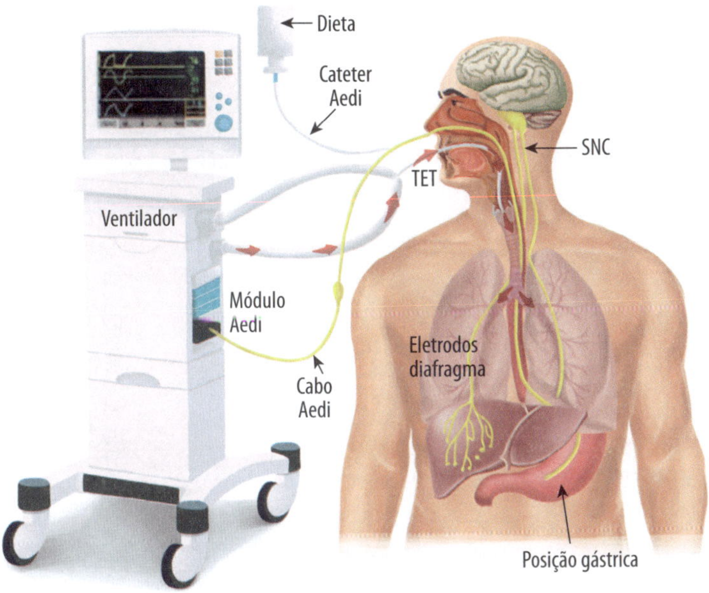

Figura 15.1 – Modo ventilatório NAVA.
Fonte: Adaptada de Sakurai; Kanzato, 2011.

O cateter Aedi pode ser utilizado como sonda nasogástrica para administração de dieta e medicamentos, bem como para a eliminação de ar e resíduo gástrico. Por isso, devido ao risco de complicações relacionados ao uso do dispositivo (como a sonda gástrica), é recomendado que o enfermeiro seja o profissional responsável pela inserção da sonda.

A verificação correta do posicionamento do cateter (utilização da função ventilatória) é realizada por meio da visualização de ondas no painel do ventilador. Para a utilização na função de sonda nasogástrica, é recomendada a realização de raio X para visualização do seu posicionamento.

Os principais cuidados que o enfermeiro deve reunir para a utilização deste modo ventilatório são:[16,18,22]

- Quanto a inserção do cateter Aedi, a medida é feita por meio do somatório entre a distância do nariz e o lobo da orelha até o apêndice xifoide (apresentado pelo fabricante com a sigla "NEX"). No cateter, existe a medida em centímetros e, ao identificar o valor final, o enfermeiro deve inseri-lo na fórmula indicada pelo fabricante.

- A passagem da sonda pode ser realizada por uma das narinas ou pela cavidade oral. Com isso, o cálculo é feito de maneira diferente, com fórmulas distintas, conforme aponta a Tabela 15.4.

Tabela 15.4 – Medidas para a passagem do cateter Aedi, com apresentação do tamanho do cateter e da fórmula do comprimento final nasal ou oral.

Tamanho do cateter Aedi	Comprimento final	Comprimento final
	Nasal	Oral
16 Fr	(NEX × 0,9) + 18 =	(NEX × 0,8) + 18 =
12 Fr	(NEX × 0,9) + 15 =	(NEX × 0,8) + 15 =
8 Fr 125 cm	(NEX × 0,9) + 18 =	(NEX × 0,8) + 18 =
8 Fr 100 cm	(NEX × 0,9) + 8 =	(NEX × 0,8) + 8 =
6 Fr 50 cm	(NEX × 0,9) + 3,5 =	(NEX × 0,8) + 3,5 =
6 Fr 49 cm	(NEX × 0,9) + 2,5 =	(NEX × 0,8) + 2,5 =

Fonte: Adaptada de Manual Maquet® Critical Care AB, 2010.

- Nem todos os ventiladores Servo-I possuem o módulo para o modo NAVA. É necessário solicitar ao fabricante, bem como o cabo Aedi e o cateter Aedi, que apresenta tamanhos conforme a idade, e que são de uso único e individual.
- O modo NAVA pode ser mantido mesmo com a utilização de outro modo ventilatório, o que permite o monitoramento da atividade elétrica diafragmática.
- O posicionamento do cateter está adequado quando o eletrodo central se encontra na altura do diafragma, com a visualização na tela do ventilador com a presença de sinais de cor azul nas curvas centrais. Por isso, o enfermeiro deve estabelecer a rotina de verificar o correto posicionamento a cada avaliação do paciente.
- A alteração do decúbito pode deslocar o posicionamento do cateter Aedi, e é recomendado que a cada mudança de decúbito, o enfermeiro verifique a posição dos eletrodos, com a visualização dos sinais azuis na tela do ventilador.
- A titulação do nível de NAVA, bem como os demais parâmetros ventilatórios, são de responsabilidade médica, com recomendação para utilizar valores mínimos de assistência entre 0,5 e 2 $cmH_2O/\mu V$ (até 4 em crianças), e é imprescindível que o enfermeiro conheça estas variáveis e seus valores.

- Por ser um modo que tem a participação do paciente, é necessário ter definidos limites de pressão superior, bem como a ventilação de reserva, que entrará automaticamente, caso a Aedi não ocorra.
- O cateter Aedi é composto por eletrodos que podem ser danificados durante a sua passagem. O fabricante recomenda o uso único e, caso o paciente perca o cateter, um novo deverá ser passado.
- Para a inserção do cateter Aedi não deve ser utilizado géis ou óleos, é recomendado apenas umedecer com água.
- Como o cateter também apresenta a função de sonda gástrica, caso o paciente faça uso de uma sonda nasogástrica, ela deve ser retirada, pois a movimentação desta sonda pode gerar sinais nos eletrodos, o que resulta em falsos sinais elétricos.
- Caso o paciente seja exposto a altos níveis de radiação, como os exames de ressonância magnética, o cateter deve ser retirado durante o procedimento, pois os eletrodos de captação do sinal do diafragma são de metal.

Considerações finais

A ventilação mecânica é utilizada em unidades de terapia intensiva neonatal e pediátrica no mundo todo como estratégia principal para o manejo de pacientes que necessitam de suporte ventilatório.

Os cuidados prestados ao doente sob ventilação mecânica são de responsabilidade do enfermeiro, por isso, entender a dinâmica ventilatória, identificar o motivo dos alarmes, reconhecer pelo visor do ventilador a existência de secreção traqueal, a presença de assincronia, bem como conhecer as variáveis e seus valores, garantem uma assistência segura ao paciente.

Referências

1. Fanaroff AA; Klaus JM; Klauss e Fanarrof. Alto risco em neonatologia. Adilson Dias Salles e outros (trad.). 6. ed. Rio de Janeiro: Elsevier, 2015.
2. Polin RA; Yoder MC. Neonatologia prática. Camila Nogueira (trad.). 5. ed. Rio de Janeiro: Elsevier, 2016.
3. Batalha LMC. Anatomofisiologia pediátrica (Manual de estudo – versão 1). Coimbra: ESEnfC, 2018.
4. Cloherty JP et al. Manual de neonatologia. 7. ed. Rio de Janeiro: Guanabara Koogan, 2015.
5. Piva JP; Garcia PCR; Piva e Celiny. Medicina intensiva em pediatria. Rio de janeiro: Revinter, 2014.
6. Carvalho CRR et al. Ventilação mecânica: princípios, análise gráfica e modalidades ventilatórias. Jornal Brasileiro de Pneumologia [online]. 2007, v. 33, suppl 2, p. 54-70. Disponível em: <https://doi.org/10.1590/S1806-37132007000800002>. https://doi.org/10.1590/S1806-37132007000800002. Acesso em 13/08/22.

7. Carmona F. Ventilação mecânica em crianças. Emergências Pediátricas. Capítulo III. Medicina (Ribeirão Preto) 2012;45(2): 185-96. Disponível em: https://www.revistas.usp.br/rmrp/article/view/47595. Acesso em 13/08/2022.
8. Machado FD et al. Ventilação mecânica: como iniciar. Revista Acta méd. (Porto Alegre); 35: [8], 2014. Disponível em: https://pesquisa.bvsalud.org/portal/resource/pt/biblio-882901?lang=pt. Acesso em 08/08/22.
9. De Carvalho LB et al. Descomplicando a terapia intensiva [livro eletrônico]. Belo Horizonte: SOMITI, 2021.
10. Grande RAA et al. Ventilação não invasiva em pacientes em uma UTI pediátrica: fatores associados à falha. J Bras Pneumol. 2020;46(6):e20180053.
11. Wolf JM et al. Incidência e fatores de risco associados à falha na ventilação não invasiva em pacientes pediátricos. Clin Biomed Res [Internet]. 25 de maio de 2022; 42(1). Disponível em: https://www.seer.ufrgs.br/index.php/hcpa/article/view/112032. Acesso em 10/08/22.
12. AMIB – Consenso ventilação pulmonar mecânica em pediatria/neonatal. Tema: Ventilação não invasiva com pressão positiva. Disponível em: https://www.sbp.com.br/fileadmin/user_upload/2015/02/CONSENSO-VENTILACAO-PULMONAR-MECANICA-EM-PEDIATRIA-VNIPP.pdf. Acesso em 09/08/2022.
13. Mendes NT et al. Guia de ventilação mecânica para profissionais da saúde. Rio de Janeiro: Atheneu, 2011.
14. Fioretto JR; Rebello CM. Ventilação oscilatória de alta frequência em pediatria e neonatologia. Revista Brasileira de Terapia Intensiva [online]. 2009, v. 21, n. 1, p. 96-103. Disponível em: <https://doi.org/10.1590/S0103-507X2009000100014>. Acesso em 10/08/22.
15. De Queiroz CMB et al. Ventilação oscilatória de alta frequência na neonatologia e na pediatria: revisão de literatura. Ciências Biológicas e da Saúde, v. 3, n. 1, p. 47-54, Maceió, Novembro 2015.
16. Pinheiro SS. Intensivismo pediátrico: o que todo enfermeiro deve saber. Rio de Janeiro: Atheneu, 2020.
17. Associação de Medicina Intensiva Brasileira; Sociedade Brasileira de Pneumologia e Tisiologia. Diretrizes brasileiras de ventilação mecânica 2013. Disponível em: https://cdn.publisher.gn1.link/jornaldepneumologia.com.br/pdf/Cap_Suple_91_01.pdf. Acesso em 13/08/22.
18. Andrade LB et al. Assistência ventilatória ajustada neuralmente em pediatria: por que, quando e como? Revista Brasileira de Terapia Intensiva. 2017; 29(4):408-13. 3. Disponível em: https://www.scielo.br/j/rbti/a/LbmdBTyzSCZrsJHbk9N8mQG/?format=pdf&lang=pt. Acesso em 13/08/22.
19. De Paula LCS; Shimuzi GY. NAVA – Ventilação assistida ajustada neuralmente em pediatria e neonatologia. *In:* Associação Brasileira de Fisioterapia Cardiorrespiratória e Fisioterapia em Terapia Intensiva; PROFISIO – Programa de Atualização em Fisioterapia Pediátrica e Neonatal: Cardiorrespiratória e Terapia Intensiva: Ciclo 5. Porto Alegre: Artmed/Panamericana; 2016. p. 117-41. (Sistema de Educação Continuada a Distância, v. 2).
20. Sakurai D; Kanzato R. Assistência ventilatória ajustada neuralmente. Rio de Janeiro: Pulmão, RJ. 2011; 20(3):29-33. 4.
21. Sociedade Portuguesa de Pediatria. Consenso Clínico – Ventilação Mecânica Convencional no Recém-Nascido. 2014. Disponível em: https://www.spneonatologia.pt/wp-content/uploads/2016/11/2014-VM.pdf. Acesso em 13/08/22.
22. Manual Maquet® Critical Care AB; 2010.

Índice remissivo

V